AF262130

LEÇONS ORALES

DE

CLINIQUE CHIRURGICALE

FAITES A L'HÔTEL-DIEU DE PARIS,

Par M. le Baron DUPUYTREN,

CHIRURGIEN EN CHEF.

RECUEILLIES ET PUBLIÉS PAR UNE SOCIÉTÉ DE MÉDECINS

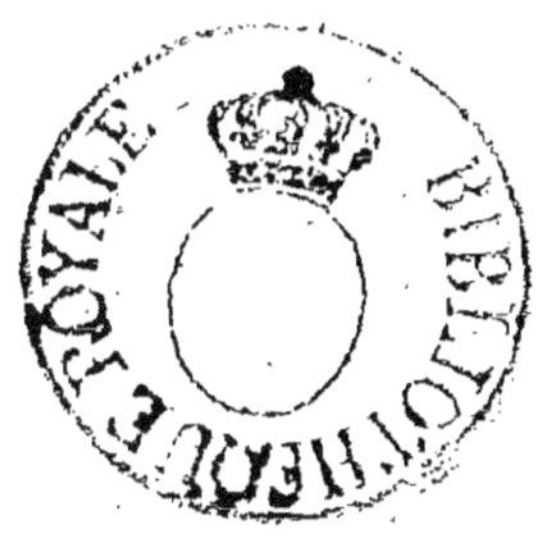

TOME TROISIÈME.

A PARIS,

CHEZ GERMER BAILLIÈRE, LIBRAIRE,

RUE DE L'ÉCOLE DE MÉDECINE, Nº BIS ;

A LONDRES, CHEZ J.-B. BAILLIÈRE, LIRRAIRE

DU COLLÉGE ROYAL DES CHIRURGIENS DE LONDRES, 219, RÉGENT STREET ;

A BRUXELLES, CHEZ TIRCHER, LIBRAIRE ;

A GAND, CHEZ DUJARDIN, LIBRAIRE. — *A LIÈGE*, CHEZ DÉSOER, LIBRAIRE.

1833.

IMPRIMERIE D'HIPPOLYTE TILLIARD,
RUE DE LA HARPE, N° 88.

LEÇONS ORALES

DE CLINIQUE

CHIRURGICALE,

FAITES A L'HÔTEL-DIEU DE PARIS.

PAR M. LE BARON DUPUYTREN,

Chirurgien en chef.

ARTICLE PREMIER.

DES KYSTES QUI SE DÉVELOPPENT DANS L'ÉPAISSEUR DES OS, ET DE LEURS DIFFÉRENTES ESPÈCES.

Il y a déjà long-temps, dit M. Dupuytren, que j'ai démontré pour la première fois, que dans les parties osseuses, il se développe des tumeurs ordinairement fibro-celluleuses qui, en s'accroissant, soulèvent et amincissent l'os, de manière à le réduire en une lamelle, semblable à une plaque métallique qui se serait étendue sous les efforts du marteau. Si l'individu vient à succomber et qu'on en fasse l'autopsie, on trouve dans l'os une cavité qui contient fréquemment une matière fibro-celluleuse, lorqu'elle n'est pas dégénérée. Ce tissu paraît de nouvelle formation ; mais, chose remarquable, l'os n'est ni gonflé, ni ramolli, il est seulement écarté et aminci : ce point est d'une haute importance, comme nous le verrons plus tard, en traitant du diagnostic.

Voici un premier fait qui va nous fournir des considérations précieuses, et qui nous servira en même temps d'introduction, pour vous faire connaître nos idées sur les kystes à parois osseuses.

Iʳᵉ. Observation. — Une jeune fille, âgée d'environ sept ans, bien conformée, d'une assez bonne constitution, vint à l'Hôtel - Dieu, au mois de juin 1832, pour y être traitée d'une tumeur qu'elle portait dans l'os maxillaire supérieur. Cette jeune fille raconta qu'ayant reçu un coup à la joue, elle fut prise au bout de quelque temps de douleurs à l'endroit blessé, qui furent suivies de tuméfaction ; lorsqu'elle se présenta à nous, le gonflement avait la grosseur du poing. La narine du côte droit était obstruée et aplatie ; la voûte palatine repoussée de côté et en haut ; l'œil chassé en avant. Depuis un mois, cette jeune fille avait évidemment maigri.

Au premier aspect, dit M. Dupuytren, on serait tenté de regarder cette maladie comme un ostéo-sarcôme. En effet, elle s'est développée aux dépens de l'os maxillaire supérieur qui paraît ramolli ; et l'on sait que le propre des affections cancéreuses est de gonfler et de ramollir les os. Cependant un symptôme que je vais indiquer a fait naître un doute dans mon esprit et m'a fait croire qu'on pourrait tenter quelque chose pour la guérison de la malade. J'ai remarqué qu'en pressant la partie antérieure et supérieure de la tumeur, j'enfonçais une petite lame, qui en cédant et en revenant alternativement sur elle-même, faisait entendre un bruit de froissement analogue à celui d'une feuille de parchemin ; j'ai observé la même crépitation à la voûte palatine, et dès lors j'ai pensé que nous avions à faire à un kyste osseux.

Cette jeune fille sera-t-elle assez heureuse pour n'avoir qu'un développement d'un corps fibreux dans l'os maxillaire supérieur ? J'ose l'espérer. S'il en est ainsi, il est de notre devoir d'attaquer cette maladie par une incision interne qui divise la membrane muqueuse jusqu'à la tumeur, et permette de saisir le corps étranger avec la pince de Musseux. Il arrive quelquefois qu'il se fait une hémorrhagie, mais on l'arrête en tamponnant fortement la partie. Il ne serait pas étonnant, continue M. Dupuytren, que la tumeur fût changée de nature, car les corps fibro-celluleux sont susceptibles de dégénérer : le cas serait alors fort embarrassant. Nous examinerons cette malade ; mais je vous recommande de ne pas trop toucher le kyste, car on fait disparaître la crépitation en appuyant et en refoulant trop souvent la lamelle.

La crépitation n'est pas le seul signe qui doive nous engager à agir ; il en est d'autres qui nous confirment dans cette manière de penser : ainsi les parties voisines ne sont pas dégénérées. Le déplacement des organes est dû au développement du kyste. Il eût beaucoup mieux valu sans doute, que cette jeune fille nous eût été amenée il y a sept mois ; mais à cause de l'énorme développement de la tumeur, nous ne devons pas perdre de temps. Si d'ailleurs la maladie était abandonnée à elle-même, elle dégnérerait en carcinôme.

Le chirurgien qui a donné des soins à la malade, a méconnu le genre de son affection, puisqu'il a appliqué de la potasse caustique, croyant sans doute avoir à faire à un abcès.

Deux jours après, M. Dupuytren fait, au lit de la malade, une légère incision sur le trajet du mal; le bistouri est ensuite plongé comme pour faire une ponction, et il en sort aussitôt un flot de sang noirâtre. Mais bientôt le sang s'arrête de lui-même; l'opérateur porte le doigt dans la tumeur, et au lieu d'un corps fibro-celluleux, il trouve une substance molle qui se laisse facilement déchirer; cette substance avait distendu peu à peu l'os, mais n'était pas confondue avec lui. Le doigt promené dans divers endroits, lui fait reconnaître un kyste à parois osseuses, dures dans quelques parties, amincies dans d'autres.

Le lendemain, la jeune malade est conduite à l'amphithéâtre : une incision est pratiquée en dedans, sur la partie la plus déclive de la tumeur; il s'écoule environ deux onces de sang. M. Dupuytren détache avec le doigt une portion de la substance qui remplit le kyste. Pendant la journée, il ne survient point d'hémorrhagie. Pour prévenir l'infection putride, le professeur recommande des injections de quinquina avec la seringue à jet continu, inventée par M. Charrière, et prescrit ensuite des gargarismes avec le miel rosat.

Dix jours après l'opération, il y avait une amélioration sensible, les parois du kyste s'étaient affaissées, la tumeur avait beaucoup diminué de volume. Si la poche continue de revenir sur elle-même, dit le professeur ; si l'enfant n'avale point la matière de la suppuration, il y a lieu d'espérer la guérison.

Les produits contenus dans ces kystes, ajoute M. Dupuytren, varient beaucoup : ils sont ou solides ou liquides. Le plus ordinairement, ils sont formés par une matière fibro-celluleuse ; mais on y trouve aussi de la sérosité, tantôt seule, tantôt unie avec une matière fibro-celluleuse, de la mucosité, de la matière adipocireuse, des hydatides, du pus mêlé avec de la sérosité, une substance gélatiniforme, des dents, etc.

IIᵉ OBSERVATION. — *Produits solides.* Un jeune homme qui se destinait à l'état ecclésiastique, et qu'on n'avait pas voulu admettre au séminaire à cause d'une tumeur volumineuse qui soulevait sa joue, se présenta, il y a plusieurs années, à l'Hôtel-Dieu. M. Dupuytren examina avec soin cette tumeur; il s'assura que le siége était dans la branche horizontale droite de l'os maxillaire inférieur. En pressant sur les parois du kyste dont la forme était ovoïde, il sentit une légère crépitation, une sensation pareille à celle que l'on éprouve lorsque l'on froisse entre les doigts du papier, ou mieux encore, lorsqu'on presse sur un morceau de parchemin bien sec.

L'absence de toute fongosité, de toute douleur lancinante, l'état brillant de santé de ce jeune homme, son ardent désir d'être débarrassé d'une maladie qui était un obstacle invincible à sa vocation, la conviction qu'il n'existait qu'un kyste à parois osseuses, toutes ces considérations réunies engagèrent M. Dupuytren à attaquer cette tumeur.

L'angle labial fut divisé largement de ce côté; une incision fut faite le long de la branche de la mâchoire et dans l'intérieur de la bouche; le kyste osseux ouvert, il jaillit un peu de sérosité rougeâtre, et l'on aperçut une masse fibro-celluleuse, que l'on parvint à extraire en partie avec des pinces et une airigne ; la suppuration s'empara du reste de la tumeur, et au moyen d'injections répétées, la guérison fut bientôt complète. Les bords du kyste osseux se rapprochèrent peu à peu, et le malade ne conserva qu'une légère difformité, un peu de saillie et une petite cicatrice.

Nous avons dit plus haut qu'il pouvait exister des dents dans les kystes à parois osseuses. Le fait que nous allons rapporter et que nous devons à la bienveillance de M. le docteur Loir ne laisse aucun doute à cet égard. Ce médecin a présenté à la clinique de M. Dupuytren, un kyste osseux développé dans l'apophyse palatine de l'os maxillaire supérieur gauche, dont les parois étaient formées par les deux lames compactes de cette apophyse ; la cause immédiate était évidemment une dent renversée. En effet, la dent canine gauche, au lieu de percer par sa couronne le bord alvéolaire du maxillaire supérieur correspondant, s'était ouvert un passage à la paroi interne de cet os, et avait donné lieu à une cavité triple au moins de son volume dans le tissu diploïque de l'apophyse palatine, où elle s'était développée comme elle l'aurait fait à l'extérieur : la racine de la dent était donc arc-boutée contre la paroi externe du bord alvéolaire.

Produits liquides. Les kystes à parois osseuses peuvent contenir des produits liquides. Voici un exemple de cette seconde espèce de kystes.

IIIe OBSERVATION.— Dans les derniers jours d'avril 1828, la sœur d'un médecin des environs de Tours, jeune personne de vingt et quelques années, consulta M. Dupuytren pour une tumeur, grosse comme un œuf de poule, qu'elle portait dans la branche horizontale droite du maxillaire inférieur. Cette malade se croyait affectée d'un ostéo-sarcôme. M. Dupuytren l'examina; et l'absence de tout symptôme cancéreux, tels que douleurs lancinantes, dégénération variqueuse, etc., jointe à la crépitation que l'on entendait distinctement en pressant sur les parois du kyste, le porta à mieux espérer de l'issue de cette affection et à rassurer la malade. Pleine de confiance dans les paroles de ce chirurgien célèbre, cette jeune personne réclama avec instance l'opération.

La tumeur faisait plus de saillie dans l'intérieur de la bouche qu'à l'extérieur; elle repoussait la langue. Sa formation paraissait avoir été déterminée par l'extraction incomplète d'une dent cariée. Une incision fut faite en dedans de la bouche, sur les parois du kyste, et, à l'ouverture de ce dernier, il s'échappa une grande quantité de sérosité sanguinolente. Dans le fond du kyste, on aperçut une masse solide que l'on retira au moyen de la curette, et que l'on trouva parfaitement analogue à de l'adipocire. Cette masse était sans doute due, à la transformation graisseuse de quelques parties animales d'aliment, qui avaient pénétré dans le kyste par l'alvéole de la dent arrachée. Quelques injections, quelques cataplasmes sur la joue, une saignée et une diète de quelques jours suffirent à la guérison. Il n'est resté à cette malade aucune tumeur, aucune difformité.

Les causes qui favorisent le développement des kystes osseux sont en général fort obscures. Quelquefois on les a vu se manifester sous l'influence de violences extérieures. Un coup de poing a paru dans un cas avoir déterminé cette tumeur. L'extraction incomplète d'une dent cariée a été, dans l'observation que nous venons de citer, le point de départ de la maladie. Les altérations de la racine des dents donnent lieu à des kystes séreux qui se développent le plus communément dans les alvéoles des canines supérieures , et acquièrent quelquefois un très grand volume. Nous avons vu sur l'os maxillaire supérieur une cavité très considérable ouverte en avant et qu'on aurait prise pour le sinus maxillaire, avec lequel elle n'avait cependant aucune communication. Si l'on examine alors la dent malade, on trouve son extrémité altérée, circonscrite par un bourrelet osseux , baignant dans un liquide renfermé dans un kyste fixé, d'une part, à ce bourrelet, de l'autre au fond de l'alvéole. Ce kyste suit ordinairement la dent lors de son extraction. Reste-t-il dans l'alvéole, il occasione une suppuration qui persiste long-temps; il contient un liquide tantôt très épais, tantôt séreux; sa surface interne est aussi lisse que celle des membranes séreuses. Dans d'autres cas, l'origine de la maladie échappe entièrement aux recherches.

Les premiers signes, dit le professeur, qui révèlent l'existence des kystes osseux, sont la gêne et la douleur. La douleur, tantôt sourde, tantôt vive, est rarement accompagnée d'é-lancemens. Au bout d'un temps plus ou moins long, on voit se dessiner la tuméfaction, qui est quelquefois légère; elle peut ne pas dépasser la grosseur d'une balle, ou atteindre le volume du poing. Ce gonflement des os est dû à l'écartement de leurs lames par le corps étranger; il en résulte que celles-ci devenues minces et peu résistantes, cèdent sous la pression du doigt en faisant éprouver la sensation d'un morceau de parchemin bien sec, d'une feuille de papier froissée, ou mieux encore une crépitation légère que je regarde comme un symptôme pathognomonique. Ce signe mérite beaucoup d'attention. Il est arrivé dans plusieurs circonstances que des contacts trop multipliés l'ont fait disparaître en enfonçant la petite lame osseuse qui le produisait. S'il y a quelque doute, on fait une ponction exploratrice : cette ponction et la crépitation sont deux symptômes qui ne laissent aucun doute sur l'existence des kystes de cette nature.

Ces tumeurs, avons-nous dit, ont leur siége dans l'épaisseur des os. On les observe dans les extrémités des os longs, dans le corps des vertèbres, le plus souvent dans les os de la face. C'est ainsi, par exemple, qu'on les voit se développer dans la branche horizontale du maxillaire inférieur, dans la branche ascendante, dans les alvéoles de l'os maxillaire supérieur dans le sinus et dans les fosses nasales ; leur forme est assez généralement ovoïde, quelquefois oblongue ; elles peuvent être aplaties. Leur volume n'a rien de constant : il en est qui ont la grosseur d'une balle à fusil, tandis que d'autres offrent les dimensions d'un œuf de poule et quelquefois même celle du poing. Leurs parois sont formées aux dépens même des os, dans l'intérieur desquels, elles sont développées.

Le diagnostic des kystes osseux, dit M. Dupuytren, exige beaucoup d'habitude et d'expérience, mais la difficulté est en partie levée, lorsqu'on n'a point affaire à un ostéosarcôme. Il convient donc d'insister ici sur le diagnostic de ces sortes de tumeurs, et surtout d'établir les différences qui existent entre elles et les ostéo-sarcômes, avec lesquels un examen superficiel pourrait les faire confondre, et dont il est cependant si important de les distinguer.

L'ostéosarcome, continue M. Dupuytren, s'annonce dès le début, par des douleurs lancinantes, par une tuméfaction variqueuse, par l'altération simultanée des parties molles ou dures environnantes, par leur dégénérescence fongoïde et par de nombreuses inégalités. Dans les kystes osseux, au contraire, les parties environnantes ne participent pas à la maladie; leur surface est lisse, égale, et leur accroissement tout-à-fait indolent. Les ostéo-sarcômes se développent avec rapidité: l'accroissement de ces tumeurs est bien moins rapide; les ostéo-sarcômes sont intérieurement traversés par des esquilles, par des fragmens osseux; ces fragmens ne se rencontrent jamais dans les tumeurs de l'autre nature.

Quant à la crépitation, que l'on n'observe point telle que nous l'avons décrite, dans les ostéo-sarcômes, et qui est un symptôme pathognomonique des tumeurs en question, elle ressemble assez, dit M. Dupuytren, à celle que j'ai fait remarquer dans les tumeurs divisées en deux parties, dont l'une inférieure et l'autre supérieure au ligament carpien palmaire, avec cette différence, que dans ce dernier cas, la crépitation tient au choc qu'éprouvent l'un contre l'autre, en se déplaçant, les tumeurs supérieure et inférieure, tumeurs qui, pour le dire en passant, ne sont pas autre chose, selon nous, que des hydatides. A la crépitation, il faut encore ajouter la ponction explorative qui est un des plus précieux moyens de l'art. Nous avons donc ici trois ordres de signes à l'aide desquels on peut distinguer les kystes osseux des ostéo-sarcômes.

Voici maintenant les conséquences pratiques que j'ai déduites de cette distinction : 1° l'ostéo-sarcôme et les kystes osseux diffèrent essentiellement entre eux ; 2° l'ostéo-sarcôme est la dégénérescence cancéreuse de l'os ; le kyste osseux n'est que le développement de l'os, dû le plus souvent à la présence de corps fibreux semblables à ceux de la matrice ; 3° lorsqu'il n'y a pas dégénérescence, on peut, par une incision, parvenir à la tumeur, l'enlever, et l'on n'a plus rien à craindre de la récidive. Il n'en est plus ainsi, lorsqu'il s'agit d'un ostéo-sarcôme : c'est en vain que l'on irait au centre du mal, que l'on extirperait même la tumeur, car on a affaire, dans ce cas, à une affection cancéreuse.

La marche des kystes osseux est généralement lente : il en est cependant qui acquièrent un grand développement en quelques mois, tandis que d'autres restent stationnaires pendant plusieurs années. Au bout d'un temps plus ou moins long, ils passent à la dégénérescence cancéreuse, sur-tout ceux dont les produits sont fibro-celluleux.

Les matériaux des kystes repullulent avec une extrême facilité; on les a vu se reproduire deux ou trois fois, jusqu'à ce qu'ils fussent entièrement détruits.

IVe OBSERVATION. — Un jeune homme de quinze ans, se présente le 6 juillet 1832, à la consultation de M. Dupuytren, pour une tumeur qu'il portait à la partie antérieure du rebord alvéolaire de l'os maxillaire supérieur. En l'examinant avec le doigt, M. Dupuytren reconnaît une crépitation sensible. Sur ce signe, il annonce que la tumeur est formée par un kyste à parois osseuses. Une ponction exploratrice amène au dehors un flot de liquide. Il fait ensuite une large incision dont il est facile de comprendre la raison. Ce jeune homme avait déjà été récemment opéré. Suivant son père, il était sorti beaucoup d'eau de sa plaie, et cependant la maladie s'était reproduite. Pourquoi? Parce que la partie qui avait donné lieu à la sécrétion avait été conservée, et qu'un nouveau produit avait été en conséquence sécrété : que fallait-il faire pour empêcher une nouvelle reproduction ? Détruire le kyste, en y excitant une inflammation et par suite une suppuration. C'est, en effet, ce qui aurait été pratiqué au moyen de mèches de charpie et d'injections irritantes, si ce jeune homme ne s'en était point allé immédiatement après l'opération.

Ve OBSERVATION. — En 1813, un jeune homme du même âge que le précédent, vint à l'Hôtel-Dieu pour une tumeur qu'il portait à l'os maxillaire inférieur. Cette tumeur occupait tout le côté droit du corps de cet os, et paraissait s'étendre jusque dans l'épaisseur de la branche du même côté. Elle était du volume d'un œuf de dinde, dépassait la base de la mâchoire, avait déjeté fortement les dents en dedans et fesait de continuels progrès. On crut d'abord que c'était une exostose ; mais en la palpant avec soin, on reconnaît qu'elle cède à la pression dans plusieurs points. M. Dupuytren se décide à l'emporter. Le petit malade plein de force et de courage sollicite instamment l'opération. On attaque la tumeur par l'ouverture de la bouche ; la muqueuse est incisée au niveau de la base de la tumeur ; cette base elle-même est entamée avec la gouge et le maillet : une lame osseuse assez mince est divisée ; on reconnait bientôt qu'elle forme une véritable coque qui enveloppe une tumeur d'une autre nature. Cette coque enlevée, M. Dupuytren aperçoit une substance fibreuse; il en coupe une grande partie et fait reconduire à son lit le malade trop fatigué pour supporter une opération plus longue. Les débris de la tumeur végètent très rapidement et ne tardent pas à avoir le volume qu'elle présentait auparavant. M. Dupuytren enlève une seconde fois tout ce qui est apparent, et applique plusieurs fois le fer rouge pour détruire jusqu'aux plus petites racines. Mais bientôt il se fait une nouvelle repullulation. Le professeur se décide à une troisième opération, et cette fois, pour mettre à découvert la totalité de la base de la tumeur, il incise la lèvre inférieure depuis son bord libre jusqu'à l'os hyoïde; il renverse le lambeau sur le côté, arrache avec une tenette une masse fibreuse, arrondie, lobuleuse, libre, qui remplissait une énorme caverne formée dans l'épaisseur de la branche de l'os maxillaire, et cautérise ensuite toutes les portions d'os d'où naissait la tumeur.

Le malade fut radicalement guéri : les corps fibreux enlevés dans les trois opérations avaient absolument le même aspect que ceux qu'on trouve dans l'épaisseur de la matrice.

Le pronostic des kystes osseux, dit M. Dupuytren, ne présente point de gravité ; tous guérissent par l'opération. Ils peuvent repulluler avons nous dit, lorsque les matériaux de la sécrétion n'ont point été enlevés en entier ; il suffit donc d'être informé de cette tendance à la récidive pour la prévenir et la combattre. Il n'en est plus ainsi, lorsque la substance fibreuse a subi la dégénérescence cancéreuse, et que les parties environnantes participent à cette altération ; la terminaison est alors fatale. On pourrait, dans quelques cas, redouter une hémorrhagie : la ponction exploratrice fournit les moyens d'éviter cet accident, et d'y remédier lorsqu'il a lieu. Si la tumeur a déterminé une difformité considérable, l'opération la plus habilement pratiquée, n'empêchera pas qu'il reste des traces du mal ; mais ce léger inconvénient ne saurait être mis en balance avec les suites de la maladie abandonnée à elle-même.

La nature des kystes osseux étant reconnue, le meilleur moyen de les guérir consiste dans la destruction du mal. Voici comment alors il faut agir : On fait, dans le plus grand nombre des cas, une ponction exploratrice pour s'assurer de l'espèce des produits contenus dans le kyste ; puis l'on pratique une incision sur le trajet de la tumeur ; il convient de faire cette incision à la face interne de la bouche pour les kystes osseux de la face. Parvenu au centre du mal, on doit l'extirper, sur-tout lorsqu'il a donné lieu à des produits solides ; dans ce cas, on s'est quelquefois bien trouvé du cautère actuel. C'est ainsi, par exemple, que dans la cinquième observation, le jeune homme ne fut guéri que par deux applications de fer rouge. Les effets du mal enlevés, on doit s'occuper de la cause ; car les produits tendent presque toujours à repulluler. Dans ce but, on introduit des mèches de charpie dans la plaie ; on y fait des injections é ollientes ou irritantes, selon les circonstances. Ces moyens déterminent presque constamment une inflammation des parois du kyste, et par suite la destruction de la membrane qui les tapisse; les parois reviennent alors sur elles-mêmes, et la guérison est complète au bout d'un temps plus ou moins long. Dans quelques cas on est obligé de pratiquer une contre-ouverture et de placer un séton entre les deux plaies.

VIe OBSERVATION. — Un homme portait, vers l'angle de la mâchoire inférieure à gauche, une tumeur que l'on reconnut pour un kyste à parois osseuses. Pour s'assurer de ce qu'il contenait, une ponction exploratrice fut faite dans l'intérieur de la bouche sur les parois du kyste, et il sortit une matière liquide. M. Dupuytren agrandit l'ouverture, et comme on ne pouvait espérer que cette ouverture qui donnerait entrée à la salive, aux alimens, etc., suffit pour la guérison, une contre-ouverture fut pratiquée en bas et à l'extérieur. Les doigts purent alors pénétrer dans l'intérieur, et on distingua une matière à demi-liquide; un séton fut placé à travers les deux plaies, et un mois après l'opération, la tumeur était réduite de moitié. Peu importait, du reste, le temps qu'elle devait mettre à disparaître tout-à-fait, l'essentiel était d'acquérir la certitude qu'elle était formée par un kyste de cette espèce et non par un ostéo-sarcôme.

L'opération terminée, on applique des cataplasmes sur la tumeur et l'on recommande la diète. Il est souvent utile de faire une ou plusieurs saignées pour dissiper les accidens inflammatoires.

Citons un dernier fait qui offre plusieurs particularités intéressantes.

VII° Observation. — Une jeune femme vint, dans le mois de juillet 1828, à l'Hôtel-Dieu, pour se faire traiter d'une tumeur qu'elle avait dans l'os maxillaire inférieur. Celle-ci était ovoïde, du volume d'un œuf de poule. Son développement avait été lent, sans douleurs lancinantes, sans fongosité, sans changement de couleur à la peau ; elle faisait plus de saillie à l'extérieur, et sa position nécessitait une différence dans le mode d'opération. Comme chez les autres malades, on put s'assurer de l'existence de la crépitation : plusieurs personnes touchèrent la tumeur et perçurent ce bruit ; mais le contact répété par un grand nombre de mains le fit disparaître, et la crépitation ne s'entendait plus. Sûr de l'avoir perçu, M. Dupuytren en attribua la disparition à l'enfoncement, à l'application des parois minces du kyste sur les parties contenues par suite du contact fréquent qu'on lui avait fait éprouver.

Le 11 juillet, la malade est conduite à l'amphithéâtre : un nouvel examen confirme les résultats du premier; la crépitation même, qui avait momentanément disparu, par suite de l'enfoncement des parois osseuses du kyste, est redevenue manifeste, et ce retour est sans doute dû à la force rétrograde d'élasticité de ces mêmes parois.

Une incision, longue d'un pouce environ, est faite le long du bord postérieur du muscle masséter, mais à partir seulement de quelques lignes au-dessous de sa partie moyenne, pour éviter la lésion des vaisseaux et du nerf facial. Cette incision s'étend jusque vers l'angle de la mâchoire ; les bords de la plaie étant écartés, on aperçoit mieux encore et l'on sent avec le doigt les parois du kyste, enveloppées d'une membrane que M. Dupuytren est porté à regarder comme séreuse, et qui, au toucher, est très douce et comme veloutée ; on ne sent, du reste, aucune inégalité, aucune fongosité, sur la surface du kyste; cette surface est lisse et égale dans tous les points; le kyste a bien, comme on l'avait jugé, à peu près le volume et la forme d'un œuf.

Un coup de bistouri est alors donné à travers la paroi osseuse antérieure; il s'en écoule aussitôt, en abondance, une sérosité rougeâtre et sanguinolente; on n'y aperçoit aucune substance solide. Une mèche est introduite à travers les lèvres de la plaie et du kyste, pour les empêcher de se réunir; des injections émollientes répétées sont faites dans l'intérieur de cette poche, et des cataplasmes émolliens appliqués sur la joue. Le professeur recommande de pratiquer une saignée de bras, si, ce qui ne paraît pas probable, cette simple incision des parties molles et des parois du kyste donnait lieu à quelques symptômes locaux ou généraux, assez intenses pour devoir être réprimés.

Une fois la suppuration établie dans l'intérieur de cette poche, dit M. Dupuytren, si le pus s'y amasse et si l'ouverture supérieure ne suffit pas pour lui donner issue, une contre-ouverture sera pratiquée à la partie la plus déclive, et c'est tout ce que le malade peut attendre de plus fâcheux, pour obtenir la guérison d'une affection qu'elle a long-temps crue incurable, et dont il lui restera probablement à peine quelques traces dans un ou deux mois.

Après l'opération, cette malade n'a éprouvé aucun accident: grâce à l'introduction des mèches, la plaie est restée ouverte; et, soit par suite du contact irritant de l'air, soit par ces deux causes à la fois, une suppuration abondante s'établit à l'intérieur du kyste. A chaque injection, on voyait d'abord l'eau poussée par la seringue, ressortir trouble et chargée d'un pus de bonne nature; elle finit par revenir claire et le foyer s'était complètement vidé. Une légère rougeur avec gonflement s'était manifestée sur la joue au pourtour de l'ouverture; cette rougeur n'indiquait rien de fâcheux, et n'a pas été portée au point de faire craindre une érisypèle. La malade éprouvait dans le kyste des douleurs de moins en moins vives. L'écartement des parois diminuait. Jusque là M. Dupuytren était déterminé à ne tenter aucun moyen artificiel de compression pour les rapprocher, persuadé que leur situation seule devait y suffire. En effet, pressées qu'elles étaient d'un côté par les muscles ptérygoïdiens, de l'autre par le masséter, on ne pouvai guère douter que l'effort violent et soutenu de ces muscles, joint à l'inflammation suppurative de l'intérieur du kyste, ne déterminât le rapprochement de ces parois, et n'effaçât sous peu toute difformité, autre que celle que la position du kyste avait forcé de faire en dehors.

Nous n'insisterons pas davantage sur les exemples propres à faire connaître les kystes à parois osseuses: ce que nous avons dit de leurs symptômes, de leurs caractères, de leur siége et de leur traitement démontre suffisamment que ce point de pathologie, quoique encore neuf, a été savamment éclairci par notre célèbre professeur; aussi le recommandons-nous à l'attention des praticiens. L'observation révélera sans doute, un jour, de nouveaux produits; mais nous doutons qu'elle fasse connaître de meilleurs signes et un traitement plus efficace que ceux qu'il vient d'exposer.

ARTICLE II.

DES KYSTES SÉREUX CONTENANT DES PETITS CORPS BLANCS APPELÉS KYSTES HYDATIQUES.

De leur diagnostic et de leur traitement.

L'histoire des kystes séreux contenant des petits corps blancs de nature hydatique, dit M. Dupuytren, était fort peu connue avant les observations rapportées par M. Cruveilhier dans son Essai sur l'anatomie pathologique. Ce médecin distingué a le premier publié mes recherches sur ce genre de maladie, et depuis les praticiens ont eu l'occasion d'en constater l'existence un grand nombre de fois.

J'ai observé dans les cas qui se sont offerts à moi, que ces kystes se développaient presque toujours au poignet, à sa face palmaire sous le ligament annulaire antérieur du carpe ; quelquefois cependant je les ai vus au coude-pied, sous le ligament annulaire antérieur du tarse ; mais dans tous les cas, je les ai rencontrés autour des synoviales et des tendons. Dans quelques circonstances rares, on

les a observés au niveau de l'olécrâne, au-dessus de l'acromion, sur la tubérosité de l'ischion
et en dehors du grand trochanter.

Les coups, les chutes, les pressions, la distension et les frottemens répétés sont les causes
qui paraissent donner lieu au développement
de ces kystes séreux, bien qu'il ne soit pas
rare des les voir se manifester sans cause appréciable. Les chaussures trop étroites provoquent ordinairement l'apparition de ceux de
la face dorsale du pied. Il faut encore ajouter
les causes sous l'influence desquelles se développent les hydatides dans les autres régions, et
c'est alors ou dans le genre de vie, ou dans l'hu-
midité de l'habitation, ou dans la constitution
molle et lymphatique des malades qu'il faut les
chercher. Il y a quelques années, dit M. Dupuytren, j'ai vu chez une jeune fille à l'Hôtel-
Dieu, un coup de fouet reçu sur le front,
donner naissance à une tumeur enkystée que
j'ouvris et dont il sortit une véritable hydatide
qui la remplissait en entier. Leur accroissement est presque toujours très lent ; ils restent souvent stationnaires pendant plusieurs
années.

Ire Observation. — M....,. vint à l'Hôtel-

Dieu, le 2 pluviose an 12, pour une tumeur qu'il portait à la face palmaire du poignet. Il attribuait sa maladie à un effort qu'il avait fait à l'âge de douze ans, pour soulever un pavé très lourd. Il paraît qu'à l'instant même il éprouva une douleur fort vive et une impossibilité de mouvoir le poignet. Au bout de quelques jours il se forma une tumeur qui d'abord peu volumineuse augmenta progressivement pendant dix mois ; elle resta ensuite stationnaire, et ne fit éprouver qu'une gêne légère.

M.... ayant pris l'état d'orfèvre se livre pendant trois ans aux travaux de sa profession; mais craignant les progrès du mal, il se décide à entrer à l'Hôtel-Dieu. A cette époque la tumeur était située à la face palmaire du poignet; ou plutôt, il y avait deux tumeurs, dont l'une faisait saillie au-dessous du ligament annulaire du carpe, l'autre au-dessus, et qui communiquaient entre elles derrière ce ligament. La pression exercée sur l'une déterminait le soulèvement de la main appliquée sur l'autre, et le déplacement de la matière contenue était sensible aux doigts par une espèce de frottement, comme si de petits corps solides eussent frappé les uns contre les autres et contre les parois du kyste.

On reconnut la communication qui existait entre ces deux tumeurs. Une compression exercée pendant deux jours sur la supérieure, fait refluer dans l'inférieure la matière contenue dans l'autre. On pratique à cette dernière une ponction au moyen du bistouri, et à l'aide d'une pression légère, on fait sortir une multitude de petits corps blanchâtres de diverses formes, conoïdes, cylindroïdes, lenticulaires; les plus gros avaient le volume d'un gros pepin de poire; les plus petits, celui d'un grain de millet; tous présentaient une surface lisse.

Cette petite opération eut les suites auxquelles on devait s'attendre; la suppuration s'établit, d'abord de mauvaise qualité, puis de bonne nature, et fut suivie d'une cicatrisation complète. Mais cette guérison n'était que temporaire : la tumeur enkystée n'avait été que vidée; le kyste existait avec la même vitalité, la même aptitude à l'exhalation. On n'avait rien fait pour exciter dans ses parois une inflammation; aussi la tumeur ne tarda-t-elle point à se reproduire.

Le malade, alors âgé de vingt-six ans, ne pouvant plus continuer son état, entre une seconde fois à l'Hôtel-Dieu, le 12 mars 1813. La tumeur présentait les caractères précédemment indiqués; les circonstances commémoratives faisaient assez connaître sa nature.

Deux jours après l'admission du malade, M. Dupuytren fait une ponction au-dessus du ligament annulaire : il s'écoule d'abord un peu de sérosité. Une sonde de femme, introduite avec effort entre les tendons fléchisseurs rapprochés, amène un petit corps blanc, semblable à un pepin de poire dépouillé de son épiderme; on croit même y apercevoir des mouvemens. Le lendemain, M. Dupuytren agrandit en haut et en bas la ponction de la veille : aussitôt s'échappe une multitude de petits corps semblables à ceux déjà obtenus. Sur une sonde cannelée, dirigée du côté de la main, on pratique une contre-ouverture qui sert à passer un séton enduit de cérat.

Deux heures après l'opération, il survient un frisson qui est suivi de chaleur et de sueur; le pouls est fort, développé; la nuit est mauvaise. Le lendemain, la suppuration est déjà formée; il y a de la tuméfaction. On prescrit

des cataplasmes émolliens et une diète rigou-
reuse. Le troisième jour, la tuméfaction augmente; le pus s'amasse au-dessus et au-dessous
des ouvertures. Les pansemens sont renouve-
lés deux fois le jour, et secondés de la compression expulsive, qui chasse avec le pus des
corps blancs parfaitement distincts et conservés. — Le cinquième jour, un abcès, qui s'était
formé sur le dos de la main, est ouvert avec
l'instrument tranchant. — Le sixième jour,
ouverture de deux autres abcès, situés, l'un
sur le trajet de l'artère radiale, l'autre sur
l'éminence hypothénar. — Le huitième jour,
tremblement très fort après le pansement;
une chaleur interne lui succède. Bientôt la
langue se couvre d'un enduit jaunâtre; le
pouls est très accéléré, la chaleur brûlante;
la figure s'altère, devient grippée; le malade
est triste, se désespère; le gonflement de la
main est très considérable, le pus très abondant, fétide; le moindre mouvement est douloureux et produit une crépitation qui fait
craindre l'altération des ligamens et la carie.
Ces symptômes terribles continuent avec la
même intensité pendant une quinzaine de
jours. Au bout de ce temps, ils se calment;

la fièvre diminue, ainsi que le gonflement et la suppuration ; le malade peut se lever, se promener ; l'appétit et les forces reviennent peu à peu ; les ouvertures qui s'étaient arrondies en cul-de-poule comme l'orifice externe des fistules, cessent de fournir autant de pus, quelques-unes se ferment, d'autres résistent plus long-temps ; un abcès se forme encore sur le dos de la main ; mais enfin, tout se cicatrise, les forces se rétablissent ; et à sa sortie, le malade pouvait fléchir et étendre les doigts et le poignet.

Avant l'accident grave qui survint après la seconde ouverture, M. Dupuytren avait fait conduire le malade chez M. Bosc, membre de l'institut. Là, on fit sortir sept à huit de ces corps. Examinés à une forte loupe, ils ne parurent point se mouvoir. Placés entre deux verres fortement serrés, ils se réduisirent en une membrane transparente, laquelle, vue soit à l'œil nu, soit au microscope, ne présenta ni bouche, ni suçoirs. Une fois cependant M. Bosc crut en apercevoir ; mais il dit que c'était une tache produite par un défaut du verre. L'expérience lui ayant appris qu'un état de demi-dessiccation est très favorable à la découverte de cette bouche ou suçoir, il répéta ses observations et obtint le même résultat. Il en conclut que ce n'étaient pas des hydatides, mais probablement des débris de tissu cellulaire graisseux nageant dans la sérosité. M. Duméril, qui désira avoir à sa disposition quelques-uns de ces corps, les soumit aux mêmes essais, et obtint le même résultat.

Il est facile de se convaincre que ces savans étaient dans l'erreur. En effet, ces corps ne tachent point les substances avec lesquelles ils sont en contact. Quand on les comprime longtemps entre deux morceaux de papier brouillard, ou dans un morceau de soie claire, on n'aperçoit aucune apparence de graisse sur ces objets. D'ailleurs ces deux naturalistes étaient forcés d'y admettre une indépendance individuelle apparente. Ces considérations et l'examen attentif de ces petits corps qui ont une forme à peu près constante et une structure lamelleuse très visible m'ont porté à penser qu'ils avaient un mode de vie distinct de l'être dans lequel ils se développent; en un mot, qu'ils constituent de véritables hydatides. S'ils n'étaient pas organisés, comment pourraient-ils se conserver intacts pendant plusieurs jours au milieu de la suppuration. J'ajouterai que je crois avoir aperçu des mouvemens dans plusieurs de ces corps.

Lorsqu'on les examine après l'ouverture artificielle de la tumeur, on trouve qu'ils sont blanchâtres, opalins, transparens, plissés dans le sens de leur diamètre longitudinal, formant des espèces de poches, dont une des extrémités est terminée par un cul-de-sac large et arrondi, l'autre par une espèce de col de bouteille, rétréci en forme de suçoir; ils sont évidemment composés de lames superposées et imitent assez exactement des pepins de poire : tantôt ils sont cylindroïdes, tantôt conoïdes, quelquefois lenticulaires. Leur consistance est comme cartilagineuse. Les uns sont plus petits, les autres plus gros. Ils paraissent passer par plusieurs phases avant de parvenir à leur entier développement : on croit avoir trouvé une cavité dans leur intérieur. Ces corps blanchâtres sont entourés par un kyste mince, lisse, jaunâtre et séreux, contenant de la sérosité transparente.

Les symptômes qui révèlent la présence de ces tumeurs sont d'abord le lieu d'élection et leur forme. Nous ne dirons rien du premier de ces signes; nous en avons suffisamment parlé. Leur forme les a fait comparer à une espèce de bissac. En effet, en quelque lieu qu'elles se soient développées, elles sont constamment divisées en deux parties plus ou moins égales. Si l'on presse alternativement sur l'une ou l'autre moitié de ces tumeurs, en cherchant à faire passer le liquide de l'une dans l'autre, on perçoit distinctement une crépitation, un bruissement, une sorte de frottement particulier assez analogue à celui que produiraient des grains de riz à demi-cuits, qu'on ferait passer alternativement d'une poche dans la poche opposée; ou bien encore au bruit d'une chaîne à petits anneaux, enveloppée dans une bourse de peau, dont on presserait les chaînons l'un contre l'autre, à travers les parois de la bourse. Cette sensation est le symptôme pathognomonique de cette affection. Lorsqu'on l'éprouve, on peut proclamer d'avance la nature de la tumeur. Appelé, il y a quelques années, continue M. Dupuytren, auprès d'un malade qui avait une tumeur à la partie antérieure du poignet, je reconnus ce signe; et aussitôt je déclarai qu'elle contenait de ces petits corps blancs, que je regarde comme des hydatides. Plusieurs personnes de l'art qui se trouvaient auprès du malade, considéraient mon diagnostic comme un peu hasardé ; on décida néanmoins que la tumeur serait ouverte. Le jour fixé pour cette opération, j'apportai une petite fiole pour recueillir ces corps et en faire l'analyse. Cette précaution excita l'hilarité des praticiens qui n'avaient point partagé mon opinion. A peine l'ouverture fut-elle terminée, que la sortie d'une grande quantité de ces petits corps blancs vint confirmer le diagnostic.

Ordinairement indolores, sans changement de couleur à la peau, à moins que celle-ci ne soit, par une cause quelconque, secondairement enflammée, ces tumeurs peuvent acquérir et acquièrent en effet fréquemment un volume assez considérable pour gêner la liberté des mouvemens de l'articulation qu'elles avoisinent, pour s'opposer quelquefois entièrement à ces mouvemens, empêcher les malades d'exercer leur profession et les forcer par là à en demander la cure.

IIe OBSERVATION. — Dans le courant de l'année 1829, un homme vint consulter M. Dupuytren, pour se faire traiter d'une tu-

meur qu'il portait à la partie antérieure de l'articulation du poignet. Cette tumeur dure,
rénittente, et du volume d'un œuf de pigeon,
faisait saillie, d'un côté, au-dessus, et de l'autre, au-dessous du ligament annulaire antérieur du carpe. Aucun changement de couleur
n'existait à la peau, et il n'y avait encore
aucune espèce d'engorgement dans les parties
environnantes.

M. Dupuytren, se fondant sur la position
de la tumeur, sur sa division en deux parties
communiquant l'une avec l'autre, et spécialement sur la sensation de frottement qu'il
éprouvait, lorsqu'il cherchait à obtenir la
fluctuation, diagnostiqua un kyste hydatique
contenant une grande quantité de corps blanchâtres. Une ponction ayant été faite avec le
bistouri dans la tumeur inférieure, il en sortit
un jet de sérosité et un nombre considérable
de corps blanchâtres, les uns arrondis, les
autres fort alongés, et de la forme et du volume d'un pepin de poire. Une sonde cannelée
introduite dans cette incision, passa sous le
ligament annulaire antérieur du carpe, et
une contre-ouverture fut faite à la partie inférieure de l'avant-bras. Cette seconde incision

donna encore issue à de la sérosité et à quelques petits corps. Une mèche de linge fut placée dans les ouvertures, pour déterminer
l'inflammation de la poche séreuse, sa suppuration et son agglutination. Une petite
artère ayant été ouverte au poignet, M. Dupuytren recommanda de ne la lier ou de ne la
comprimer que lorsque deux ou trois palettes
de sang se seraient écoulées ; il conseilla en
outre les bains émolliens, fréquens, et l'application de nombreuses sangsues aussitôt que
des symptômes un peu violens d'inflammation
se seraient manifestés.

Ainsi que le professeur l'avait prévu, la
période inflammatoire fut intense ; mais un
traitement antiphlogistique énergique en eut
bien promptement triomphé. Au bout d'un
mois, tous les accidens s'étaient dissipés ; il
ne restait qu'un peu de raideur dans l'articulation.

Le diagnostic de ces kystes a souvent été
une source d'erreurs pour les praticiens.
Ainsi, ils ont été pris quelquefois pour des
tumeurs blanches ou des abcès chroniques.
Il existe cependant des moyens de ne point
se méprendre sur cette altération : c'est d'avoir

égard 1° à leur situation à la partie antérieure du poignet, ou au coude-pied, 2° à leur forme en bissac, mais sur-tout 3°. à la crépitation que nous avons indiquée. Une fois le diagnostic établi, quels sont les moyens curatifs de cette maladie ?

L'expérience, dit M. Dupuytren, m'a convaincu de l'inutilité des moyens externes, tels que douches, bains, frictions, etc., dans le traitement des tumeurs enkystées; tandis que leur efficacité m'a paru souvent évidente dans celles qui ne sont point enkystées. L'ouverture du kyste, la suppuration de ses parois, telle est, dans le premier cas, la seule médication qui puisse amener la guérison. Mais, dans les tumeurs de cette nature, quelque peu développées qu'elles soient, ces deux moyens ne sont pas toujours sans danger. Plusieurs malades chez lesquels j'ai ouvert et fait suppurer ces tumeurs, ont éprouvé de graves accidens. Quelques-uns même ont succombé à une inflammation qui s'est propagée à la main et à l'avant-bras.

IIIe Observation. — Un charpentier, âgé de trente-cinq ans, se fit, en décembre, 1812, au poignet droit, une entorse dont il guérit très bien. Deux ou trois mois après, il reconnut une petite tumeur à la paume de la main droite, au-dessous du ligament annulaire du carpe, et bientôt après, une autre au-dessus de ce ligament. D'abord peu volumineuses et peu incommodes, elles s'opposèrent bientôt au libre exercice des mouvemens, qu'elles rendirent enfin presque impossibles. Ne pouvant continuer son état, ce charpentier vint consulter M. Dupuytren, le 7 juin 1814. Au seul siége de cette tumeur, sa nature est reconnue. Le toucher la confirme. Le lendemain, une incision est pratiquée sur chaque tumeur : comme dans les observations précédentes, une foule de petits corps blanchâtres s'échappent aussitôt; les aponévroses de la main et de l'avant-bras sont débridées au moyen du bistouri boutonné, afin de prévenir l'inflammation avec étranglement : un séton est destiné à enflammer les parois du kyste; un cataplasme émollient a modéré l'inflammation. Les douleurs sont très vives le soir et la nuit qui suivent l'opération; elles augmentent avec le gonflement, les deuxième, troisième, quatrième jours; un pus grisâtre, floconneux s'écoule par la plaie : on enlève le séton le cinquième jour : l'inflammation s'étend au bras et jusque dans le creux de l'aisselle. Les symptômes généraux sont des plus fâcheux. Le huitième jour, on incise les lambeaux aponévrotiques gangrénés ; on ouvre un abcès formé entre le premier et le deuxieme métacarpiens ; une compression expulsive chasse le pus qui formait des fusées le long de l'avant-bras et de la main. Les dixième et onzième jours, frissons avec claquement des dents, qui dure dix minutes ; pus extrêmement fétide, faiblesse générale qui résiste aux toniques les plus puissans : mort le quinzième jour de l'opération.

L'expérience d'abord, et le raisonnement ensuite, m'ont prouvé, ajoute M. Dupuytren, que, lorsqu'on se décide à faire l'ouverture de ces kystes, on doit pratiquer une incision large sur chaque moitié de la tumeur. Il suffit, en effet, de se rappeler la disposition anatomique des parties. Au coude-pied, mais sur-tout à la face palmaire du poignet, les kystes sont développés sous des aponévroses, au milieu de tendons, de vaisseaux, de nerfs nombreux, au milieu d'un tissu cellulaire fibreux. Dès lors, si l'on n'a fait qu'une petite ouverture, le gon-

flement, produit par l'inflammation suppurative des parois du kyste, détermine presque
constamment un étranglement ; celui-ci se
propage plus ou moins aux parties environnantes, le long des gaînes fibro-celluleuses
qui revêtent les vaisseaux et les tendons, soit
dans la paume de la main, soit dans l'avant-
bras et le bras. De là, de nombreux foyers de
suppuration, de nombreuses fusées, quelquefois une inflammation phlegmoneuse de tout
le membre, et enfin la mort, comme nous
l'avons vu dans l'observation précédente. On
évite, au contraire, à coup sûr, la cause la plus
fréquente de ces inflammations, en ayant le
soin d'ouvrir à la fois et par une large incision,
les deux moitiés du kyste ; aucun étranglement ne saurait alors avoir lieu, l'inflammation suppurative s'établit et se termine le
plus souvent sans accident.

Ces incisions pratiquées, le liquide sorti et
le kyste débarrassé de ces corps opalins qui
peuvent être fort nombreux, une mèche de
charpie doit être introduite entre les lèvres de
chaque incision. J'ai quelquefois, dit M. Dupuytren, passé un séton de l'une à l'autre
ouverture ; mais j'ai renoncé à l'emploi de ce

moyen , que je crois inutile et dangereux. Il
suffit , en effet , que les lèvres de la plaie soient
tenues écartées, et qu'on s'oppose ainsi à leur
adhésion , pour que les parois du kyste s'en-
flamment , suppurent et soient éliminées. Le
séton , introduit dans le foyer , a l'inconvénient d'exciter une inflammation trop vive et
qui peut alors se propager au loin avec plus
de facilité ; cette inflammation peut aussi se
communiquer dans l'intérieur de l'articulation, et donner lieu par là à la production d'une
ankylose. Le séton ne serait qu'inutile, qu'il
conviendrait d'en rejeter l'emploi : on doit y
renoncer avec d'autant plus de raison qu'il
peut devenir dangereux.

L'incision et la suppuration du kyste sont
donc les seuls moyens d'obtenir la guérison de
ces tumeurs. Si leur position ne rendait pas
déjà cette extraction difficile , il suffirait de
savoir que ces kystes adhèrent fortement, par
leur face externe et dans toute leur circonférence, aux parties voisines, pour qu'il ne fût pas
permis de concevoir l'idée de les extirper en
totalité. Mais puisque la suppuration du kyste
n'est pas toujours sans danger, et que, malgré
les règles que j'ai établies sur l'étendue à don-

ner aux incisions, sur les moyens d'éviter les accidens consécutifs, ces accidens sont encore à craindre et peuvent exposer la vie des malades; puisque, d'un autre côté, ces tumeurs sont constamment indolores et n'offrent d'autre inconvénient que celui de gêner les mouvemens articulaires, on ne doit avoir recours à l'opération, que lorsque le volume de ces tumeurs, devenu fatigant pour les malades, les gêne au point de s'opposer au libre exercice de leur état. Dans le cas contraire, le chirurgien consulté pour cette affection, doit engager le patient à vivre avec son mal; et s'il désire absolument en être débarrassé par l'opération, il est de son devoir de le prévenir des risques qu'elle peut lui faire courir. Lorsqu'elle a été pratiquée, on doit s'attacher à contenir l'inflammation dans de justes bornes; et, quand elle devient trop intense, il faut déployer avec vigueur l'appareil des moyens antiphlogistiques.

ARTICLE III.

DE L'ONGLE RENTRÉ DANS LES CHAIRS.

J'avais toujours été frappé, dit **M.** Dupuytren, de la fréquence de la déviation de l'ongle
du gros orteil et de la repullulation de cette
maladie, malgré tous les moyens employés
contre elle. Persuadé que, pour la combattre
avec succès, il fallait étudier avec soin les
causes qui lui donnent lieu, j'examinai les
malades qui présentaient cette difformité, et
je parvins bientôt à reconnaître qu'il existait
deux variétés importantes qui exigeaient un
mode de traitement entièrement différent.
Entrons dans quelques détails sur ce sujet.

La première variété signalée par les auteurs, consiste dans l'ulcération de l'un des
bords latéraux de l'ongle, et quelquefois de
ses deux bords à la fois. Cette ulcération existe
presque toujours au côté externe. Si l'on se
rappelle la conformation de l'ongle, l'aplatissement de son corps, la direction des angles, sa situation dans l'épaisseur de la peau

qui l'environne et le recouvre, on concevra
facilement qu'une chaussure trop étroite, ou
du moins mal faite, exerçant sur l'ongle une
compression habituelle, appliquera violem-
ment les angles aux parties de la peau sur
lesquelles ils reposent. Peu à peu ces angles,
toujours plus ou moins acérés et tranchans,
s'enfonceront dans cette peau avec d'autant
plus de facilité qu'elle sera elle-même repoussée en haut et en dehors, et tendra davantage
à les recouvrir ; enfin l'irritation accrue encore par la marche, donnera bientôt lieu à
une inflammation très douloureuse. Telle est
en effet la cause la plus ordinaire de l'incarnation du bord externe du gros orteil.

Presque toujours aussi l'affection commence
par le point de réunion du bord antérieur de
l'ongle avec son bord latéral. Cette disposition,
ajoute M. Dupuytren, paraît tenir à ce que le
bourrelet formé par les chairs, gênant l'action des ciseaux lorsqu'on veut couper l'ongle, on s'arrête presque toujours avant d'avoir
retranché la totalité de son bord antérieur,
et sur-tout l'angle qu'il forme par sa réunion
avec le bord latéral correspondant. Cette disposition permet à l'ongle, resté intact, de

s'accroître ; il forme bientôt une pointe aiguë qui pique et entame les chairs, et donne en quelque sorte le signal de l'ulcération, qui s'étend bientôt le long du bord correspondant de l'ongle. Ce fait est si positif, qu'on retrouve constamment cette pointe sur les ongles que l'on arrache. Nous venons d'indiquer les causes qui produisent le plus ordinairement la première variété d'ongle incarné. Étudions maintenant les phénomènes de la maladie.

A peine l'ongle a-t-il entamé la peau qu'il recouvre, que déjà la douleur est très vive. La marche et même la station deviennent insupportables : un suintement séreux, séro-purulent s'établit dans le lieu affecté ; et si le malade essaie de se livrer à quelque exercice, le pied tout entier se tuméfie. Cependant la douleur va toujours croissant, le suintement devient plus abondant, le pus sanieux qui s'écoule répand une odeur d'autant plus fétide qu'elle se mêle à celle de l'humeur perspiratoire que fournissent les pieds. Les malades tourmentés par la douleur, s'efforcent de soulever leur ongle, ils le coupent en arrière, et ces moyens, qui produisent quelquefois un soulagement momentané, bien loin de guérir leur affection, ajoutent encore aux difficultés du traitement. Enfin, si ce mal est abandonné à lui-même, l'ulcère qui en résulte passe quelquefois à l'état cancéreux, quelquefois se recouvre d'énormes végétations, et parfois même l'inflammation se propageant au périoste, donne lieu bientôt à la carie et à la nécrose d'une ou plusieurs phalanges.

Cette affection peut quelquefois être confondue mal à propos avec d'autres maladies. M. le marquis de C*** souffrait depuis plus de huit ans de son gros orteil gauche ; il avait déjà consulté plusieurs médecins, qui tous l'avaient traité pour une affection goutteuse. Depuis ce temps, M. C*** avait épuisé les spécifiques connus contre cette maladie, les douleurs cependant persistaient. Ne pouvant marcher, il consulta enfin M. Dupuytren, qui reconnut aussitôt, que l'ongle rentré dans les chairs était la seule cause de tous ces accidens, et que son avulsion les ferait cesser. Le malade eut quelque peine à croire qu'il n'avait pas la goutte, car depuis huit ans, il s'était habitué à vivre dans cette persuasion ; cependant il se décida à l'opération : l'ongle fut divisé en deux à l'aide d'un trait de ciseau ; des pinces à disséquer servirent à arracher chaque portion d'ongle. Un pansement simple fut fait ; et le malade, parfaitement guéri au bout de quelques jours, fut dès lors délivré de la goutte et de tous les remèdes qu'elle lui avait valu depuis si long-temps. (Communiqué par M. le docteur Marx.)

Abandonné à lui-même, l'ongle rentré dans les chairs n'est pas susceptible de guérison : la maladie tend au contraire à faire des progrès. Outre les douleurs intolérables qu'elle cause au malade, elle peut déterminer des accidens : la prudence et l'expérience font donc une loi à l'art de la combattre.

Un grand nombre de procédés divers, continue M. Dupuytren, ont été employés dans le but de dégager l'ongle des chairs qu'il irrite, et de lui donner une nouvelle direction. Pour y parvenir, les uns enlèvent la portion d'ongle incarnée, les autres retranchent les chairs malades. Mais, évidemment, ces moyens de traitement souvent infructueux, ne peuvent avoir ordinairement qu'un effet palliatif.

Si l'on détruit les chairs qui dépassent l'ongle latéralement, elles se reproduisent en partie ;

et si peu qu'il en reste, lorsque, dans la pro-
gression, la pulpe du doigt s'élargira et formera
un bourrelet de chair sur le côté du bord de
l'ongle, celui-ci, conservant la même direction
que précédemment, pourra s'enfoncer dans
les chairs. Au lieu de resciser les chairs excé-
dentes, enlève-t-on la portion d'ongle incarnée, c'est bien pour quelque temps; mais lais-
sez-lui reprendre son accroissement naturel,
et il va se porter de nouveau dans une direction
vicieuse. Il est vrai qu'on pourra veiller sur
son développement, le diriger convenablement; mais on échouera presque toujours dans
ses soins; et si parfois on réussit, ce sera dans
des cas extrêmement rares. Sous ce rapport, le
procédé de Desault, qui consistait à tenir constamment écartée des chairs, au moyen d'une
petite lame de fer-blanc, la portion d'ongle
qui les avait divisées; ce procédé, disons-nous,
semblait d'abord préférable, mais en y réflé-
chissant on conçoit que le succès ne peut être
de longue durée. Cet ongle, qu'on a forcé à
se porter au-delà des chairs latéralement, que
deviendra-t-il? Il tendra toujours à se rouler
en dedans de lui-même, et soit qu'on le coupe
au niveau des chairs, soit qu'on le laisse croître

4.

et descendre sur le côté interne du doigt, il arrivera souvent qu'il entrera de nouveau dans l'épaisseur de la pulpe digitale. On se demandera peut-être maintenant à quoi peuvent tenir les succès obtenus par les praticiens, dans l'emploi de méthodes si différentes? En général, toutes les fois que la cause déterminante a été purement accidentelle, et que la structure propre de l'ongle n'a pas elle-même occasioné la maladie, le succès de ces méthodes dépend de l'époque où a commencé le traitement. Par exemple, qu'un ongle régulièrement conformé ait été comprimé par une chaussure étroite, ou contus par suite de quelque violence extérieure, si l'on essaie, peu de jours après la division de la peau, l'application du procédé de Desault, il est certain que les chairs subjacentes à l'ongle ne seront point encore assez irritées, pour que la compression aggrave l'état d'inflammation où elles se trouvent, et que l'ongle d'ailleurs étant détourné du lieu où il s'était porté mal à propos, il n'y aura plus de raison pour que la maladie se reproduise. Mais, je le répète, toutes les fois que la cause du mal sera dans l'ongle lui-même, tous les procédés que nous avons fait connaître resteront plus souvent inutiles.

Frappé de ces inconvéniens, dit M. Dupuytren, et ayant sur-tout égard à la cause du mal, je me suis décidé depuis très long-temps à préférer aux autres moyens opératoires, l'avulsion complète de l'ongle. Cette opération avait déjà été pratiquée par plusieurs chirurgiens, mais le plus souvent d'une manière peu avantageuse.

Voici comme j'y procède : lorsque l'état général d'inflammation du membre a été combattu pendant quelques jours, à l'aide d'applications et de lotions émollientes, le moment de l'opération étant jugé convenable, j'engage sous la partie moyenne du bord libre de l'ongle, la pointe d'une branche de ciseaux droits, solides, bien affilés ; je les fais glisser par un mouvement rapide jusqu'à la racine et divise d'un seul coup cette partie en deux moitiés à peu près égales ; saisissant alors avec une pince à disséquer, la moitié correspondant à l'ulcération, je l'arrache en la roulant sur elle-même de dedans en dehors ; si l'autre côté est malade, je l'enlève de la même manière. Dans le cas où les chairs fongueuses qui avoisinent la plaie sont trop élevées, je passe sur elles un cautère olivaire qui les consume, et assure ainsi, autant que possible, la cure de la maladie. A la suite de cet arrachement, la peau placée sous l'ongle se dessèche, la partie ulcérée s'affaisse, et se cicatrise en vingt-quatre ou quarante-huit heures ; de sorte qu'au bout de cinq ou six jours le malade peut reprendre ses exercices accoutumés. Ordinairement l'ongle ne se reproduit pas chez les vieillards, mais quelquefois il reparaît chez les jeunes gens.

On serait tenté, au premier abord, de regarder ce moyen comme fort douloureux : il est cependant rare de voir les malades jeter des cris. Lorsque l'ongle a été entièrement arraché, la maladie ne reparaît plus ; elle repullule seulement dans le cas où quelque portion est restée dans la plaie.

Ire OBSERVATION. — *Ongle entré dans les chairs ; avulsion de sa moitié externe.* R... S..., âgé de seize ans, d'une forte constitution, entra à l'Hôtel-Dieu, le 18 juin 1821, et fut couché au n° 52 de la salle Saint-Paul.

Depuis six mois, il portait des souliers plus épais et plus étroits que de coutume ; ses pieds étaient comprimés, et il boitait même en marchant ; l'angle externe de l'ongle du gros orteil droit se recourba en dedans, il s'enfonça dans les chairs voisines qui le recouvrirent en se tuméfiant. De la rougeur, de la douleur survinrent, et la claudication augmenta. La pulpe de cette partie, refoulée par les orteils suivans, et comprimée en tous sens par la chaussure, devint dure, calleuse, blanchâtre et offrit une fissure, au fond de laquelle l'ongle était engagé ; quoique souffrant beaucoup, le malade continua de marcher et de travailler, enfin, une petite plaie suppurante, et parfois saignante, étant survenue, il se décida à entrer à l'Hôtel-Dieu.

Le 3 juillet, après quelques jours de repos, quelques bains et quelques applications émollientes, il fut conduit à l'amphithéâtre, et M. Dupuytren pratiqua l'avulsion de la partie de l'ongle qui s'était incarnée. L'ongle fut divisé d'avant en arrière dans la partie moyenne, avec de forts ciseaux droits ; la moitié externe fut saisie avec des pinces à dissection, renversée sur elle-même et arrachée ; le durillon qui la recouvrait fut retranché avec les ciseaux. Un peu de sang s'écoula. Le malade, reconduit à son lit, fut pansé avec du cérat, de la charpie, une compresse et une bande.

Les 4, 5 et 6 juillet, il est fort bien ; même

pansement, tisane commune, demi-portion d'aliments. Le 7, la cicatrice est achevée, le malade sort guéri et marche bien ; mais il a soin de porter des chaussures plus larges et d'envelopper son orteil avec un linge enduit de cérat.

IIᵉ OBSERVATION. — *Avulsion de l'ongle entré dans les chairs; cautérisation des fongosités.* Vers le mois de février 1812, le nommé Théodore Jacob, âgé de quarante-cinq ans, serrurier, étant occupé à travailler, laissa tomber une barre de fer sur son pied gauche ; le gros orteil fut fortement contus, et le sang extravasé communiqua à l'ongle une couleur noire. Jacob ayant négligé de porter à son mal les remèdes convenables, une collection de pus se forme sous l'ongle, décolle celui-ci, et s'étant frayé une issue au-dehors, laisse l'orteil dans un état d'ulcération qu'entretenait la présence de l'ongle qui s'enfonça dans les chairs.

Le malade, fatigué et par les douleurs qu'il éprouvait et par la durée de son mal, s'adressa à un herboriste, qui d'abord essaya de lui couper l'ongle ; mais n'ayant pu le faire, il se détermina à l'arracher. Il ne fut pas plus heureux dans cette résolution que dans la première, car l'ongle fut brisé au lieu d'être extrait ; cette ablation d'une partie de l'ongle laissa à découvert la plaie qu'elle recouvrait, et le malade se pansa lui-même avec un onguent noirâtre, qui lui avait été fourni par l'herboriste, mais dont il ignore le nom et la nature.

Continuant toujours à souffrir, et voyant d'ailleurs que l'état de son orteil s'aggravait au lieu de s'améliorer, le malade se détermina à entrer à l'Hôtel-Dieu, le 24 décembre 1812. A cette époque, l'orteil était tuméfié et faisait éprouver au malade de vives douleurs toutes les fois qu'il s'appuyait sur le sol. L'ongle reproduit de nouveau s'était enfoncé dans les chairs. Avant d'en pratiquer l'arrachement, on appliqua sur l'orteil des cataplasmes émolliens pendant quelques jours. M. Dupuytren divisa ensuite l'ongle en deux parties suivant sa longueur, et les saisissant successivement avec des pinces à disséquer, il les arracha, en les renversant l'un en dehors et l'autre en dedans. Après la chute de l'eschare, on s'aperçut que quelques parties n'avaient point été detruites. M. Dupuytren se détermina à les enlever avec le bistouri, ainsi que la peau qui leur servait de matrice. Par ce procédé, on parvint à prévenir toute récidive, en ôtant à l'ongle les moyens de se reproduire. Depuis ce temps, les pansemens ont été faits avec des bandelettes de cérat et de la charpie, tantôt sèche, tantôt trempée dans du vin miellé, selon le degré d'excitation de la plaie, et le malade est sorti le 18 janvier 1813, n'ayant qu'une très petite ulcération qui s'est cicatrisée après deux ou trois jours de repos.

IIIe OBSERVATION. — *Tumeur osseuse existant depuis plusieurs mois sur la face supérieure de la dernière phalange du gros orteil droit, et soulevant l'ongle; extirpation de la tumeur avec le bistouri; enlèvement de l'ongle.*

Louise Duvillard, âgée de quinze ans, d'une bonne constitution, non réglée, éprouva, durant le mois de mai 1821, une douleur vive dans le gros orteil. Cette douleur augmentant beaucoup par la marche, la malade examina son doigt et aperçut une petite excroissance sous l'ongle. Un médecin ayant été consulté, fit appliquer de la joubarbe pilée, des cataplasmes émolliens, puis des compresses trempées dans du vin généreux, chaud et sucré. Divers onguents furent également employés, et toujours sans succès. Pendant qu'elle subissait ces traitemens, la jeune malade ne pouvait marcher qu'avec beaucoup de difficulté et de douleur.

Elle entre à l'Hôtel-Dieu, le 1er juillet 1822. Une petite tumeur du volume d'un gros pois, dure, résistante, causant des douleurs par la pression, existe sous l'ongle du gros orteil droit. Cet ongle est soulevé par elle, et éloigné, dans sa partie inférieure, de la face supérieure de la troisième phalange.

M. Dupuytren reconnaît la nature osseuse de la tumeur, et se décide à l'enlever. La malade est baignée; et après quelques jours de repos, on procède à l'opération le 6 juillet, de la manière suivante : la tumeur circonscrite à sa base, au moyen d'une incision pratiquée avec un fort bistouri droit, est enlevée en totalité, sans que l'ongle soit atteint en aucune manière. Il s'écoule peu de sang. Un plumasseau très mince de charpie est introduit entre l'ongle et les chairs, et un cataplasme émollient enveloppe le gros orteil. Le 10, la charpie est retirée ; la suppuration est bien établie; aucun accident n'est survenu. Chaque jour, le

pansement est renouvelé, et le seizième jour
après l'opération, la malade peut marcher
sans éprouver la moindre douleur. Le 1.ᵉʳ
août, l'ongle est toujours éloigné des parties
molles, et n'a pas encore repris sa position naturelle. Cependant la cicatrisation de la petite
plaie est parfaite, et n'offre ni saillie, ni dureté. La malade marche très bien, ne souffre
plus, et sort enfin de l'hôpital, le 4 août en
état parfait de guérison.

Au mois d'avril 1823, Louise Duvillard se
présenta de nouveau à l'Hôtel-Dieu, pour y
être traitée d'un ongle rentré dans les chairs,
qui affectait le gros orteil droit. Cette malade
déclara que trois mois environ après sa sortie
de l'hôpital, la cicatrice s'était amollie. Un
peu de sang s'était écoulé à l'occasion d'une
marche plus prolongée qu'à l'ordinaire, et
depuis ce moment la totalité de la peau qui
entoure l'ongle, était devenue le siége d'une
inflammation qu'entretenait l'enfoncement des
bords latéraux de l'ongle, dans les chairs.
M. Dupuytren n'hésita pas à pratiquer l'enlèvement de l'ongle. Une incision eut bientôt
circonscrit la totalité du mal, et l'opération
fut achevée promptement, malgré les cris

aigus et l es mouvemens violens de la malade.
En peu de jours la suppuration s'établit; quelques bourgeons celluleux et vasculaires, furent
réprimés avec le nitrate d'argent fondu , et la
malade sortit entièrement guérie le 17ᵉ jour
après l'opération.

La seconde variété de l'ongle incarné dans
les chairs , dit M. Dupuytren , avait été long-
temps confondue avec celle que nous venons
de décrire : nous avons les premiers établi les
différences qui se trouvent entre ces deux espèces. Dans celle-ci, il n'y a point de changement de rapport entre les parties ; ce n'est
pas non plus le long des bords de l'ongle que
l'ulcération commence , c'est à sa base ; le
mal siége uniquement dans la peau qui produit l'ongle, et l'altération de celui-ci, au lieu
d'être la cause de celle des parties molles , en
est la conséquence.

Vous concevrez bien mieux le mode de formation de cette seconde espèce, lorsque je vous
aurai dit quelques mots de la structure anatomique de l'ongle. Son extremité adhérente, la
seule quil nous importe ici d'étudier, est implantée dans la peau d'une manière particulière ; celle-ci, après avoir dépassé l'ongle

sur sa face dorsale, revient sur elle-même ;
arrivée à la partie postérieure, elle se sépare
en deux parties, l'épiderme qui va revêtir
toute la couche superficielle, et le derme qui
passe sous l'ongle et se continue avec la peau
qui recouvre l'extrémité libre des doigts. Le
cul-de-sac dans lequel est reçu cette partie
de l'ongle, porte le nom de matrice. Il est
donc très important de connaître cette disposition de l'organe, qui fait parfaitement
concevoir pourquoi l'ongle rentré dans les
chairs est, dans beaucoup de cas, seulement
produit par le refoulement de l'extrémité libre dans le cul-de-sac. Cette altération peut
encore arriver à la suite du passage ou de la
chute d'un corps grave sur le gros orteil.
Qelle que soit celle de ces deux causes qui
ait agi, l'individu se plaint d'abord en marchant d'une douleur qui augmente peu à peu ;
l'espèce de cul-de-sac qui contient la base
de l'ongle rougit et s'enflamme ainsi que le
fond des replis qui reçoivent ses bords latéraux ; bientôt on voit se manifester une ulcération qui fait de rapides progrès ; sa forme
est semi-lunaire, ses bords élevés et durs, son
fond rouge, violet et livide. L'ongle est rac-

courci et réduit à la moitié de son étendue,
quelquefois même il a totalement disparu,
et en sa place, on voit s'élever çà et là quelques pinceaux de susbtance cornée ; souvent
aussi une partie de l'ongle se trouve cachée
sous des chairs fongueuses. Ces fongosités,
dit M. Dupuytren, peuvent servir à distinguer
la maladie qui résulte d'une altération primitive de la peau, de celle qui est la suite de
l'enfoncement de l'ongle dans les chairs. Lorsque la maladie est produite par l'ongle, les
fongosités auxquelles l'inflammation a donné
naissance se trouvent en avant et sur les côtés
de cet ongle ; lorsque la maladie est due, au
contraire, à l'affection de la peau, c'est à la
base de l'ongle que s'observent toujours les
fongosités.

La couleur de l'ongle, dans le cas qui nous
occupe, est grise et noire ; dans certains cas,
il ne conserve plus ses adhérences naturelles ;
la plaie est ordinairement baignée par une suppuration sanieuse ou sanguinolente, et répand
au loin une odeur fétide. Si le malade veut
marcher, ou s'il reste même dans la position
verticale, les fongosités deviennent saignantes;
toute espèce de chaussure est insuportable, le

moindre frottement est excessivement douloureux ; en général , il est impossible d'ha-
biter dans le même lieu que les individus
affectés de cette sorte de maladie, tant l'odeur
qui circule autour d'eux et qui s'attache à
leurs vêtemens, est infecte et pénétrante, formée qu'elle est par la réunion du pus ichoreux
qui suinte du fond de l'ulcère ; et de la sueur
abondante que sécrètent les pieds de ces malades.

Ces symptômes se rencontrent à peu près
chez tous les sujets; quelquefois cependant la
maladie occupe plus particulièrement la partie de la peau qui est immédiatement subjacente à l'ongle. C'est alors qu'on voit se
développer de petites tumeurs qui soulèvent
cet organe , et dont la présence occasione
d'autant plus de douleurs que la pression est
plus considérable. Ces tumeurs peuvent être
de différente nature , fibreuses, cartilagineu-
ses, osseuses, vasculaires ; et ce qui prouve
que leur développement est uniquement dû à
l'altération du derme qui recouvre l'ongle,
c'est que, si l'on se borne alors à les enlever,
sans retrancher aussi la peau qui leur donne
naissance ; on voit ordinairement celle-ci de-

venir de nouveau malade, s'ulcérer, et son état
nécessiter tôt ou tard son enlèvement radical.

D'après ce que nous venons d'exposer sur
cette maladie, on conçoit que le traitement
que j'emploie avec tant de succès contre la
première espèce d'ongle incarné dans les
chairs, ne saurait s'appliquer à la seconde
variété. En effet, c'est la peau qui est malade;
c'est donc vers elle que doivent se diriger les
moyens thérapeutiques. Si l'on se borne à arracher l'ongle, on n'a pas détruit le siége du
mal, et un très grand nombre d'observations
nous ont prouvé que cette altération ne guérit
jamais en pareil cas. Si l'on applique les caustiques après l'avulsion de l'ongle, on ne consume que la partie de la peau qui est immédiatement subjacente à cet organe, et on ne
détruit pas toute celle qui enveloppe sa racine,
et qui la recouvre quelquefois à une très
grande profondeur.

Ce sont ces considérations, ajoute M. Dupuytren, qui m'ont conduit à enlever avec
l'ongle, non-seulement toute la surface ulcérée, mais encore tout le repli de la peau qui lui
donne naisance et la nourrit. Pour pratiquer
cette opération, je fais asseoir le patient sur

un lit ou sur une chaise, et saisissant l'orteil malade avec la main gauche, je pratique à l'aide d'un bistouri droit, une incision profonde et demi-circulaire, à trois lignes au-delà du repli de la peau qui supporte l'ongle à son origine ; cette incision est dirigée parallèlement à ce repli qu'elle entoure et cerne en quelque sorte dans sa totalité ; alors, un aide maintenant l'orteil malade en position, je relève le lambeau d'arrière en avant avec des pinces à disséquer, et détache avec le bistouri toute la peau qui était en rapport avec l'ongle et qui concourait à sa production ; si quelques pinceaux de substance cornée subsistent encore, ils sont détruits successivement, de sorte qu'il ne reste plus rien des tissus malades. Toutes les parties blanches et fibreuses que l'on remarque dans le fond et vers les angles de la plaie, doivent être soigneusement extirpées, car ces parties sont des rudimens qui reproduiraient l'ongle et entretiendraient la maladie.

Cette opération est accompagnée toujours de très vives douleurs, mais elle est de courte durée. L'orteil sur lequel on l'a pratiquée est enveloppé immédiatement d'un morceau de linge troué, enduit de cérat ; un mince plumasseau de charpie, recouvert d'une compresse, complète l'appareil du pansement. Le malade est enfin reporté dans son lit, et la jambe, appuyée sur un oreiller, est maintenue dans un état de demi-flexion sur la cuisse.

Le malade éprouve ordinairement quelques douleurs pendant les premières heures qui suivent l'opération; mais bientôt ces douleurs se dissipent, et après trois ou quatre jours, le premier appareil est levé; un pus de bonne nature couvre presque toujours la plaie. On continue de panser simplement; des bourgeons celluleux et vasculaires ne tardent pas à recouvrir toute la surface de la plaie; on les réprime de temps à autre à l'aide du nitrate d'argent fondu. Quelques petites portions de fibres cornées viennent-elles à se reproduire, on les arrache, et l'on détruit avec le bistouri la partie de peau d'où elles naissent, et le plus souvent, la cicatrice étant opérée convenablement vers le quinzième ou dix-huitième jour, le malade est alors en état de reprendre ses occupations habituelles. Si l'on examine la cicatrice quelque temps après la guérison, on voit qu'elle est formée par une peau lisse, épaisse, privée d'ongle, mais prenant quelquefois une consistance cornée.

IVe. OBSERVATION. — *Enlèvement de la matrice de l'ongle.* Le 3 mai 1814, on reçut à l'Hôtel-Dieu, le nommé B... C..., sortant de l'hôpital de la Pitié. Depuis six mois, ce malade avait remarqué sur l'ongle du gros orteil de chaque pied, une disposition que n'offraient pas les ongles des autres orteils ; les douleurs qu'il éprouvait et qu'il avait supportées pendant long-temps sans y attacher d'importance, l'impossibilité de marcher durant un quart-d'heure sans être obligé de s'arrêter, l'écoulement continuel d'un pus noirâtre et fétide, qui baignait les ongles de l'un et de l'autre orteil, le peu de moyens que le malade avait de se traiter chez lui, toutes ces circonstances le décidèrent à se rendre à l'hôpital de la Pitié. Pendant quelques jours il fut baigné et pansé simplement ; on s'occupa enfin de l'opération que nécessitait sa maladie, et d'après son récit, on incisa d'avant en arrière avec des ciseaux, la partie moyenne de chaque ongle ; puis à l'aide de pinces à disséquer, on pratiqua l'extraction de chacune des moitiés d'ongles :

cette opération fut très douloureuse ; chaque orteil fut pansé simplement ; on prévint l'inflammation qui aurait pu être trop vive, et la guérison prochaine de l'un et de l'autre orteil fut promise au malade.

Cependant les ulcérations fongueuses persistaient ; la suppuration etait toujours fétide et noirâtre, elle entraînait quelquefois des débris de matière cornée qui semblait désorganisée ; les douleurs se faisaient ressentir par intervalles et devenaient de plus en plus intenses ; enfin le malade sortit de l'hôpital.

A son entrée à l'Hôtel-Dieu, les orteils offraient l'aspect suivant : la portion du derme recouverte dans l'état sain par l'ongle, présentait une surface ulcérée, fongueuse, noirâtre, fétide ; on y voyait, à des intervalles variés, des pinceaux inégaux de fibres cornées, effilées, adhérentes au derme par une extrémité, libres par l'autre. A l'union des bords latéraux de cette surface avec son bord supérieur, on apercevait un ongle enfoncé dans la chair, et de ce point sortait une portion cornée, prismatique et triangulaire. Le repli de la peau qui sert de base d'implantation à la racine de l'ongle, et qui constitue la matrice de

cet organe, était le siége d'un travail désorganisateur.

A la visite du matin, ce malade fut examiné par M. Dupuytren ; il décida que la cause
de la double maladie des orteils, était une affection organique de la matrice de chaque ongle, et proposa au malade le traitement dont
l'expérience lui a assuré l'efficacité.

Conduit à l'amphithéâtre, le malade fut
couché sur un lit. M. Dupuytren saisit de la
main un des orteils malades, et à l'aide d'un
bistouri droit, il pratiqua une incision profonde et demi-circulaire, parallèle au repli
de la peau qui supporte l'ongle à son origine ;
avec le même instrument, il enleva profondément et en totalité, les végétations fongueuses et cornées dont j'ai parlé ; il pratiqua
de même l'extraction du pinceau triangulaire
et il eut sur-tout le soin d'enlever les chairs
qui paraissaient donner naissance à des plu-
masseaux irréguliers, inégaux, grisâtres, produit d'une sécrétion viciée et partielle de la
substance cornée qui constitue l'ongle. L'o-
pération fut pratiquée aux deux orteils et
supportée avec courage par le malade ; le gros
orteil de chaque pied, fut couvert d'un mor-

ceau de linge troué enduit de cérat, et le pansement fut achevé avec quelque peu de charpie et une petite compresse.

Le malade éprouva une vive douleur pendant les premières heures qui suivirent l'opération; il fut ensuit efort tranquille. Cinq jours après on leva le premier appareil, et l'on remarqua un commencement de suppuration : même pansement. Développement des bourgeons celluleux et vasculaires; répression de quelques-uns d'entre eux, au moyen du nitrate d'argent. L'orteil du pied gauche faisant souffrir le malade, M. Dupuytren l'examine avec soin, et apercevant une portion très mince de fibres cornées dans l'angle rentrant, résultat de la réunion du bord supérieur avec les bords latéraux, il l'enlève après avoir circonscrit et détruit avec le bistouri le point de la peau d'où il prend naissance. Bientôt les douleurs du malade ont complétement disparu, et une marche de tout le jour dans les salles de l'hôpital ne lui cause aucune incommodité; enfin le dix-huitième jour après l'opération, la cicatrisation est entièrement terminée, et il est en état de sortir de l'hôpital.

Ve OBSERVATION. — *Au pied gauche, enfon-*

cement de l'ongle dans les chairs ; avulsion : au pied droit, affection de la matrice de l'ongle ; enlèvement de la peau. Louis.... âgé de dix-huit ans, d'une forte constitution, entra à l'Hôtel-Dieu vers la fin de juillet 1826.

Le gros orteil du pied gauche présentait un enfoncement du bord externe de l'ongle dans les chairs. Rien de particulier dans cette affection ; tout au pourtour de l'ongle la peau était rouge et tuméfiée, mais non ulcérée, excepté dans le point où avait lieu l'incarnation ; l'extrémité du doigt offrait un peu de gonflement, et les douleurs étaient assez vives, mais tolérables. Le malade se plaignait sur-tout des souffrances que lui faisait éprouver le gros orteil du pied droit. Ce n'était plus ici le même cas : la peau de l'ongle était partout ulcérée ; des fongosités s'élevaient à sa base ; l'ongle lui-même était noirci et divisé en plusieurs pinceaux cornés, de forme irrégulière ; enfin, tous les symptômes de l'affection de l'ongle incarné, s'y rencontraient manifestement.

M. Dupuytren, frappé de cette réunion singulière des deux genres de maladie sur un même individu, fit remarquer cette circonstance aux élèves de la clinique ; il rappela un autre cas semblable à celui-là, et qui s'était déjà offert à lui dans sa pratique ; et après avoir parfaitement établi les divers signes qui caractérisaient l'une et l'autre de ces affections, il exposa les raisons qui le forçaient d'appliquer à chacune un traitement différent. En effet, l'ongle du gros orteil gauche fut divisé, à l'aide de ciseaux, en deux moitiés égales, qui furent successivement arrachées ; et tout ce qui restait de l'ongle fut soigneusement détruit ; puis, immédiatement après, M. Dupuytren enleva avec le bistouri toute la peau qui donnait naissance à l'ongle du côté droit. Il s'écoula peu de sang. Le malade, qui avait beaucoup souffert, fut reconduit à son lit et pansé convenablement. La plaie qui résultait de l'avulsion de l'ongle du gros orteil gauche fut cicatrisée complétement au bout de six jours ; l'autre ne fut entièrement guérie qu'après onze jours de pansement. Le quatorzième jour après l'opération, le malade sortit de l'hôpital parfaitement guéri. Le 18 octobre dernier, il revint à l'Hôtel-Dieu demander un certificat qui attestat sa maladie et sa guérison, et les deux doigts malades ayant été examinés, parurent dans un état très satisfaisant. La cicatrice était formée, lisse et la peau présentait dans quelques points une consistance presque cornée. Toutefois l'ongle n'avait reparu sur aucun des deux doigts, et le malade n'éprouvait pas la moindre gêne dans ses mouvemens.

En reportant notre attention sur les observations qu'on vient de lire, on voit, continue M. Dupuytren, qu'elles tendent toutes à confirmer ce que nous avons avancé précédemment. Aussi nous bornerons-nous maintenant à reprendre les différentes doctrines que nous avons établies, et à les présenter dans un résumé rapide sous une forme qui permette de les apprécier avec facilité.

1°. En général, lorsque l'ongle est altéré, il se porte vicieusement sur les chairs qui l'environnent, et cette maladie constitue l'incarnation de l'ongle. Son avulsion est le seul moyen de traitement qui assure la guérison de l'incarnation.

2°. La maladie caractérisée par l'inflammation primitive de la peau qui sert de matrice à l'ongle, est tout-à-fait distincte de l'espèce précédente dans ses symptômes, dans ses résultats, et sur-tout dans le traitement qu'elle réclame. L'enlèvement avec le bistouri de la totalité de la peau malade, doit être préféré à tous les autres moyens thérapeutiques ; il est à la fois plus prompt et plus sûr.

3º. Toutefois il ne faut point négliger l'emploi des autres moyens, soit antiphlogistiques, soit résolutifs et l'on doit s'efforcer d'épargner au malade une opération qui est toujours fort douloureuse.

ARTICLE IV.

—

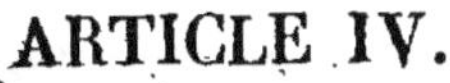 DES LUXATIONS DE L'HUMÉRUS.

Considérations cliniques sur les points pathologiques les plus importans des luxations scapulo-humérales. — Luxations anciennes et récentes réduites avec succès par une méthode inusitée en France.

Un écrivain renommé a dit, en parlant de ces luxations, qu'il est peu de maladies dont l'histoire soit plus avancée, et dans le traitement desquelles la chirurgie soit plus voisine de ce terme idéal que l'on a nommé perfection. Il sera facile de voir, dans le cours de cet article, combien cette assertion, à l'époque sur-tout où elle fut émise, était peu fondée. Plusieurs questions, en effet, d'une haute importance pratique n'avaient pas même été soulevées ou étaient encore sans solution. Les auteurs modernes s'accordent à admettre que ces luxations s'opèrent primitivement dans trois directions différentes, dont la plus fréquente est celle qui se fait *en bas*, au-dessous de la cavité glénoïde : l'expérience de M. Dupuytren a confirmé

III.

7

la vérité de cette théorie. On avait établi en principe que dans les articulations orbiculaires, la luxation est toujours *complète* : M. Dupuytren a prouvé par des faits que celle de l'articulation scapulo-humérale se fait quelquefois d'une manière *incomplète*. Les signes distinctifs de la luxation et de la fracture de l'extrémité supérieure de l'humérus n'étaient que très vaguement indiqués, et dans beaucoup de circonstances le praticien restait dans le doute, faute de lumières suffisantes : ce célèbre professeur a trouvé dans un cas récent l'occasion de caractériser ces deux lésions avec une précision telle que l'erreur sur cette matière ne pourrait plus être imputée qu'à l'ignorance. Dans beaucoup de luxations et sur-tout de luxations anciennes, la méthode de réduction ordinaire, qu'il a si heureusement modifiée, se trouvait encore insuffisante entre les mains mêmes du plus habile opérateur. M. Dupuytren n'a pas hésité à essayer récemment une méthode peu connue; elle a obtenu entre ses mains le plus heureux succès chez plusieurs blessés, et elle paraît destinée à rendre de précieux services. Enfin l'importante question de savoir jusqu'à quelle époque il est possible d'opérer la réduction des luxations en général et de celles-ci en particulier, n'avait été jusqu'ici que nous sachions, abordée par personne, si ce n'est encore par M. Dupuytren dans ses excellentes leçons de clinique chirurgicale. Tels sont les principaux points de pathologie sur lesquels les travaux de ce savant professeur ont jeté de plus grand jour, mettant ainsi au niveau des autres branches de la science cette partie de la chirurgie qui était sans contredit la plus imparfaite.

Ire Observation. —Une femme de quarante-un ans, mendiante, reçue à l'Hôtel-Dieu le 5 août dernier, racontait que, le 9 du mois précédent, se trouvant à une heure assez avancée de la nuit dans les fossés qui entourent le Champ-de-Mars, elle avait été acostée par plusieurs individus qui avaient voulu lui faire violence. Elle résista, fut renversée, reçut des coups de bâton, et se releva en criant qu'elle avait le bras démis. Conduite à Saint-Lazare, quelques jours après, les médecins de l'établissement pensèrent qu'elle était affectée d'une luxation de l'humérus, et firent, à quatre reprises différentes, des tentatives de réduction, qui n'eurent d'autres résultats que de rendre plus vives les douleurs qu'elle éprouvait. Depuis ces extensions infructueuses, elle ressentait même, dit-elle, dans l'avant-bras et les doigts, des engourdissemens dont elle était exempte auparavant.

Ce ne fut qu'un mois après l'accident qu'elle entra à l'Hôtel-Dieu. Elle présentait les symptômes suivans : saillie de l'acromion, aplatissement du deltoïde, le coude écarté du tronc et n'en pouvant être rapproché, le bras ne pouvant être élevé vers la tête, enfin dans l'aisselle une saillie évidemment osseuse. Cet ensemble de symptômes constituait bien les signes de la luxation; mais ces signes sont aussi ceux de la fracture. La crépitation et la mobililité des fragmens, qui caractérisent spécialement cette dernière lésion, n'existaient pas, il est vrai; mais l'intervalle écoulé depuis l'accident pouvait, si elles avaient existé, les avoir fait disparaître. D'un autre côté, la fracture pouvait avoir été produite par les coups de bâton que la malade disait avoir reçus, de même que la luxation pouvait résulter de la position qu'avait prise le membre contre le sol au moment de la chute. Enfin, la saillie osseuse de l'aisselle né représentait pas la rondeur égale de la tête de l'humérus.

Vous voyez donc, dit M. Dupuytren, que si l'on ne consulte que les symptômes rationnels établis jusqu'à ce jour par tous les auteurs sans exception comme caractères différentiels de la luxation et de la fracture, il est impossible de porter un jugement à priori sur la nature du cas qui nous occupe. Cependant nous tenterons la réduction, et nous aurons soin d'éviter les inconvéniens que l'erreur entraînerait pour la malade, si par hasard nous avions affaire à une fracture ; car il ne faut pas oublier que lorsque celle-ci est prise pour une luxation, on peut bien la réduire, il est vrai, mais en abandonnant les parties à elles-mêmes, les muscles reproduisent peu à peu le déplacement et celui-ci ne tarde pas à reparaître ; que si au contraire la luxation est prise pour une fracture, on n'en fait presque jamais la réduction complète. Dans tous ces cas, le malade reste plus ou moins estropié. Avant de procéder à l'opération, cette femme y sera préparée, suivant notre habitude, sur-tout lorsqu'il s'agit d'une luxation ancienne, par une saignée, par l'application de cataplasmes autour de l'articulation, par des bains et l'ingestion de quelques grains d'extrait aqueux d'opium.

Au jour fixé, les manœuvres de réduction se firent suivant le procédé adopté par le professeur, procédé que nous décrirons plus loin. Aux premiers efforts d'extension, la malade jette de hauts cris. M. Dupuytren, pour détourner fortement son attention et suspendre ainsi la résistance des muscles, suppose qu'elle est accusée d'avoir été à la maraude la nuit de son accident et lui en fait des reproches sévères. Elle s'en défend avec beaucoup de vivacité. Mais malgré cette puissante diversion, la réduction ne peut être opérée. Plusieurs autres tentatives sont tout aussi infructueuses. Cependant on crut remarquer que l'aplatissement du deltoïde était moins prononcé. Cette circonstance et l'inutilité des efforts de réduction donnaient plus de probabilité à l'hypothèse de l'existence d'une fracture; la diminution de l'aplatissement du deltoïde pouvait provenir de ce que le cal encore tendre aurait été légèrement repoussé en dehors par les efforts d'extension, et pour augmenter cette tendance on plaça un gros coussin entre le bras et le tronc et on rapprocha

le coude le plus qu'il fut possible de ce dernier
à l'aide d'une bande. Au bout de quatre jours,
ce bandage n'avait rien produit.

Le fait que nous venons d'exposer, dit
M. Dupuytren, soulève trois questions principales dont il est urgent de trouver la solution :
1º Les signes que nous avons décrits précé-
cédemment étant tout-à-fait insuffisans,
par quels moyens parviendrons-nous à établir
le diagnostic ? 2º En supposant qu'il y ait luxation et non fracture, les tentatives de réduction par le procédé que nous avons employé
constamment et avec succès, n'ayant eu aucun
résultat favorable, par quel procédé obtien-
drons-nous la réduction ? 3º L'intervalle qui
s'est écoulé depuis l'accident contre-indique-
rait-il l'opération ; ou, en termes génériques,
jusqu'à quelle époque est-il possible de réduire
une luxation ?

Par suite des difficultés que nous avons
rencontrées, nous avons dû nous livrer à
un examen approfondi des dispositions que
présente l'articulation chez cette malade.
En même temps, un jeune chirurgien, M. le
docteur Malgaigne, a bien voulu nous faire
part des idées que ce cas lui a suggérées et

nous nous sommes empressé de les accueillir
parce qu'elles nous ont paru fort justes.
Voici ce qui est résulté de ce double examen : D'abord, il existe chez cette malade
un alongement assez considérable du membre
blessé ; or, dans toute fracture des os longs,
s'il n'y a pas de déplacement, le membre conserve sa longueur naturelle ; si au contraire il
y a un déplacement qui entraîne le chevau-
chement, le membre se raccourcit. Chez cette
femme, mesuré de la saillie de l'acromion à
celle de l'olécrâne ou d'un des condyles hu-
méraux, le bras luxé offre un demi-pouce de
plus que l'autre. Ce signe seul est pour nous
une preuve certaine, irréfragable de l'existence
d'une luxation, et dès lors nous devons éloigner toute idée de fracture. Mais en outre,
M. Malgaigne nous indique quelques autres
signes que nous allons constater. Le premier,
qui est la conséquence du précédent, consiste
dans un accroissement en hauteur de la paroi
antérieure de l'aisselle; et, en effet, mesurée du
bord inférieur de la clavicule au bord libre
antérieur de la fosse axillaire, la paroi axillaire
du côté affecté présente chez cette malade un
demi-pouce de plus que la paroi opposée. 2° La

tête de l'os luxé doit nécessairement former, selon lui, une saillie en avant, là où d'ordinaire se remarque le creux sous-claviculaire, et la différence d'aspect qui en résulte pour les deux côtés de la poitrine, est sur-tout sensible chez les personnes maigres : il est vrai que chez cette malade elle est très apparente. 3° Enfin, dit M. Malgaigne, en appuyant les doigts immédiatement sous l'acromion, on déprime facilement le deltoïde, s'il existe une luxation ; et c'est précisément ce que l'on observe chez cette femme. La dépression est impossible, au contraire, en cet endroit dans les cas de fracture. Ces quatre signes toujours constans dans la luxation, toujours absens dans la fracture, se soutenant l'un par l'autre, et suffisant même isolés, furent démontrés sur la malade en plein amphithéâtre.

La nature de la lésion étant par conséquent mise hors de doute, il s'agissait de savoir s'il y avait, ou non, contre-indication à la réduction, à cause de son ancienneté. L'expérience et des faits nombreux ayant démontré depuis long-temps à M. Dupuytren qu'on peut réduire sans inconvéniens des lésions de cette nature, beaucoup plus anciennes même que celle-ci, comme nous le prouverons plus loin, il n'hésita pas à se prononcer pour la négative, et il s'occupa immédiatement de la question de savoir quel procédé il convenait de substituer au procédé ordinaire qui avait été sans succès, d'abord, dès les premiers jours de l'accident, entre les mains des médecins distingués de Saint-Lazare, et ensuite plus tard entre les siennes propres, malgré la grande habileté qu'on lui connaît. M. Malgaigne saisit cette occasion pour soumettre à M. Dupuytren une méthode inusitée en France, qui devait consister à faire l'extension, le bras étant fortement relevé et par conséquent raccourci, au lieu de tirer sur le bras abaissé et par conséquent alongé. C'était, dit ce jeune chirurgien, appliquer au cas présent le principe général que je me suis fait pour toutes les luxations, c'est-à-dire, disposer les os de manière qu'ils chevauchent l'un sur l'autre et que l'extension ait pour but réel de rendre au membre la longueur qu'il a perdue. M. Malgaigne ajoute que l'anatomie normale et pathologique de ces luxations l'avait porté à adopter cette méthode avant qu'il eut connaisance des observations de Withe qui l'avait employée autrefois, mais dans les

luxations anciennes seulement (Gazette Médicale de Paris, septembre 1832). (1)

  Vous pourrez juger de la valeur de cette
méthode, dit M. Dupuytren, par l'application
que nous allons en faire à la malade que nous

---

(1) En 1785, Mothe, l'un des chirurgiens de l'Hôtel-Dieu de
Lyon, envoya à l'Académie de chirurgie un *Mémoire sur la luxation
de l'humérus*, dans lequel il proposait une méthode nouvelle dont
il se disait *l'inventeur.* Cette méthode consiste à saisir le bras à son
extrémité inférieure ou près du coude, le malade étant assis ou
couché sur un lit et l'avant-bras fléchi ; à le relever graduellement,
en l'attirant à soi, c'est-à-dire en pratiquant une extension plus
ou moins forte, jusqu'à ce qu'il soit le plus près possible de la tête
ou d'une ligne parallèle à l'axe du tronc. Le bras amené dans
cette situation, on fait une extension plus considérable dans la
même direction, tandis qu'on exerce la contre-extension en appuyant fortement sur l'épaule.

  Mothe rapporte, dans son mémoire, huit observations de luxations qu'il a réduites par cette méthode avec une grande facilité.
Chez quatre malades, dont deux femmes, un cocher fort et vigoureux et un nouveau-né qui avait eu le bras luxé par les manœuvres de la sage-femme, la maladie ne datait que de quelques
heures ; chez deux négocians, de vingt-quatre et quarante-huit
heures ; enfin chez un homme d'une forte constitution, de dix-
sept jours, et chez une femme de trente-deux ans, de cinq semaines. En Allemagne et dans plusieurs autres pays du Nord cette
méthode est généralement connue sous le nom de Mothe et pour
ainsi dire devenue populaire. Rust, chirurgien distingué de Berlin,
en donne la description dans son journal, le *Magazin für die
gesammte Heilkunde,* t. 10, p. 184.

avons sous les yeux et aux autres cas qui se présenteront par la suite. Il est bon de vous prévenir que si elle ne réussissait pas, le cas étant
très grave et ayant résisté à notre méthode
ordinaire, on n'en pourrait rien conclure de
trop défavorable. Si elle réussit, au contraire,
il faudra bien lui accorder quelques avantages
sur celle qui vient d'échouer.

La malade étant préparée convenablement,
on procéda à la réduction, le 14 août dernier,
et cette opération fut confiée à M. le docteur
Malgaigne qui, comme nous l'avons dit, avait
proposé l'emploi de cette méthode chez cette
femme. Celle-ci étant couchée, un drap plié en
travers fut placé sur l'acromion, ses deux extrémités ramenées vers les pieds et maintenues
par des aides. Plus tard, la résistance que l'on
rencontra pour réduire, fit préférer de passer
ces extrémités dans l'anneau scellé à la mu-
raille. Le lacq extensif étant placé à la manière
ordinaire et confié à deux aides, le bras luxé
fut relevé aussi haut que possible, de manière à
le rendre presque parallèle à l'axe du tronc,
et l'on exerça ainsi l'extension. L'avant-bras
avait été mis en pronation pour substituer un
levier droit au levier coudé que représente
le membre en supination.

Les premières extensions ne parurent causer que des douleurs médiocres ; la tête apparut parfaitement au creux de l'aisselle qu'elle remplissait ; peu à peu elle s'éleva vers la cavité où l'extension l'attirait, et les deux bords de l'aisselle qui, jusque-là, étaient effacés, laissèrent apparaître le creux qui les sépare dans l'état ordinaire. Cependant on pressait avec les doigts et la paume de la main sur la tête humérale, pour l'aider à regagner sa cavité au niveau de laquelle elle semblait parvenue ; deux fois, dans cet espoir, on fit rapprocher le bras du tronc, et deux fois elle refusa de rentrer.

En ce moment M. Dupuytren se chargea de l'opération, et pressant vigoureusement avec le talon de la main sur la tête luxée, tandis qu'on faisait l'extension parallèlement à l'axe du corps, il ordonna aux aides d'abaisser le bras et de le ramener près du tronc en continuant l'extension. Un premier essai échoua, le second réussit complétement ; l'humérus rentra à sa place *sans faire entendre aucun bruit.* Le moignon de l'épaule avait repris sa rondeur, le coude se rapprochait aisément du tronc, les mouvemens de l'articulation se faisaient avec facilité, enfin la saillie de l'aisselle avait disparu. Le bras mesuré, comme il a été dit, restait néanmoins encore plus long que l'autre, et la saillie que fait la tête au-dessous de l'acromion, semblait un peu plus basse que dans l'état naturel. Nous devons faire remarquer que M. Dupuytren a introduit dans ce procédé une modification qui, sans aucun doute, a puissamment contribué au succès de l'opération; c'est le refoulement exercé par lui de bas en haut avec la main sur la tête de l'humérus pendant les efforts d'extension.

La malade fut reconduite dans son lit. Un léger coussin fut mis sous l'aisselle, et le coude rapproché du corps. Elle ne souffrait point, et dormit dès la nuit suivante. Trois jours après on enleva le coussin comme inutile, et l'on maintint seulement le bras collé au côté. La saillie sous-acromiale de la tête était la même, et l'alongement persistait, ainsi que le gonflement autour de l'articulation et en avant vers le creux sous-claviculaire. Du reste, il n'y avait diminution ni du sentiment, ni du mouvement dans aucune partie du membre, et M. Dupuytren regardait comme certaine la guérison complète de cette malade.

Voilà un premier succès obtenu publique-
ment, et dans un cas difficile, à l'Hôtel-Dieu,
par la méthode nouvelle. Mais pourquoi, la
réduction une fois opérée, le bras n'a-t-il pas
repris aussitôt sa longueur normale? Serait-ce,
dit le professeur, qu'une portion de la capsule
aurait été refoulée dans la cavité glénoïde, ou
bien existerait-il un boursoufflement des cartilages? Cette présomption n'est pas, comme
on pourrait le croire, sans fondement. Deux
causes, en effet, peuvent déterminer le gonflement ou boursoufflement des cartilages
d'une cavité articulaire, à la suite d'une luxation. D'abord la cause qui a occasioné le déplacement a dû nécessairement retentir avec
plus ou moins de force sur cette cavité par
l'intermédiaire de la tête de l'os luxé : de là
une cause d'irritation, d'inflammation même,
dont les effets, vous le savez, sont, à la longue,
d'augmenter la densité, l'épaisseur des parties qu'elle affecte; mais, en second lieu, l'expérience n'a-t-elle pas démontré que les cavités articulaires, devenues veuves par la
soustraction de l'os qu'elles recevaient, tendent incessamment à s'effacer, et s'effacent
en effet entièrement après un laps de temps

plus ou moins grand ? Il n'y a donc rien d'é-
tonnant à ce que, dans un cas de luxation
déjà ancienne, la cavité articulaire n'offre
plus sa profondeur ou sa capacité naturelle,
et qu'on attribue à cette circonstance l'alongement du membre qui persiste, comme chez
cette femme, ou qui survient, comme dans
certaines luxations anciennes du fémur, après
la réduction.

» Cependant, les explications que M. Malgaigne donne de ce fait sont également satisfai-
santes. « Dans les luxations récentes, les muscles sus et sous-épineux, sont appliqués contre
la cavité glénoïde, le muscle sous-scapulaire
forme une espèce de calotte sur la tête luxée :
n'est-il pas présumable que le temps écoulé a
permis la formation d'adhérences qu'aurait encore favorisées l'irritation produite par plusieurs tentatives infructueuses de réduction ? On
a quelquefois trouvé, en disséquant de ces luxations un peu anciennes, des fausses membranes,
passées même à l'état cartilagineux. D'ailleurs,
le gonflement dont les environs de l'article
étaient le siége, n'ont pu cesser brusquement
après la réduction, et le gonflement n'occupe
pas moins assurément la partie supérieure de

l'articulation que les autres côtés. Du reste, cet alongement, après la réduction, ne paraît extraordinaire que parce que jusqu'ici il n'avait jamais été remarqué et qu'aucun auteur n'en a fait mention. » Mais on ne sait encore s'il se rencontre plus ou moins apparent après la réduction de toute luxation un peu ancienne.

M. Dupuytren était porté à croire qu'on ne pouvait attribuer l'alongement qu'à la luxation *en bas*, au-dessous de la cavité glénoïde ; mais M. Malgaigne ayant fait observer que la tête humérale, occupant la concavité d'une voûte formée par l'acromion, l'apophyse coracoïde et le ligament qui les unit, doit être évidemment à un niveau inférieur quand elle est poussée sous l'un ou l'autre pilier de la voûte, le professeur en appela à l'expérience pour décider la question. Sur des os secs, il demeura évident que la luxation sous l'acromion, entraînait l'alonment du bras ; mais il restait des doutes pour la luxation sous le bec coracoïde. On produisit cette luxation sur une articulation fraîchement préparée avec ses ligamens, et le tout mesuré avant et après, le professeur fit voir qu'elle entraînait un alongement d'environ un demi-pouce. Quant à la luxation en bas, l'expérience a été faite sur la même articula-sation. Tous les muscles étant enlevés, il a été impossible de luxer la tête humérale sur ce point ; mais la chose devint facile dès qu'on eut divisé avec le bistouri les fibres ligamen-teuses qui unissent la capsule à l'acromion et à l'apophyse coracoïde. Mais, dit le professeur, les résultats que nous venons d'obtenir sur cette articulation, ont-ils lieu d'ordinaire sur le vivant? C'est ce qu'il faudra résoudre par de nombreuses autopsies. Ce qui est remarquable, c'est qu'il existe ici un alongement du mem-bre de plus *d'un pouce et demi*, alongement énorme, et dont il n'existe aucun exemple dans les observations recueillies jusqu'à ce jour.

On peut juger, par les dévoloppemens dans lesquels nous venons d'entrer, de combien de questions intéressantes l'étude des luxations scapulo-humérales soulève encore l'examen.

Deux nouveaux cas s'étant présentés depuis cette époque, il a été procédé à la réduction par la même méthode.

IIe. OBSERVATION. — L'un était offert par une blanchisseuse, âgée de soixante-sept ans, femme de petite taille, maigre et peu musclée, qui était tombée à la renverse dans une trappe de cave ouverte derrière elle, et avait roulé le long d'une douzaine de marches. L'accident avait eu lieu à huit heures du matin, le 27 octobre dernier; elle se rendit de suite à la consultation publique de l'Hôtel-Dieu. M. Dupuytren reconnut une luxation *en bas et en avant* ou *sous-coracoïdienne*. On procéda aussitôt à la réduction. Un aide saisit le poignet du côté luxé, le relève parallèlement à l'axe du corps, et le tire directement en haut. Un autre aide appuie sur l'omoplate pour faire la contre extension; M. Dupuytren, assis, dirige la tête de l'humérus avec les deux pouces. Au premier effort d'extension, la réduction a lieu sans difficulté et presque sans douleurs. Le bras est abaissé avec précaution, rapproché du tronc et maintenu par un bandage. Au bout de douze jours la malade était guérie.

Ce procédé, consistant à soulever le malade par le bras luxé, on ne pourrait faire l'extension, celui-ci étant assis, s'il était d'une haute taille. Dans ce cas, on fait coucher le blessé, ou bien l'aide chargé de faire l'extension, peut monter sur un plan plus élevé, comme sur une table.

IIIᵉ. Observation. — Le sur-lendemain du

8.

jour où fut opérée la malade précédente, se présenta aussi à la consultation de M. Dupuytren, une femme de quarante à quarante-cinq ans, faiblement musclée, mais de haute taille et affectée également d'une luxation en bas et en avant. On la fit coucher sur le dos; un drap plié en cravatte fut passé sur l'épaule, et les deux chefs ramenés vers le bas du tronc du côté opposé, et confiés à deux aides chargés de faire la contre-extension; deux autres aides relevèrent le bras parallèlement à l'axe du tronc et firent l'extension, tandis que M. Dupuytren, avec ses deux pouces, repoussait de bas en haut la tête de l'humérus. Au premier effort, la luxation fut réduite sans douleurs; la malade se mit immédiatement à rire. Elle ne resta pas à l'hôpital.

Dans ces deux cas, dit M. Dupuytren, les circonstances étaient des plus favorables; nous avions affaire à des luxations toutes récentes, à des femmes maigres, affaiblies par l'âge, et sans énergie musculaire. Notre méthode ordinaire obtient, dans des cas semblables, une réussite également prompte. Néanmoins il faut remarquer que nous n'avons eu besoin ici ni de prendre aucune précaution, ni de fixer les malades à l'anneau pour faire l'extension, et que la réduction a été opérée sans efforts, avec une facilité et une promptitude remarquables. Il serait injuste, je crois, d'attribuer tous ces avantages à l'âge et à la constitution des malades, et de refuser à la méthode employée la part qui lui en est due.

Nous venons, messieurs, de nous étendre assez longuement sur une méthode qui vous était inconnue, et dont vous avez pu déjà apprécier la valeur par l'application qui en a été faite. Nous nous proposons de l'employer dans d'autres cas de luxations de l'humérus au fur et à mesure qu'ils se présenteront à notre examen. En attendant nous appellerons votre attention sur quelques autres questions non moins importantes.

Si l'observation clinique n'eût pas dès long-temps établi la fréquence de ces luxations, la disposition anatomique de l'articulation scapulo-humérale, aurait suffi pour la faire pressentir. Ce n'est en effet qu'aux dépens de sa solidité, que cette articulation jouit d'une mobilité si marquée. Une cavité protégée par une voûte osséo-fibreuse, une tête osseuse reçue dans cette cavité, une capsule qui les enveloppe et les maintient en rapports, un grand nombre de muscles qui les meuvent, tels sont, vous le savez, les élémens de cette articulation. Mais la disproportion qui existe entre les dimensions de la tête de l'humérus et celles de la cavité glénoïde, la laxité du ligament capsulaire et sa ténuité, sur-tout à sa partie inférieure, la situation du bras et ses usages, qui l'exposent à chaque instant à l'action des violences extérieures, sont autant de circonstances qui provoquent ou favorisent le |déplacement du membre. Elles agiraient plus efficacement encore si l'omoplate qui accompagne l'humérus dans ses mouvemens, n'étendait ainsi la limite dans laquelle ces deux os conservent leurs rapports.

Il n'est peut-être pas de sujet chirurgical, sur lequel les auteurs soient plus divisés, que sur les différentes espèces de luxations du bras. Ce n'est pas ici le lieu de faire l'histoire de ces nombreuses divergences d'opinion. Je me bornerai à vous rappeler que l'expérience et l'observation m'ont démontré que le bras peut être primitivement luxé dans trois directions principales : 1o. *En bas*, sur le bord axillaire du scapulum; 2o. *En dedans* ou *en avant* dans la fosse sous-scapulaire ; 3o. *En de-hors* ou *en arrière*, dans la fosse sous-épineuse. La présence des apophyses acromion et cora-coïde, unies par un ligament très fort, la si-tuation de l'extrémité humérale de la clavicule, s'opposent à la luxation directement *en haut*. Cependant M. Astley-Cooper admet une luxa-tion partielle dans ce dernier sens : la partie supérieure de la capsule étant déchirée, la tête de l'os s'appuie, selon lui, contre le bord postérieur de l'apophyse coracoïde.

La luxation de l'humérus *en bas*, la seule qui soit primitivement possible pour quelques auteurs, est sans contredit la plus commune. Elle est généralement produite dans une chute sur le coude, et sur-tout sur la paume de la main, le bras étant étendu et directement écarté du corps. L'humérus s'incline alors sur la cavité glénoïde de manière à former avec elle un angle aigu, dont le sinus est tourné en haut ; la tête de l'os glissant ainsi de haut en bas sur la cavité articulaire, se trouve poussée fortement contre la partie inférieure de la capsule ; celle-ci pressée en sens inverse par le poids du corps, se déchire et laisse sortir la tête de l'humérus, qu'entraîne d'ailleurs la contraction des muscles grand-pectoral, grand-dorsal et grand-rond. Cette tête vient se placer sur le côté interné du bord antérieur du scapulum, entre le muscle sous scapulaire, qui est en avant, et la longue portion du triceps qui est en arrière. Les muscles grand-pectoral, grand-dorsal et grand-rond, agissent à la manière d'un lévier dont le point d'appui est au coude et dont la résistance est à l'articulation de l'épaule. La luxation *en bas* peut encore, suivant quelques auteurs, être produite par un coup violent porté sur la partie externe du moignon de l'épaule, au-dessous de l'acromion. Mais alors elle se complique souvent de fracture du scapulum ou de l'humérus. Elle peut être aussi déterminée par la simple action musculaire, dans un violent effort d'élévation du bras pour soulever un fardeau, ou pendant un accès d'épilepsie, soit qu'on admette que le deltoïde déprime la tête de l'os et la pousse inférieurement hors de la capsule, soit qu'on pense avec M. Boyer qu'il y a simultanéité d'action des muscles grand-pectoral, grand-dorsal et grand-rond et des muscles élévateurs.

Les symptômes de cette luxation sont : l'alongement du bras, sa direction oblique en dehors, le coude écarté du tronc et ne pouvant en être rapproché, la tête et le corps penchés du côté affecté, l'avant-bras demi-fléchi, l'impossibilité des mouvemens spontanés d'élévation et de rotation, le développement de douleurs vives par les tentatives que l'on ferait pour produire ces mouvemens, la déformation de l'épaule : l'acromion présente une saillie très considérable, au-dessous de laquelle existe une dépression, provenant de l'aplatissement du deltoïde, qui n'est plus soutenu par la tête de l'humérus. Celle-ci forme dans le creux de l'aisselle une tumeur dure et arrondie.

La luxation *en dedans* ou *en avant* survient dans une chute sur le coude écarté du corps et porté en arrière. La persistance de cette situation vicieuse, quand le malade est relevé, la présence d'une tumeur formée par la tête de l'humérus au-dessous de la clavicule et au devant du moignon de l'épaule qui est moins déformé que dans le cas précédent, enfin l'impossibilité de ramener le coude en devant sans causer de très vives douleurs, ne laissent aucun doute sur l'existence d'une luxation de cette espèce. Celle-ci est beaucoup plus rare que la luxation en bas ; elle est aussi rarement primitive et presque toujours consécutive à la première.

Une chute sur le coude porté fortement en avant et en haut peut produire la luxation *en dehors* et *en arrière*. Ce déplacement est extrêmement rare et serait peut-être même impossible sans une disposition vicieuse de la cavité glénoïde, inclinée, par exemple, en arrière, et considérablement alongée. Dans cette luxation, le bras, peu écarté de la poitrine, est dirigé en devant et en dedans ; l'épaule est simplement aplatie à sa partie antérieure ; la tête de l'humérus fait saillie au-dessous de l'épine de l'omoplate, vers le côté externe de l'angle antérieur de cet os.

Nous avons cru, dit M. Dupuytren, devoir entrer dans ces détails élémentaires, d'abord pour l'instruction de plusieurs d'entre vous, mais sur-tout pour les mettre en regard des modifications que l'on voudrait introduire dans la théorie généralement admise, et que nous allons résumer. 1° L'alongement du membre dans les luxations dites *en bas*, n'est pas un fait nouvellement observé ; nous l'avons constaté chez toutes les personnes que nous avons eu à traiter dans notre longue pratique; mais cet alongement existe-t-il dans toute espèce de luxations de l'humérus, ainsi que quelques personnes le prétendent, ou bien au contraire le bras est-il tantôt plus long, tantôt plus court, suivant l'espèce de la luxation, comme d'autres le pensent ? 2° L'humérus ne peut-il se luxer *primitivement* que dans une seule direction, et les autres luxations admises jusqu'à ce jour, ne sont-elles que *consécutives ?* 3° S'il est vrai qu'il n'y ait qu'une seule espèce de luxations primitives, dans quel sens a-t-elle lieu? 4° La luxation ne peut-elle se faire qu'avec déchirure de la capsule articulaire, ou bien suffit-il que celle-ci soit plus ou moins distendue et tiraillée pour que la tête humérale s'échappe de sa cavité? 5° Cette capsule déchirée, en exerçant une constriction autour de l'os luxé, peut-elle, comme le croyait Desault, s'opposer à la réduction, ou bien, faut-il penser avec Astley-Cooper, que ce prétendu obstacle est tout-à-fait imaginaire ? 6° Enfin, il existe encore des dissentimens à l'égard même de la structure anatomique de quelques-uns des moyens d'union de l'articulation, et chacun explique, d'après sa manière de voir, le mécanisme et la fréquence du déplacement de l'humérus. C'est ainsi que les uns, et nous avons toujours partagé leur opinion, admettant que la partie inférieure de la capsule est son côté le plus faible, ont considéré la luxation en bas comme la plus commune à beaucoup près, tandis que d'autres soutiennent que c'est cette partie inférieure qui offre le plus d'épaisseur, que la capsule est beaucoup plus ténue sur d'autres points, et ne placent la luxation en bas qu'au troisième rang, à raison de sa fréquence et de la facilité avec laquelle elle peut être produite. Il nous serait facile de puiser dans nos souvenirs et notre expérience des faits assez nombreux pour trancher dès aujourd'hui la plupart des questions précédemment posées ; mais cette discussion nous entraînerait trop loin ; nous les signalons à votre attention, et nous y reviendrons à mesure que nous rencontrerons de nouveaux faits.

On dit généralement que dans les articulations orbiculaires le déplacement est toujours *complet* ; l'anatomie pathologique a prouvé le contraire en offrant des exemples de luxations *incomplètes* du bras et du fémur.

IVe Observation. — En 1824, le chirurgien en chef d'un des hôpitaux de Paris, a présenté à l'Académie une pièce pathologique provenant d'un homme mort huit mois après une luxation de l'humérus qui n'avait pas été réduite. Elle offrait une fausse articulation constituée, d'une part, par la cavité glénoïde de l'omoplate et une petite portion de la surface des côtes ; d'autre part, par la tête de l'humérus creusée en gouttière pour recevoir le bord antérieur de la cavité glénoïde, comme par une espèce de ginglyme. Pendant la vie, le bras n'exécutait que de légers mouvemens d'avant en arrière. Dans un cas de luxation spontanée du fémur, le même pratici en a vu la tête ramollie s'arrêter sur le bord antérieur de la cavité cotyloïde et s'y fixer au moyen d'une engrénure. Voilà donc deux exemples bien constatés de luxation incomplète de deux articulations orbiculaires par excellence, luxation dont la possibilité, difficile à concevoir en effet, avait été universellement niée par les auteurs.

Nous avons déjà vu quels sont les symptômes propres à chaque espèce de luxations scapulo-humérales, mais nous avons fait remarquer aussi que ces symptômes appartenaient également à la fracture de l'extrémité supérieure de l'humérus, et que dans beaucoup de cas il était très difficile de porter un jugement et très commun de voir confondre ces deux lésions. M. Dupuytren est le premier qui en ait établi les signes différentiels dans des leçons cliniques qui ont été l'objet d'un excellent Mémoire publié par M. le docteur Marx.

Toute personne, dit le professeur, affectée d'une luxation ou d'une fracture de la partie supérieure de l'humérus est tombée sur le côté du corps correspondant à la maladie; mais la position du membre, au moment de la chute, n'est pas la même dans les deux cas, et cette différence décide communément de l'espèce de lésion qui s'ensuivra et fournit les moyens de la reconnaître. Si, lorsque le bras écarté du corps a été porté en avant ou en dehors pour aller à la rencontre du sol et amortir les effets de la chute, il y a déplacement, ce déplacement sera une luxation de la tête de l'humérus sans fracture. Si au contraire le bras a été retenu apppliqué sur les côtés de la poitrine, comme dans une chute inopinée, le malade ayant, par exemple, sa main dans le gousset de son pantalon, c'est sur le moignon de l'épaule que porte le poids du corps, et alors, s'il y a déplacement, c'est par suite d'une fracture ou d'un écrasement de la tête ou de la partie supérieure de l'humérus.

Dans les deux cas, il y a douleur vive au moignon de l'épaule et le malade croit toujours que la chute a été faite sur le siége de cette douleur. Mais lorsqu'elle est le produit d'une luxation, la chute ayant eu lieu sur la paume de la main, celle-ci est ordinairement souillée de terre ou de boue, ou présente des ecchymoses ou des excoriations ; si, au contraire, la douleur est déterminée par la fracture de l'os, on reconnaît que la chute a eu lieu sur le moignon de l'épaule, à l'absence de toute empreinte sur la main, aux souillures qui existent sur les vêtemens ou sur la peau de l'épaule, à la contusion, aux ecchymoses ou aux plaies de cette région. Dans la luxation, la douleur tient à la déchirure de la capsule fibreuse et des tissus voisins : dans la fracture, à la contusion du moignon de l'épaule et à la déchirure des parties molles par le fragment inférieur.

Par suite de ces lésions, il peut y avoir et il

y a communément ecchymose ; mais comme
elle est produite, dans la luxation, par la déchirure des parties internes de l'articulation, et
dans la fracture par la contusion des parties
externes de l'épaule, le siége de cette ecchymose est tout-à-fait différent dans les deux cas:
dans la luxation, elle est située à la partie interne ou antérieure du bras ; dans la fracture,
sur le moignon même de l'épaule. Enfin, elle
est plus rare dans la luxation, presque constante, au contraire, dans les cas de fracture.

Dans les deux lésions, l'acromion est saillant, le deltoïde aplati : on sent un vide à son
côté interne, et, dans le creux de l'aisselle,
une saillie ; mais une analyse exacte de ces
symptômes léve presque toujours les doutes
qu'un examen superficiel aurait pu faire naître. En effet, la saillie de l'acromion est plus
considérable, l'aplatissement du deltoïde
plus grand dans la luxation que dans la fracture, où ce muscle paraît racourci et comme
gonflé.

Dans la luxation, on sent au côté interne
du muscle deltoïde un vide très grand, produit par le déplacement interne de la tête de

l'os; ce vide est moindre dans la fracture. La saillie, formée au creux de l'aisselle par suite d'une luxation, est très prononcée; elle l'est beaucoup moins dans la fracture; dans le premier cas la forme en est arrondie, elle est inégale dans le second. Toutes ces différences tiennent à ce que le déplacement est toujours plus complet dans l'une que dans l'autre de ces lésions.

La mobilité et la crépitation sont nulles lorsqu'il y a luxation; elles sont faciles à sentir et à entendre lorsqu'il y a fracture. En effet, l'humérus est-il luxé? on a beau imprimer des mouvemens au membre, l'os du bras offre un tout continu, qui souvent encore se meut de concert avec l'épaule, comme s'ils ne faisaient qu'un seul et même corps. Est-il fracturé? il y a une mobilité contre nature sur un point de l'extrémité supérieure de l'os; cette mobilité est ordinairement accompagnée de crépitation, qui n'est jamais plus facile à reconnaître que lorsqu'après avoir saisi l'extrémité inférieure du bras, on lui fait exécuter des mouvemens de rotation sur son axe. Enfin, ce qui distingue sur-tout la luxation de la fracture, c'est que la première exige des efforts

III.

9

plus grands pour être réduite, et qu'il suffit, après la réduction, de maintenir le bras contre la poitrine ; tandis que dans la fracture, un appareil est indispensable pour maintenir les fragmens en contact, empêcher les muscles de reproduire le déplacement, et obtenir une guérison sans difformité, et partant sans difficulté dans les mouvemens.

Il arrive quelquefois que lorsque la fracture consiste dans une simple solution de continuité sans déplacement, elle est confondue avec une forte contusion du moignon de l'épaule. La crépitation et la mobilité qu'on sent en imprimant des mouvemens de rotation au coude, sont les seuls moyens de lever les doutes. Il faut cependant ne pas s'en laisser imposer par une espèce de crépitation, de craquement que l'on rencontre dans un forte contusion de l'épaule, et qui est le résultat de l'inflammation des surfaces articulaires et du défaut de sécrétion de la synovie. Voici quelques observations propres à démontrer les préceptes énoncés par le professeur.

Vᵉ Observation. — *Fracture du col de l'humérus, avec déplacement léger de la tête de l'os, simulant une luxation.* — Un ancien militaire, âgé de 62 ans, actuellement cordonnier, fait, en marchant sur un plan incliné, une chute dans laquelle le poids du corps porte sur le membre thoracique gauche appliqué sur le côté du tronc. Ce malade, apporté à l'Hôtel-Dieu le lendemain de l'accident, présente un gonflement assez considérable autour de l'articulation scapulo-humérale ; un raccourcisse-ment du muscle deltoïde ; une augmentation d'épaisseur et de largeur de ce muscle, qui se laissait cependant un peu déprimer ; une saillie de l'acromion plus marquée que dans les cas ordinaires ; l'impossibilité de rapprocher le bras du tronc ; une crépitation et une mo-bilité des fragmens très obscures ; une tumeur arrondie, ressemblant beaucoup à la tête de l'humérus, dans le creux de l'aisselle ; une espèce de saillie à la partie interne de l'épaule, sous le tendon du grand-pectoral.

A cet ensemble de symptômes, on voit combien était grande la difficulté d'établir un diagnostic. M. Dupuytren se prononça pour l'existence d'une fracture. L'appareil fut ap-pliqué ; mais deux jours après, le gonflement avait augmenté, et l'on s'aperçut, en pansant le malade, que le muscle deltoïde était moins large, moins épais et moins raccourci qu'il ne l'avait paru d'abord ; qu'il se laissait déprimer ; qu'il y avait un vide au-dessous de l'acromion, qui, lui-même, était assez saillant ; enfin, l'absence de toute mobilité de la part des fragmens, et la présence d'une tête parfaitement arrondie dans le creux de l'aisselle, durent suspendre le jugement que l'on avait porté.

On exerça quelques tractions sur le membre ; un coussin remplissant parfaitement le creux de l'aisselle, fut assujéti comme dans la fracture de la clavicule ; le bras appliqué sur ce coussin, y fut fixé par plusieurs jets circulaires de bande qui, serrés fortement, passaient de son extrémité inférieure autour du tronc, et agissaient de telle manière, que le tiers inférieur de l'humérus, couvert par la bande, était porté un peu en avant et en dedans, tandis que son extrémité supérieure était dirigée un peu en arrière et en haut, et qu'elle reposait sur le coussin.

Cinq jours après, le gonflement diminua et disparut presque en totalité ; la crépitation se fit aisément entendre et sentir, et les doigts, portés dans le creux de l'aisselle, rencontrèrent le fragment inférieur qui offrait beaucoup d'inégalités et paraissait composé de plusieurs pièces légèrement mobiles. Dès lors, plus de doute sur la justesse de l'opinion primitivement émise. On toucha aussi la tête de l'humérus; elle se trouvait déplacée et portée un peu en avant et en dedans.

L'appareil fut réappliqué et renouvelé d'abord tous les trois jours, puis tous les cinq ou six jours seulement. Au quarantième, on le leva pour ne plus le replacer; il n'y avait plus ni mobilité, ni crépitation; le membre avait repris sa longueur ordinaire, et le muscle deltoïde et l'acromion leur état naturel.

VIe Observation. — *Luxation de l'humérus droit en haut et en avant, consécutive à une luxation en dedans.* Hamlin, vingt-six ans, graveur sur cristaux, était occupé à donner des secours contre un incendie et marchait avec précipitation sur le toit d'une maison à cinq étages; il tombe dans la cour, rencontrant dans sa chute un auvent en bois, situé à huit pieds de terre, qu'il brisa. Conduit à l'Hôtel-Dieu, il offre une luxation de l'humérus et diverses contusions très fortes. Le bras est placé sur un oreiller, on applique des

résolutifs sur les régions contuses, et une saignée est pratiquée.

Le lendemain, le malade était couché sur
le dos, le bras étendu sur l'oreiller, écarté
du corps, de manière à former avec lui un
angle droit et saillant en dedans et en haut,
ouvert et rentrant en dehors et en bas, la
paume de la main dirigée en avant, tout le
membre dans le plus haut degré de supination.
Quand on touchait le creux de l'aisselle, on
ne sentait pas de saillie ; mais en promenant
la main plus loin, on rencontrait en dedans
et sous les muscles pectoraux une saillie formée par la tête de l'humérus, séparée seulement de quelques lignes de la clavicule.

Rapprochait-on le bras du corps, le malade
étant sur son séant, on apercevait du côté de
l'épaule une saillie formée par l'acromion, le
muscle deltoïde légèrement aplati, ce qui
tenait à ce que l'humérus était sorti de la cavité glénoïde de l'omoplate et placé près de la
clavicule. Faisait-on exécuter au membre des
mouvemens de totalité, des douleurs vives en
étaient le résultat. Au-dessous de la clavicule,
existait une tumeur arrondie et soulevant les
muscles pectoraux. Enfin, le malade ne pou-

vait porter le bras en arrière, ni à la tête, etc.

A ces signes, il était facile de reconnaître une luxation en avant et en haut, consécutive à une luxation en dedans. Une nouvelle saignée est pratiquée pour procurer un affaiblissement général qui devait faciliter la réduction.

Le lendemain, avant de procéder à l'opération, M. Dupuytren fait observer qu'elle serait laborieuse, parce qu'on avait affaire à un homme fort, robuste et musculeux, et que d'ailleurs ces espèces de luxations offrent toujours beaucoup plus de difficultés que les déplacemens en bas ou en dedans. En effet, on ne parvient à réduire qu'après avoir exercé de vives et longues tractions, et en détournant l'attention du malade par des questions pressantes et multipliées. Le bras est ensuite placé et maintenu demi-fléchi et appliqué sur le tronc à l'aide d'une serviette. Des résolutifs sont entretenus sur l'épaule.

Vingt jours après, on permit au malade d'exercer des mouvemens; il fut long-temps encore à retrouver l'usage complet du membre.

Quelquefois la luxation de l'humérus est compliquée de fracture de son col chirurgical.

On a affaire alors à l'une de ces lésions rares contre lesquelles la nature et l'habileté de l'homme de l'art ne peuvent presque rien. Malgré cette impuissance, un bon diagnostic est encore d'une extrême importance pour l'application d'un appareil convenable.

VIIe OBSERVATION. — Un tonnellier de quarante-trois ans, assez vigoureux, montant sur une échelle mal fixée contre une porte, tomba dans l'embrâsure, entraînant dans sa chute l'échelle elle-même. Le récit du malade est trop vague, pour que nous puissions précisément dire ce qui s'est passé au moment de la chute. Il se souvient seulement que le bras gauche passa entre deux échelons, qu'un des montans de l'échelle pressa fortement le moignon de l'épaule de dehors en dedans, qu'il éprouva, à l'instant même, une très-vive douleur dans l'articulation scapulo-humérale, et qu'il tomba sur le côté gauche. Observons que la double lésion du membre thoracique gauche a précédé la chute, puisque cette dernière s'est faite sur le côté opposé, et que d'ailleurs le malade avait déjà senti un déchirement dans l'épaule.

On mande un chirurgien de village, qui,

croyant avoir à traiter une luxation simple,
pratique de nombreuses extensions, puis applique le bandage ordinaire. Il est digne de
remarque que, pendant les efforts d'extension,
le malade éprouvait un soulagement notable.
N'était-ce pas une preuve que les extrémités
des fragmens ayant été replacées, cessaient
d'irriter les parties molles environnantes?
Après une vingtaine de jours de repos absolu,
le malade s'aperçut que son épaule était déformée, que le bras avait un excès de longueur,
et que les mouvemens étaient on ne peut plus
douloureux.

Néanmoins il ne réclama des secours plus
éclairés que le 25 janvier, cinquante-cinq jours
après l'accident. Voici ce qu'il présentait alors
à notre observation : la longueur du bras gauche
excède au moins d'un pouce celle du droit;
les mouvemens en arrière et en avant sont très
bornés, et médiocrement douloureux; quoique
le membre soit presque parallèle au thorax,
il est impossible de l'y appliquer sans exciter
une douleur des plus aiguës à la partie supérieure et antérieure de l'épaule. Les mouvemens d'adduction sont fort peu étendus mais
très douloureux. Au lieu d'une convexité uni-

forme et résistante, le moignon présente un aplatissement très sensible, qui ne ressemble nullement à la dépression qu'on observe dans les cas de luxation simple. L'acromion est saillant. L'œil et sur-tout la main font reconnaître sans peine la direction extraordinaire de l'humérus. Au lieu d'aller se terminer sous la voûte acromiale, il se porte en dedans, et va s'unir au fragment supérieur, formant avec l'extrémité inférieure de ce dernier un angle saillant dans le creux de l'aisselle. Ce n'est donc point un corps arrondi, mais une saillie qu'on sent dans le creux axillaire. C'est immédiatement au-dessous de l'extrémité acromiale de la clavicule que se trouve la tête de l'humérus. Elle y fait un relief remarquable en soulevant le bord deltoïdien du grand pectoral. Lorsqu'avec le pouce on exerce, de haut en bas, une légère pression sur cette éminence, on imprime un mouvement à la totalité du bras.

L'interne de la salle fit, le premier jour, quelques tentatives qui n'aboutirent à rien; puis des bains, des cataplasmes calmèrent un peu les douleurs que les moindres mouvemens déterminaient. Toutefois, M. Dupuytren n'avait aucun espoir de réduction, bien que le cal eût probablement acquis toute sa solidité ; il n'avait pas oublié qu'un chirurgien célèbre s'était vivement repenti d'avoir cédé aux instances de son malade. Le professeur démontre que la seule règle de conduite à suivre dans cette triste complication, consiste à s'opposer efficacement à la tendance qu'ont les extrémités des fragmens à se porter en dedans. Dans le cas où il n'est pas facile de distinguer la fracture de la luxation, M. Dupuytren donne ce précepte important : Rendez au membre, par des manœuvres convenables, sa forme et sa longueur naturelles ; retournez auprès du malade sept ou huit heures après : si vous trouvez l'épaule déformée, soyez assuré que vous avez affaire à une fracture.

Nous avons vu, continue M. Dupuytren, par la cinquième observation, combien il est quelquefois difficile de distinguer la luxation, même récente, de la fracture de l'humérus. Cependant, et ceci doit vous engager à acquérir des connaissances positives, précises sur les caractères de ces lésions, l'erreur à cet égard n'est commune que parmi les personnes peu

instruites ou fort peu habituées à en observer.
Il nous est arrivé souvent de recevoir dans
nos salles des individus affectés de fractures ou
de luxations qui avaient été méconnues en
ville, bien que les symptômes caractéristiques
en fussent évidens. Mais dans les luxations
anciennes, les signes différentiels que nous
avons énumérés sont bien plus souvent difficiles à saisir. Vous avez pu vous en convaincre
par l'exemple de la malade (première observation) qui nous a fourni le sujet de ces reflexions. Les symptômes propres à la fracture
peuvent avoir disparu, s'ils ont jamais existé ;
il reste les symptômes communs aux deux
lésions, mais, de plus, des symptômes particuliers à la luxation, que le temps n'a point
effacés, et ce sont ces derniers qu'il faut rechercher avec soin dans les cas épineux.

Parmi eux se trouvent ceux que nous avons
décrits dans des leçons précédentes, savoir
1º l'alongement du bras, symptôme qui n'est
pas *nouveau*, nous le répétons, mais auquel
on n'a pas reconnu jusqu'ici toute l'importance qu'il possède ; 2º l'alongement de la
paroi antérieure de l'aisselle ; 3º la déformation du moignon de l'épaule, et la dépression

facile du deltoïde avec les doigts. Quant à cette saillie que l'on rencontre en avant sous l'apophyse coracoïde et le muscle grand-pectoral, et qui est indépendante de la saillie osseuse de l'aisselle, il ne faudrait pas lui donner plus de valeur qu'elle n'en a réellement, car elle s'observe également dans les cas où la fracture est accompagnée d'un léger déplacement de l'os, ainsi que nous l'avons demontré par un fait (observation 5ᵉ.)

Passons maintenant à l'examen d'une question toute neuve, sur laquelle nous avons souvent appelé l'attention dans nos leçons des années précédentes, et que personne, avant nous, n'avait abordée ; savoir, jusqu'à quelle époque d'ancienneté on peut réduire les luxations ?

La différence déduite de cette ancienneté est de la plus grande importance pratique, car la réduction des luxations qui datent de plusieurs jours est bien autrement difficile que dans les cas où le déplacement vient de s'effectuer. Les parties molles et l'os lui-même ont contracté une certaine habitude de position. Les ligamens et les muscles environnant une articulation malade, acquièrent une raideur qui se prête difficilement aux efforts réductifs, et la déchirure faite aux ligamens orbiculaires peut être cicatrisée de manière à rendre impossible le retour de l'os dans sa cavité.

Ce n'est qu'en multipliant les faits qu'on peut parvenir à résoudre la question qui nous occupe et à tracer aux praticiens des règles à suivre en pareil cas. Les anciens pensaient qu'on ne devait plus tenter la réduction dès que la luxation avait quelques jours de date. Cette opinion sur les dangers des réductions de luxations anciennes se conserva long-temps. Benj. Bell la partageait, encore bien qu'il connût les succès obtenus par Withe et Freeke, habiles chirurgiens Anglais. L'autorité de Bell influa long-temps sur la conduite de Desault ; mais, s'il faut en croire Bichat, l'expérience le ramena à une pratique plus hardie ; et des succès complets obtenus sur des luxations de quinze à vingt jours, le portèrent à en tenter au bout de trente-cinq jours. Bichat assure même l'avoir vu dans les deux années qui précédèrent sa mort, réduire des luxations de deux, trois et même de quatre mois.

Un Mémoire, contenant six observations, publié dans le *Répertoire d'anatomie et de chirurgie*, par M. Flaubert, chirurgien en chef de l'Hôtel-Dieu de Rouen, serait peu propre à encourager les praticiens à réduire des luxations anciennes. Dans cinq de ces observations, la réduction a entraîné de graves accidens, la déchirure d'une grosse artère, celle des nerfs et des muscles. Ces accidens, dit M. Flaubert, sont d'autant plus à craindre, que la luxation sera plus ancienne, ou qu'elle aura été accompagnée de plus de gonflement ou d'autres signes d'inflammation. C'est cette inflammation, ajoute-t-il, antérieure à la réduction, qui nous paraît principalement disposer les parties à se déchirer en déterminant des adhérences des vaisseaux et des nerfs aux parties voisines. De plus, l'inflammation ramollit pour ainsi dire le tissu des muscles et même des artères, et le rend moins propre à résister aux efforts extensifs. L'existence de cette inflammation adhésive a été démontrée par l'autopsie de deux des malades dont il rapporte l'histoire. Chez le sixième malade, la réduction d'une luxation ancienne du fémur a été suivie de la mort, par l'effet d'une violente inflammation locale qui a donné lieu à des symptômes généraux des plus graves. De quatre de ses observations, M. Flaubert conclut encore que beaucoup de paralysies du membre supérieur attribuées à la luxation elle-même, sont dues aux efforts de réduction.

M. le docteur Marx, jeune chirurgien d'un mérite distingué, auquel la science est déjà redevable d'un grand nombre de travaux importans, a traité ce sujet avec un talent remarquable dans le Recueil précité et prouvé que les nombreuses observations consignées dans les auteurs, et celles non moins nombreuses que lui a fournies la pratique de M. Dupuytren, soit en ville, soit à l'Hôtel-Dieu, conduisent à des résultats tout opposés à ceux de M. Flaubert. A quoi peut donc tenir cette différence dans les résultats ? Serait-ce à des différences d'âge, de sexe, de constitution, etc. ? mais ces variétés individuelles se trouvent dans les faits cités par ce chirurgien. Serait-ce plutôt à la manière de réduire? Mais, à l'Hôtel-Dieu de Rouen, le procédé est exactement le même que celui dont M. Dupuytren se sert à Paris. On ne peut donc penser qu'une chose, savoir que M. Flaubert a été plus malheureux que les autres chirurgiens, dans les cas que sa pratique a pu lui offrir.

« Si les tractions violentes, dit M. Marx, qu'exigent les réductions des luxations anciennes, peuvent causer des accidens, les réductions de luxations récentes n'en sont pas toujours exemptes. Pourquoi, d'ailleurs, abandonnerait-on à elles-mêmes les luxations anciennes? La nature ne les guérit pas; ou si elle les guérit, ce n'est qu'avec des difformités qui rendent pour toujours les membres incapables de remplir leurs fonctions. La tête d'un os une fois sortie de sa cavité, n'y rentre jamais spontanément. Les exemples, que l'on trouve dans les auteurs, de réduction spontanée de luxations de la mâchoire inférieure, de la base des phalanges, etc., ne font que confirmer ce principe : elles établissent une infirmité plutôt qu'elles ne prouvent une possibilité; car elles sont le résultat d'un affaiblissement des ligamens et des muscles, affaiblissement qui permet à la luxation de se reproduire avec la même facilité qu'elle s'est réduite. Les muscles, loin de tendre à ramener un os luxé à sa place naturelle, tendent presque toujours, au contraire, à l'en éloigner, ou du moins à l'empêcher d'y rentrer. Les mouvemens restent supprimés dans certains sens, bornés et douloureux dans d'autres. En vain de nouvelles cavités se forment et remplacent les anciennes qui finissent par s'effacer; ces cavités artificielles, toujours imparfaites, ne sauraient suppléer les cavités naturelles; et les muscles comprimés, éloignés ou rapprochés de leurs points d'insertion, ne sauraient remplir leurs fonctions ordinaires; ils passent à l'état graisseux; les membres finissent par s'atrophier et par devenir à charge aux malades. »

Nous pourrions citer, à l'appui de la doctrine de M. Dupuytren sur ce sujet, l'histoire complète de trente-trois cas de luxations plus ou moins anciennes.

Sur ce nombre, on compte vingt-cinq luxations de l'humérus dans diverses directions, cinq du fémur et trois de l'avant-bras.

Des trente-trois luxations,

5 ont été réduites du 5e au 10e jour.

6 ———————— du 10e au 20e.

4 ———————— du 20e au 30e.

5 ———————— du 30e au 40e.

5 ———————— du 40e au 50e.

2 ___________ du 5o^e au 6o^e.

0 ___________ du 6o^e au 7o^e.

2 ___________ du 7o^e au 8o^e.

2 ___________ du 8o^e au 9o^e.

1 ___________ du 9o^e au 100e.

1 ___________ au bout de deux ans.

<hr>

33

Des trente-trois,

Vingt-six sont tirées de la pratique de M. Dupuytren, soit en ville, soit à l'hôpital. La moins ancienne datait de cinq jours, la plus ancienne de *quatre-vingt-deux jours*, la plupart, de vingt, quarante et cinquante jours. (V. le *Répertoire*, Mémoire de M. Marx.)

Un seul de ces vingt-six malades est mort, non par suite d'accidens occasionés par la réduction (la luxation ne datait d'ailleurs que de six jours), mais d'affections concomitantes, de déchirures énormes des parties molles, avoisinant l'articulation et produites par les morsures d'un cheval furieux.

Un second malade a conservé des difficultés dans les mouvemens de la main et des doigts. La réduction avait été opérée huit jours après l'accident.

Enfin, chez un enfant âgé de dix ans, dont

la luxation du coude remontait à soixante-seize jours, la réduction fut impossible, et ce cas doit être par conséquent déduit du chiffre total des succès.

Tous les autres malades ont promptement et parfaitement guéri, sans avoir éprouvé le moindre accident.

Les vingt-septième et vingt-huitième observations appartiennent à Desault. L'une des luxations (scapulo-humérale) a été réduite le quarante-cinquième jour ; il est survenu un emphysème de la poitrine, qui a été avantageusement combattu, et le malade, âgé de soixante ans, fut complétement guéri le trentième jour de l'opération. La deuxième luxation (scapulo-humérale aussi) dont l'histoire a été recueillie par Giraud, chirurgien en second de l'Hôtel-Dieu, à l'époque où Desault en était le chirurgien en chef, fut réduite par ce dernier, le *quatre-vingt-dixième jour*. C'était une femme âgée de trente-quatre ans, qui en était atteinte ; elle fut parfaitement guérie le soixante-huitième jour après l'opération.

Les vingt-neuvième et trentième sont tirées de l'ouvrage de Mothe. Nous les avons rappelées précédemment.

La trente-unième a été offerte par une femme de cinquante-cinq ans, et réduite par M. Sanson, chirurgien en second de l'Hôtel-Dieu, le *quatre-vingt-dix-huitième* jour, après deux tentatives seulement. Il ne survint pas d'accidens, et la malade fut bientôt en état de quitter l'hôpital. (*Nouveaux Élémens de pathologie médico-chirurgicale*, par MM. Roche et Sanson, tom. 4.)

La trente-deuxième est consignée dans le Traité de chirurgie de Delamotte, et a pour objet une luxation de l'humérus, qu'un médecin, nommé Desrosiers, s'était faite en tombant de cheval, et qui fut réduite par l'auteur lui-même après deux mois d'existence. « Nous réussîmes, dit Delamotte, autant bien que nous pouvions le souhaiter », et il ajoute qu'il a réduit de la même manière et avec le même succès deux autres luxations presque aussi anciennes que celle-ci.

Enfin, la trente-troisième est extraite des Mémoires de l'Académie de Chirurgie, tom. 5, et contient l'histoire d'une luxation de la cuisse, qui après des accidens divers et plusieurs consultations écrites où elle avait été tour à tour méconnue et constatée, fut enfin réduite *au bout de deux ans*.

Il s'agit dans cette observation d'une jeune dame de vingt-deux ans, qui ayant pris pour accoucher une position toute particulière, se serait luxé la cuisse dans un mouvement brusque et violent qu'elle fit au moment même de l'accouchement. Louis Forestier, chirurgien habile de la ville de Saint-Claude ; Tissot de Lausanne et Cabanis de Genève, avaient tous vu, examiné la malade et reconnu positivement la luxation, ainsi que M. Guyenot de Paris, qui en a adressé l'observation à l'Académie de Chirurgie. Malgré tous ces témoignages, l'histoire de ce fait présente des circonstances si extraordinaires, qu'on ne peut s'empêcher d'élever des doutes sur la véritable nature de la maladie de l'articulation de la hanche. Nous ne l'avons donc rappelé que pour mémoire, et non comme preuve ni comme exemple à suivre en pareille occurrence. En effet, un jeune homme de vingt-trois ans, portant depuis deux ans une luxation de l'humérus en avant, qui avait été méconnue, s'étant présenté à la consultation publique de l'Hôtel-Dieu, le 27 juin 1829, M. Dupuytren lui conseilla de ne rien laisser tenter pour en obtenir la réduction.

Parmi les observations de luxations anciennes, que nous devons à la pratique de ce célèbre professeur, nous en rapporterons une qui offre des circonstances extrêmement curieuses et peut-être sans analogues dans l'histoire de l'art.

VIIIe Observation. — Le 4 juillet 1829, une vieille femme se présenta à la consultation publique de l'Hôtel-Dieu, ayant une luxation de l'extrémité supérieure de l'humérus. L'accident datait de six semaines, et la luxation avait été déterminée par une chute faite sur la main, le bras étant écarté du corps, étendu et dirigé en avant. La malade faisait remonter cette chute à six semaines, mais elle ajoutait que le bras, pendant ce laps de temps, n'avait pas toujours présenté les phénomènes qu'on observait actuellement ; elle le remettait, suivant son expression, à volonté et à l'aide de certains mouvemens de l'épaule ; elle ne pouvait alors se servir de son membre qu'avec une certaine difficulté. Le bras se démettait quelquefois quand elle tentait d'exécuter des mouvemens un peu étendus ; mais elle ne tardait pas à réduire de nouveau sa luxation de la manière que nous avons indiquée.

Depuis deux ou trois jours, la luxation s'était reproduite; mais cette fois il lui avait été impossible de la réduire; c'est ce qui la détermina à venir à l'Hôtel-Dieu. M. Dupuytren n'ajouta d'abord aucune foi à l'exactitude de ce récit; néanmoins tous les symptômes de la luxation en bas étant évidente, il se mit en devoir d'en faire la réduction par les moyens ordinaires. L'extension et la contre-extension étant convenablement exécutées, et la tête de l'humérus déplacée du point qu'elle occupait, M. Dupuytren crut, au bruit particulier qu'il entendit et au changement dans la conformation de l'épaule, l'avoir replacée dans sa cavité naturelle; la malade assura, de son côté, que le bras était remis dans la situation où il était quelques jours auparavant, lorsqu'elle pouvait exécuter, avec un peu de gêne, il est vrai, la plupart des mouvemens ordinaires.

En examinant attentivement l'épaule, le professeur reconnut que plusieurs des symptômes de la luxation subsistaient encore, tels que l'aplatissement du deltoïde, la saillie de l'acromion, etc. etc. Il commença alors à soupçonner que la malade pouvait avoir dit la vérité. L'extension et la contre-extension étant faites de nouveau, il replaça, après quelques légers efforts, la tête de l'humérus dans la cavité glénoïde ; l'épaule reprit sa conformation naturelle et tous les symptômes de la luxation disparurent.

Les circonstances de ce fait, dit M. Dupuytren, peuvent assez facilement s'expliquer. La tête de l'humérus avait été luxée en bas ; après avoir glissé de haut en bas sur la cavité articulaire, distendu et rompu la capsule fibreuse de l'articulation, elle s'était placée sur le côté interne du bord antérieur ou axillaire de l'omoplate et un peu dans la fosse sous-scapulaire. Dans cette situation, la malade exécutait quelques mouvemens particuliers du bras ; elle était parvenue à placer la tête de l'humérus sur le scapulum, immédiatement au-dessous de la cavité glénoïde, et lui faisant prendre là un point d'appui, elle pouvait se servir de son bras, quoique avec un peu de difficulté, comme s'il n'avait point été luxé. Les efforts qu'elle avait faits pour établir le rapport des surfaces articulaires, n'avaient pu aboutir qu'à donner à l'os cette nouvelle situation que des mouvemens un peu violens ou un peu étendus pouvaient facilement détruire. C'est alors qu'avaient lieu les symptômes d'une luxation plus prononcée, symptômes qu'offrait la malade au moment de son arrivée à l'hôpital.

Il est donc démontré par la récapitulation que nous venons de présenter d'un grand nombre de luxations anciennes, qu'on peut en tenter la réduction et l'obtenir sans s'exposer en général aux accidens graves que l'on paraît redouter. Si l'on ne veut procéder que d'après des faits, on conclura de ce qui précède que des tentatives de réduction peuvent être faites pour des luxations qui ont *quatre-vingt-dix-huit jours d'existence*, ainsi que le prouve l'opération pratiquée par M. Sanson. Mais si ces tentatives sont sans danger à cette époque, il n'y a pas, ce nous semble, des raisons de croire que ce terme ne puisse être reculé, non pas indéfiniment, mais d'un nombre de jours plus ou moins considérable. Espérons que de nouveaux faits viendront tôt ou tard justifier cette présomption.

Le *Traitement* des luxations de l'humérus, comme celui de toutes les luxations en général, se divise en trois temps principaux : le traitement préparatoire et des complications, la réduction et le traitement consécutif.

Ordinairement simples, les luxations du bras peuvent se compliquer de l'engorgement œdémateux du membre supérieur, de sa paralysie, de la blessure de l'artère axillaire, d'emphysème, d'inflammation plus ou moins violente de l'articulation; accidens qui deviennent l'objet d'indications spéciales. L'engorgement œdémateux se rencontre, assez rarement d'ailleurs, dans la luxation en bas. Il tient à la pression exercée par la tête de l'humérus sur les vaisseaux lymphatiques et les veines du bras; il disparaît en général après la réduction, ou, s'il persiste, on le voit bientôt céder à l'application exacte, sur toute la longueur du membre, d'un bandage roulé, imbibé d'une liqueur résolutive. L'inflammation, s'il en existe, doit être combattue avec une vigueur proportionnée à son intensité, par les saignées générales et locales, par les bains, les applications et les fomentations émollientes. La paralysie partielle ou générale des muscles du membre supérieur, observée aussi plusieurs fois, survient quand le nerf circonflexe seul, ce qui est le plus commun, ou tous les nerfs du plexus brachial sont distendus ou contus par la tête de l'humérus au moment où elle s'échappe de la cavité glénoïde. La simple compression est ordinairement curable, si on l'attaque d'abord par les moyens antiphlogistiques et ensuite par les rubéfians, par les vésicatoires et même par l'application d'un moxa au-dessus de la clavicule, sur l'origine du plexus brachial.

Lorsqu'au contraire les nerfs ont été désorganisés, il n'y a aucun espoir de guérison; les malades restent toute leur vie affectés de la paralysie du muscle deltoïde seul, ou de tous les muscles du bras et de l'avant-bras. Aussi ne doit-on pas trop insister sur le traitement que nous avons conseillé pour les cas de simple compression, s'il ne procure aucun résultat. Il faut toujours néanmoins le tenter, parce qu'il est presque impossible d'établir *à priori* si la paralysie est l'effet d'une contusion ou d'une simple compression. La lésion de l'artère axillaire est très rare; elle arrive plutôt dans les efforts de réduction, qu'au moment où la luxation s'opère.

C'est ici le lieu d'indiquer les précautions que M. Dupuytren n'omet jamais pour favoriser la réduction des luxations anciennes. Il fait faire usage de bains entiers pendant un temps plus ou moins long ; il conseille de couvrir l'articulation malade de cataplasmes émolliens, rendus narcotiques ou stupéfians par addition de laudanum, d'extrait d'aconit, de jusquiame ou de belladone. Si le malade est jeune, fort et vigoureux, le professeur n'hésite pas à faire pratiquer une ou plusieurs saignées.

Pour *réduire* les luxations suivant la méthode adoptée par M. Dupuytren, on fait asseoir le malade sur une chaise ; on place au-dessus de la face dorsale du poignet la partie moyenne d'un lacq formé d'une serviette pliée en cravate et dont les deux chefs sont tordus et rassemblés vers la face palmaire. On fixe ce lacq extensif avec des circulaires de bande. On met ensuite dans le creux de l'aisselle un tampon de linge assez volumineux pour que le lacq contre-extensif qui doit appuyer sur lui, ne comprime pas les muscles grand-pectoral, grand-dorsal et grand-rond ; ce lacq contre-extensif est fait avec un drap plié en cravate ; sa partie moyenne étant appliquée sur le tampon, ses chefs sont ramenés, l'un en devant, l'autre en arrière de la poitrine, croisés sur l'épaule saine et fixés à un anneau scellé dans le mur et confiés à un aide.

Un nombre d'aides proportionné aux efforts qu'on croit devoir exercer, saisissent le lacq extensif, et le chirurgien placé au côté externe du membre leur indique du geste quand ils doivent commencer. La luxation a-t-elle lieu en bas, on tire d'abord dans le sens du déplacement, puis on ramène le bras en bas et en devant, pendant que le chirurgien, appuyant le côté externe du coude contre sa poitrine, ramène la tête de l'os en haut et en dehors.

S'il s'agit d'une luxation en dedans, on fait l'extension en tirant en dehors et en arrière; on ramène le bras à sa direction naturelle. Quand la tête de l'humérus est dégagée, l'opérateur la pousse en dehors. Si la luxation existe dans la fosse sous-épineuse, l'extension doit être faite d'abord d'arrière en avant; à mesure que la tête se dégage, l'opérateur la pousse dans le même sens, c'est-à-dire d'arrière en avant, et alors on fait l'extension plus directement en dehors.

On rencontre quelquefois des difficultés à réduire, sur-tout dans les luxations anciennes, difficultés qui proviennent principalement de la résistance des muscles. C'est pour les vaincre qu'on se servait autrefois de différentes machines ou moyens à effets violens, qui souvent n'étaient pas moins dangereux qu'impuissans. M. Dupuytren leur a substitué ingénieusement un moyen tout moral, qui consiste à détourner fortement l'attention du malade, ordinairement fixée sur son accident, sur les douleurs qu'il éprouve, ou plutôt sur celles qu'il redoute. Le professeur, qui en a eu l'idée le premier, en retire journellement les plus grands avantages, ainsi que tous ceux qui depuis l'ont mis en usage. Une pratique de vingt-cinq ans lui a démontré que les cas de non succès par cette méthode sont de *un* tous les deux ou trois ans.

Le bruit que fait la tête de l'os en rentrant dans sa cavité, le rétablissement des formes naturelles de l'articulation, la facilité des divers mouvemens du membre, indiquent que la luxation est réduite. La réduction étant faite, on la maintient en fixant le bras contre le tronc avec un bandage de corps, et en soutenant le coude et l'avant-bras avec une écharpe.

Les accidens qui compliquent quelquefois la luxation, et dont nous venons de parler, peuvent être aussi l'effet de la réduction, et

sur-tout de la réduction des luxations anciennes. Néanmoins ils sont infiniment plus
rares que quelques personnes ne le prétendent ; l'histoire de cette nombreuse série de
luxations anciennes dont nous avons présenté
le tableau, et la longue pratique de M. Dupuytren le prouvent d'une manière péremptoire. Le hasard qui a fourni à M. Flaubert,
dans le court espace de trois ou quatre ans,
un ensemble de tous les accidens les plus graves que puisse déterminer la réduction, est
vraiment extraordinaire : il faut sans doute en
chercher la cause dans des circonstances particulières qui nous sont inconnues. L'*emphysème* de la poitrine que ce chirurgien a vu survenir chez un de ses malades après des tentatives de réduction, avait été déjà observé par
Desault. Dans des cas semblables, il faudrait,
à l'exemple de ce dernier, et comme le pratique aussi M. Dupuytren, couvrir la tumeur
de résolutifs, et exercer sur elle une compression méthodique à l'aide d'un bandage qui
maintiendrait en même temps le bras fixé contre
le tronc.

ARTICLE V.

DES DILATATIONS VITALE ET MÉCANIQUE DE L'U-
RÈTRE.

Les rétrécissemens de l'urètre ont donné
lieu aux opinions les plus diverses, aux traitemens les plus variés. Il suffit en effet de jeter
un coup d'œil sur la longue liste d'auteurs qui
ont écrit sur cette matière pour se convaincre
de cette vérité. Notre projet n'est point de vous
faire aujourd'hui l'histoire complète de ces
maladies, mais de vous entretenir, à l'occasion
de l'individu que vous avez sous les yeux, des
perfectionnemens que nous avons introduits
dans cette branche de l'art de guérir.

Cet homme âgé d'environ quarante ans, de
petite stature, cocher dans l'entreprise des ci-
tadines, montait sur son siége, lorsque les che-
vaux partirent tout-à-coup. Surpris, il tomba
sur la roue les deux jambes écartées. A l'instant même il ressentit une vive douleur au
périnée, et perdit une assez grande quantité

III.   11

de sang par l'urètre. Hors d'état de reprendre ses fonctions, il entra à l'Hôtel-Dieu (mars 1832) présentant les symptômes suivans : tuméfaction des parties qui sont le siége de la contusion, douleur très vive le long du trajet du canal; peau de la verge, des bourses, du périnée largement ecchymosée. Le malade ne pouvait uriner. En l'interrogeant, on apprit qu'il éprouvait fréquemment ce besoin ; qu'il avait eu plusieurs blennorrhagies, et que depuis long-temps il était tourmenté par l'envie d'uriner.

Il ne pouvait y avoir d'incertitude sur la maladie de cet homme : une sonde fut introduite, mais elle ne put pénétrer à plus de trois pouces. Elle fut remplacée par une bougie à extrémité soyeuse qui ne put également pénétrer. Il existait donc ici deux lésions, un rétrécissement et une déchirure du canal de l'urètre : dans le premier cas il fallait détruire ou dilater; dans le second cas, si l'on abandonnait la maladie à elle-même, la guérison était à peu près certaine, mais le rétrécissement inévitable. C'est sans contredit un des exemples dont la cure présente le plus de difficultés. Vingt ou trente faits de ce genre ont été observés par moi, et j'ai toujours rencontré beaucoup d'obstacles dans leur traitement. Pour prévenir le rétrécissement, il faut que la cicatrice se forme sur la sonde du calibre le plus large.

Il y a cinq mois environ, une personne ayant eu une altercation de famille, s'était munie de petits pistolets qu'elle portait dans son gousset. Dans une chute qu'elle fit, un des pistolets partit, la balle traversa l'urètre, perça le testicule et se logea dans la cuisse. Si jamais quelqu'un fut exposé à un rétrécissement, c'est sans contredit l'individu dont il s'agit. Nous introduisîmes une sonde dans l'urètre : au bout de trois mois la plaie était entièrement cicatrisée, et depuis cette époque, il n'a pas cessé d'uriner très bien. Le seul accident a été l'atrophie du testicule. Revenons à notre malade. Il est évident que son ancien rétrécissement nécessitait l'emploi de dilatateurs; que la déchirure exigeait également une sonde. Ce moyen fut mis en usage, mais l'instrument ne put d'abord pénétrer. Je recommandai de faire des tentatives toutes les heures. Le lendemain, la sonde avait cheminé en avant, et le malade pouvait uriner; au bout de trois jours une sonde de calibre moyen put être placée dans la vessie.

11.

Pendant long-temps on a cru que lorsqu'il y avait rétrécissement, il fallait forcer l'obstacle pour faire uriner le malade ; c'était, il faut le dire, la pratique de Desault : il y avait à cette époque une espèce d'amour-propre à triompher de tous les obstacles. J'affirme que sur dix individus chez lesquels on mettait en usage cette pratique, la moitié éprouvait des déchirures de l'urètre, des tuméfactions de la verge, des infiltrations d'urine, et que souvent même la mort en était le résultat. La méthode qui consiste à forcer les obstacles est donc mauvaise, non-seulement parce qu'elle est douloureuse, mais sur-tout parce qu'elle est dangereuse. Aussi croyons-nous avoir fait une chose éminemment utile en changeant la méthode qui était en vigueur dans cet hôpital.

Toutes les fois que, par suite d'un rétrécissement, il n'y a que de la dysurie, c'est-à-dire de la difficulté d'uriner, il faut renoncer au cathétérisme forcé. Comment se conduire alors ? L'expérience m'a démontré qu'une sage temporisation était le meilleur moyen. On ne doit employer la violence que lorsque la rétention peut occasioner des ruptures, des infiltrations,

des inflammations, et mettre les jours du malade
en péril. Mais quels sont les rapports de ces
deux cas. Les faits journellement observés à
l'Hôtel-Dieu me permettent d'établir que, sur
trente exemples de rétrécissement, dans les
hôpitaux, on en trouve tout au plus un où il
soit besoin de recourir au cathétérisme forcé ;
dans les vingt-neuf autres cas, on n'a pas seulement quelques heures devant soi, mais
même plusieurs jours. Depuis dix-huit ans nous
avons suivi ces préceptes, et nous l'avons toujours fait avec succès.

Voyons ce qui est arrivé au malade dont je
vous entretiens : il avait eu trois ou quatre
blennorrhagies qui avaient donné lieu à un
rétrécissement ; la contusion du périnée et la
déchirure du canal avaient amené la rétention
de l'urine. Avons-nous employé le moindre
effort ? aucun. Cependant nous avons réussi à
pénétrer dans la vessie ; vous nous avez vu ce
matin, troisième jour de son entrée, mettre
une sonde de calibre moyen, tandis que le
premier jour nous n'avions pu introduire une
bougie soyeuse. Que s'est-il passé ? le contact
de la sonde a déterminé une sécrétion abondante de mucosités ; le lendemain elle a été

encore plus considérable ; enfin le troisième jour une sonde, dont l'extrémité inférieure avait dix ou douze fois plus de largeur que le premier jour, a franchi l'obstacle. En règle générale, lorsqu'on peut attendre quelques heures il ne faut point faire usage du cathétérisme forcé; à plus forte raison, lorsqu'on a quelques jours devant soi. On doit alors se contenter d'introduire une bougie ou une sonde, comme nous le dirons plus tard, et de fixer l'instrument dès qu'il cesse d'avancer. C'est cette méthode que j'ai appelée *dilatation lente, dilatation* par *dégorgement, dilatation vitale.*

Nous ferons remarquer ici que lorsqu'il y a resserrement sans déchirure, et que l'urine coule entre la sonde et les parois urétrales, ce signe est favorable, parce qu'il annonce que l'urine tend à augmenter la dilatation; il faut pour favoriser cet écoulemement boucher la sonde. Mais s'il y a déchirure du canal, le passage de l'urine pouvant déterminer des infiltrations, des abcès urineux, gangréneux, on doit, au contraire, ne pas laisser d'urine dans la vessie, et pour cela tenir la sonde ouverte dans un vase et le malade couché sur le côté.

Le procédé qui consiste à vaincre les rétrécissemens avec patience et lenteur, est donc le
seul qui convienne dans l'immense majorité
des cas. Mais cette dilatation ne se fait pas
seulement de la manière que nous venons d'indiquer; elle peut encore avoir lieu par un
autre procédé que j'ai appelé par opposition
dilatation mécanique. Nous en parlerons plus
loin.

Parmi le grand nombre d'exemples de dilatation vitale que M. le baron Dupuytren cite
chaque année dans ses cours, nous choisirons
d'abord le suivant, qui est d'autant plus curieux, qu'il doit être considéré comme le
point de départ de la méthode.

Il y a environ dix-huit ans, dit le professeur,
que je fus appelé auprès d'un homme riche,
nerveux, doué d'une grande vivacité d'esprit
et d'une susceptibilité prodigieuse. Il souffrait
beaucoup d'une dysurie. Je lui conseillai de
porter des bougies dans l'urètre. Cette seule
proposition suffit pour l'effrayer; et aussitôt il
s'exagère les douleurs et les inconvéniens de ce
traitement, assurant qu'une bougie ne pouvait
manquer de le blesser, et que, si déjà l'urine
ne sortait que goutte à goutte par l'effet de la

maladie, à plus forte raison ne le pourrait-elle pas du tout quand un corps solide remplirait le rétrécissement. Après des explications, qui le rassurèrent un peu, le malade consentit à laisser introduire une bougie à extrémité mousse ; mais à peine eut-elle pénétré dans l'urètre, que toutes ses appréhensions se renouvelèrent. Il voulut faire retirer la sonde, et ce ne fut qu'avec beaucoup de peine que j'obtins qu'il la garderait. Je fis plus, je l'enfonçai jusqu'à l'obstacle ; mais alors je rencontrai une difficulté insurmontable pour la faire pénétrer plus avant, et le malade témoigna de si grandes craintes, de si vives douleurs, que je crus devoir suspendre les tentatives', pour les recommencer au bout de quelques heures ; mais pour éviter de nouvelles difficultés, je me déterminai à fixer la bougie au lieu où elle était, c'est-à-dire en avant de l'obstacle. Le malade n'y consentit que sous la condition expresse que je viendrais le visiter toutes les deux heures, pour la retirer, si elle causait trop de douleurs, et si sur-tout elle s'opposait à l'écoulement de l'urine, comme il était convaincu que cela devait arriver. Ainsi que je l'avais promis, je revins au bout de quelques heures ; le malade avait uriné sans peine , et la bougie put être facilement engagée dans l'obstacle ; quelques heures plus tard , elle put être enfoncée à une plus grande profondeur, et la journée n'était pas encore écoulée, qu'elle était déjà parvenue dans la vessie. Quelques jours après, elle fut remplacée par une plus volumineuse. Dès lors le traitement fut continué sans difficulté, suivant la méthode ordinaire qui consiste à remplacer graduellement les sondes d'un calibre moindre, par celles d'un calibre supérieur, et la dilatation augmenta rapidement. Au bout de quinze jours, le malade urinait facilement, sans douleur, et par un jet fort et gros tout à la fois.

Ce fait, ajoute M. Dupuytren, ne fut pas perdu pour moi; je compris qu'il n'était pas nécessaire qu'une bougie pénétrât dans un rétrécissement de l'urètre pour en opérer la dilatation, et j'entrevis tout ce que cette manière de lever un obstacle dans le canal pouvait avoir d'avantages chez des malades pusillanimes, chez ceux qui sont doués d'une grande susceptibilité , et dans tous les cas enfin où l'on n'est pas obligé, par l'imminence et la gravité des accidens, à surmonter l'obstacle immédiatement par l'introduction d'une sonde ou par celle d'une bougie.

Depuis cette époque, M. Dupuytren a mis cette pratique en usage chez une foule de malades, et les registres de l'Hôtel-Dieu fourmillent de faits de ce genre. Obligés de nous restreindre à un petit nombre d'observations, nous avons emprunté à M. le docteur Michond qui a fait connaître les idées de M. Dupuytren sur la dilatation de l'urètre, les deux exemples suivans :

IIe OBSERVATION. — *Rétrécissement de l'urètre, dysurie et incontinence d'urine, catarrhe vésical symptomatique du rétrécissement (dilatation vitale).* C..., âgé de quarante-neuf ans, entra dans la salle Saint-Paul, n° 51 , le 20 février 1827. Il se plaignait de n'uriner que goutte à goutte, quoiqu'il fît de grands efforts ; souvent aussi ces efforts étaient suivis d'un écoulement involontaire d'urine. Il ressentait des douleurs vives à la région hypogastrique, au périnée, à l'urètre, sur-tout à l'instant du passage de l'urine : la douleur alors était comparée par lui à la sensation que produirait un fer rouge promené dans le canal ; elle ne se prolongeait guère au-delà de l'émission de l'urine. Le liquide rendu laissait déposer par le refroidissement un sédiment muqueux et purulent. Cet homme avait eu onze blennorrhagies ; la dernière avait duré quatre ans ; elle était terminée depuis dix mois : mais ce fut précisément à l'époque de la cessation de cet écoulement qu'il s'aperçut, pour la première fois, qu'il urinait difficilement ; le jet diminua considérablement de volume, se dévia, devint filiforme ; et après trois années, il fut amené au point de ne pouvoir plus uriner : ce malade fut traité alors par la dilatation, et resta plus de six années sans éprouver aucun accident. Mais depuis six mois, la dysurie avait reparu. Il entra à l'Hôtel-Dieu dans l'état indiqué plus haut. Une bougie fut présentée au canal de l'urètre ; elle pénétra jusqu'au bulbe, où elle fut arrêtée par un rétrécissement dur et résistant ; aucun effort ne fut fait pour l'engager dans cet obstacle ; elle resta libre dans le canal, fut fixée au-devant de la résistance et laissée en place pendant vingt-quatre heures ; au bout de ce temps, elle pénétra avec facilité jusque dans la vessie : aussitôt on introduisit à sa place une sonde de gomme élastique d'un petit calibre ; le malade n'éprouva pas de douleurs, pas d'accidens. Quatre sondes, de volume successivement augmenté jusqu'au plus gros, furent laissées à demeure dans l'urètre, et après trente-deux jours de dilatation, C.... urina librement et par un jet volumineux; il quitta l'hôpital, guéri de son rétrécissement et du catarrhe qui en était le résultat.

IIIe OBSERVATION. — *Rétrécissement au commencement de la portion membraneuse, accompagné de spasme très remarquable de l'urètre et d'incontinence d'urine (dilatation vitale).* C...., âgé de trente-six ans, d'une bonne constitution, fut reçu à l'Hôtel-Dieu, salle Saint-Paul, n° 67, le 6 février 1827; il n'avait eu qu'une seule blennorrhagie; mais elle avait duré dix ans; depuis sept à huit ans, époque à laquelle elle cessa complétement, il avait vu le jet de son urine diminuer, sortir en nappe, en épi; enfin, depuis quatre à cinq mois, il n'urinait plus que goutte à goutte avec beaucoup d'efforts; et quand il avait cessé de faire des efforts, l'urine coulait d'elle-même sans qu'il eût le pouvoir de la retenir. Le 7 février, une sonde d'un moyen calibre, fut placée dans le canal et pénétra jusqu'au-devant de la portion membraneuse ; là, elle fut arrêtée par un rétrécissement dur, que la sonde pressa d'abord légèrement, puis avec plus de force, sans pouvoir s'y engager, dans quelque sens qu'elle fût tournée. Une bougie fut placée au-devant de l'obstacle ; mais le malade indocile la retira une heure après. Le soir, on essaya de la réintroduire, mais inutilement, l'urètre était dans un état de spasme si grand qu'on ne put la faire pénétrer au-delà de la fosse naviculaire ; elle fut tellement serrée par les parois du canal qu'une force assez grande était nécessaire pour l'arracher. Le 9 février, M. Dupuytren présenta au canal une sonde d'argent d'un moyen et puis d'un petit calibre ; l'une et l'autre furent arrêtées dans la fosse naviculaire et pressées avec la même force que la bougie l'avait été l'avant-veille. Un bout de sonde, arrondie à son extremité, fut introduit et fixé dans la fosse naviculaire ; elle fit peu de chemin dans les premiers instans, mais au bout de vingt-quatre heures, elle avait pénétré ; elle fut de suite remplacée par une sonde de gomme élastique d'un moyen calibre ; cette sonde fut fixée à demeure et la dilatation continuée pendant vingt jours. Trois sondes furent employées successivement : la dernière était des plus volumineuses; le malade urinait librement et par un gros jet quand il sortit.

Là dilatation vitale, dit M. le baron Dupuytren, est tellement puissante, qu'on voit souvent les sondes pénétrer dans la vessie en deux ou trois heures. On facilite encore cette action en tournant de temps en temps le corps engagé dans le canal. Ce procédé n'exige point de corps dilatans d'une forme particulière; une sonde d'argent, de gomme élastique, ou une bougie, qu'elles aient une extrémité déliée ou renflée, peuvent être indifféremment employées dans ce but. Cependant je donne la préférence aux bouts de sonde ou de bougie à gomme élastique, terminées par une extrémité arrondie, mousse, et d'une longueur proportionnée à la profondeur de l'obstacle. Ces bouts de sonde ou de bougie présentent un corps lisse, souple, qui s'accommode aux formes de l'urètre et qui ne le dépasse pas assez pour devenir incommode aux malades dans les mouvements auxquels ils peuvent se livrer.

Quel que soit l'instrument qu'on ait choisi,

on l'introduit et on le fait arriver jusqu'à l'obstacle ; il est ensuite fixé par un des moyens connus. Il ne faut pas s'occuper de l'engager dans l'obstacle, car il suffit de son séjour prolongé pendant quelque temps dans l'urètre, pour qu'il opère la dilatation désirée. En effet, après quelques heures, et dans les cas les moins heureux, après quelques jours, il peut constamment franchir l'obstacle sans difficulté, sans efforts, sans déchirures, sans écoulement de sang. La dilatation est telle, que les bouts de sonde ou de bougie pénètrent quelquefois seuls dans les rétrécissemens ; qu'ils peuvent, dans d'autres cas plus nombreux, y arriver par suite du plus léger effort, et que dans les autres circonstances, la dilatation permet au rétrécissement de recevoir l'extrémité d'une bougie conoïde ; dès lors celui-ci doit être traité par les moyens mécaniques dont nous allons bientôt parler.

Je crois, dit M. Dupuytren, qu'il n'y a rien de mécanique dans la manière d'agir de ces corps, et je suis même convaincu qu'il faut admettre quelque chose de vital. Je vous ai fait déjà remarquer, au commencement de cette leçon, qu'il se faisait une sécrétion qui facilitait le passage de la sonde. Entrons dans quelques détails à cet égard, et signalons d'abord les phénomènes du contact de quelques corps étrangers à l'entrée de quelques canaux vivans, des points lacrymaux, par exemple. Le premier effet de ce contact est une rétraction si forte des bords de ces points, qu'un stylet très délié ne saurait y pénétrer; mais s'il est répété ou continué, ils cessent de se resserrer ; ils se dilatent même bientôt au point de recevoir le stylet qu'ils avaient auparavant refusé, et l'on voit presque toujours à ce moment, une sécrétion muqueuse se faire autour du point lacrymal.

La même chose a lieu pour le rétrécissement de l'urètre ; le premier contact d'une bougie fait contracter le canal au point qu'on ne peut quelquefois la dégager que par un effort, tant est grand le spasme qu'elle détermine ; mais bientôt il se calme, et au bout de quelques heures, on peut mouvoir librement la bougie. A la dilatation, se joint un autre phénomène sur lequel j'ai déjà appelé votre attention, je veux parler d'une sécrétion plus ou moins abondante de mucus, et quelquefois de matière purulente ; cette sécrétion est, dans quelques cas, si grande, qu'elle donne lieu à un écoulement qui peut effrayer les malades, mais qui se dissipe constamment de lui-même, soit pendant le séjour des sondes, soit après qu'on les a retirées. Sous l'influence de ces deux phénomènes, le rétrécissement se dilate, et au bout de quelques heures, au plus de quelques jours, le canal, qui n'avait pu, dans les premiers momens du mal, admettre un vingtième de ligne de calibre, en reçoit un d'une ligne.

La dilatation vitale n'est pas la seule qui soit employée pour surmonter les rétrécissemens : on a souvent recours à une autre espèce de dilatation qui consiste à introduire une bougie très fine et comme soyeuse à l'une de ses extrémités, puis à l'engager dans l'obstacle. Ce corps étranger dilate, écarte par pression les tissus qui forment le rétrécissement; c'est cette *dilatation* que j'ai appelée *mécanique.*

Les corps que j'emploie ordinairement pour opérer cette dilatation des rétrécissemens de l'urètre sont des bougies conoïdes, formées d'une trame de tissu de soie, revêtue d'une couche de gomme élastique ; leur sommet est terminé par une extrémité très fine et presque filiforme. A partir de ce point, elles grossis-

se graduellement jusqu'à 'extrémité opposée, qui constitue la base du cône. Cette forme
les rend tout à la fois propres à s'insinuer dans
les rétrécissemens de l'urètre, quelque grands
qu'ils soient et à les dilater, lorsqu'on fait
succéder à leur partie déliée leur partie renflée.

Ces bougies sont introduites de la manière
suivante : Les côtés du gland étant saisis entre
le pouce et l'indicateur de l'une des mains,
le pénis étant un peu soulevé et alongé, une
bougie, enduite d'un corps gras, tenue entre
le pouce, l'indicateur et le doigt du milieu,
est présentée par la pointe à l'entrée de l'u-
rètre : elle y est ensuite enfoncée à l'aide de
pressions légères, qu'on accompagne de mouvemens de rotation sur son axe. A l'aide de ce
mouvement combiné, elle arrive bientôt jusqu'à l'obstacle. Lorsqu'elle ne peut s'y engager, elle se courbe, se replie même sur l'effort
exercé pour la faire pénétrer, et elle se redresse
aussitôt que cet effort a cessé. Ces deux signes
suffisent donc pour faire reconnaître à une
main habile que la bougie n'a pu encore s'engager dans l'obstacle ; et telle est la ténuité,
la souplesse et la flexibilité de cette partie de

l'instrument qu'elle ne saurait, dans aucun cas, produire ni perforation, ni déchirure, ni altération quelconque des parois de l'urètre.

Mais lorsque l'extrémité filiforme a pénétré dans la stricture, on sent l'instrument s'enfoncer graduellement dans l'urètre jusqu'à une profondeur plus ou moins grande, c'est-à-dire jusqu'à ce que la bougie, dont le volume croît insensiblement, soit arrivée à remplir l'ouverture laissée par le rétrécissement. Dans le cas où la bougie se reploie au-devant d'un obstacle dans lequel elle n'a pu s'engager, elle tend toujours à ressortir de l'urètre en se redressant ; et la moindre traction suffit pour l'extraire. Dans le cas contraire, lorsqu'elle est engagée dans un rétrécissement, non-seulement elle n'a point de tendance à sortir, mais en outre, elle est tellement pressée et retenue par le spasme ou par la contractilité des tissus, qu'il faudrait un effort assez grand pour l'en extraire.

Dès qu'une bougie conoïde a pu franchir un rétrécissement et qu'elle a été enfoncée à une profondeur convenable, il faut la fixer, en l'attachant autour de la verge, ou bien à un cercle, à un suspensoir ou à quelque autre bandage.

En fixant la bougie, je me propose, continue M. Dupuytren, de la maintenir en place
jusqu'à ce qu'il devienne possible et nécessaire
de la faire pénétrer plus profondément à l'aide
de la main, ou de lui faire exercer un effort
continu contre les parois du rétrécissement.
Dans le premier cas, je ne cherche pas à l'enfoncer, et je laisse entre le lien et l'obstacle
une longueur de sonde exactement proportionnée à l'étendue de l'espace indiquée. Dans
le deuxième cas, je presse sur la bougie, je la
courbe et la lie plus haut, c'est-dire plus près
de sa base, de telle sorte que ce corps, dont
l'élasticité tend toujours à le redresser, fasse
un effort continu contre l'obstacle à vaincre,
le rétrécissement à dilater.

La manière d'agir de ces bougies est facile à
concevoir. Leur mécanisme est celui d'un coin
engagé au milieu des parties qu'il est destiné à
écarter, à séparer; mais tandis que celui-ci
agit sur des corps inertes, la bougie opère sur
des parties vivantes, et son action se trouve
composée non-seulement de l'épaisseur de la
bougie, mais encore de son action vitale sur
les parois de l'obstacle.

Quant à leurs effets, l'observation apprend

que toutes les fois que leur extrémité filiforme a pénétré dans un rétrécissement, on peut regarder comme certain que le reste de la bougie, quelque gros qu'il soit, y pénétrera tôt ou tard. On peut, dans beaucoup de circonstances, l'y enfoncer tout entière à l'instant même; dans d'autres cas, il faut attendre quelques heures ou quelques jours; et cela, beaucoup moins à cause du degré de rétrécissement ou de la grosseur de la bougie, qu'à cause de l'extensibilité variable des tissus qui forment le rétrécissement. Cette extensibilité est quelquefois très grande; elle est d'autres fois très faible. Aussi, voit-on chez quelques individus les bougies, même celles que l'on a eu le plus de peine à y engager, pénétrer sans beaucoup d'efforts et tout d'un trait jusqu'à la vessie; chez d'autres, le spasme et la rétraction des tissus opposent plus de résistance; mais au bout de quelques heures, on trouve ordinairement libres et mobiles les bougies qui avaient paru le plus étroitement embrassées, le plus fortement serrées; il est rare, même dans les rétrécissemens les plus intenses, qu'au bout de quelques jours la bougie ne soit devenue très mobile dans l'urètre.

Cette mobilité, que les bougies acquièrent en quelques heures, ou du moins en quelques jours, est un des phénomènes les plus remarquables et des plus propres à établir, si l'on pouvait en douter, que tout ce qui a lieu dans les corps vivans, alors même qu'il semble le produit de causes mécaniques, est toujours dans une dépendance plus ou moins grande de la vie, ou en d'autres termes que dans ces corps, les phénomènes vitaux se mêlent aux phénomènes mécaniques qu'ils altèrent, qu'ils changent ou qu'ils modifient suivant des règles qui ne sauraient être soumises aux calculs purement physiques de cette force aveugle.

Citons deux observations de l'emploi de ce moyen.

IVe Observation. — *Rétrécissement de l'urètre, dysurie; (dilatation mécanique.)*

Le 19 février 1827, on reçut dans la salle Saint-Paul, n° 50, le nommé D...., âgé de soixante-un ans, d'une taille moyenne, d'une constitution sèche. Il se plaignait d'une difficulté d'uriner qui avait commencé deux ans auparavant; il avait contracté, il y a seize ans, une blennorrhagie dont l'écoulement persistait encore le jour de son entrée à l'hôpital; la dysurie avait augmenté, et le jet d'urine, après avoir diminué graduellement, avait fini par cesser totalement; l'urine ne s'écoulait plus que goutte à goutte et avec des efforts considérables; la sécrétion urétrale était abondante. Quelques bains furent administrés : l'urine examinée avec soin, ne laissait déposer aucun sédiment; d'après les renseignemens donnés par le malade, un rétrécissement fut présumé dans l'urètre. Le 23 février, une bougie soyeuse fut introduite dans le canal et arrêtée d'abord au-devant de sa portion membraneuse : bientôt par une légère pression son extrémité mince s'engagea dans l'obstacle; et quoique serrée par lui, elle traversa et fut suivie de la grosse extrémité; ainsi fut commencée une dilatation toute mécanique du rétrécissement. Cette bougie, laissée à demeure pendant vingt-quatre heures, fut remplacée par une sonde de gomme élastique d'un petit calibre; le scrotum fut exactement soutenu; la dilatation fut prolongée pendant trente-neuf jours; cinq sondes ont été employées à cette dilatation; leur volume a été graduellement augmenté : la dernière étai du plus gros calibre; la totalité de l'urine passait entre elle et le canal; elle fut retirée le trente-neuvième jour (4 avril); le jet d'urine fut facile et volumineux; aucun accident ne survint pendant la durée du traitement.

Ve OBSERVATION. — *Rétrécissement considérable au bulbe de l'urètre, dysurie; (dilatation mécanique.)*

P..., âgé de quarante-deux ans, d'une bonne constitution, entra à l'Hôtel-Dieu et fut couché salle Saint-Paul, u^o 42, le 28 février 1827. Il était affecté d'une dysurie dont il avait ressenti les premières atteintes dix années auparavant; elle avait succédé à deux blennorrhagies; la première, contractée à vingt ans, dura trois mois, et fut supprimée par un purgatif drastique; la deuxième, qui survint deux ans après, durait encore; un suintement muqueux, blanc, opaque, était déterminé par la pression d'arrière en avant sur l'urètre. Cet écoulement existait depuis vingt-deux ans, et peut être regardé comme la cause du rétrécissement; quoi qu'il en soit, la dysurie avait commencé par une cuisson, un sentiment de resserrement de l'urètre à l'instant du passage de l'urine; le jet diminua, devint tortueux, et l'émission ne se faisait que goutte à goutte, sur-tout lorsqu'il avait pris des boissons alcooliques. Dans les trois mois qui précédèrent son entrée a l'Hôtel-Dieu, la dysurie augmenta considérablement; de grands efforts, quelquefois des tractions sur la verge devinrent nécessaires pour déterminer l'émission de l'urine qui, d'autres fois, s'écoulait involontairement et par une sorte de regorgement. Le premier mars, une bougie soyeuse à l'une de ses extrémités fut introduite dans ce canal; vers la fin de la région du bulbe, elle s'engagea dans un rétrécissement considérable, et fut tellement serrée par lui, qu'une traction forte, exercée sur les extrémités libres, soulevait la verge, et ne dégageait pas la partie engagée dans l'obstacle; la bougie fut fixée dans cet endroit, et huit heures après, par une pression modérée, elle avait pénétré dans la vessie. Le 4 mars, une sonde de gomme élastique de moyen calibre fut laissée dans le canal; d'autres sondes plus volumineuses furent également introduites et laissées à demeure; et après vingt-deux jours de traitement par la dilatation, le malade urinait librement et par un jet volumineux.

Terminons cette leçon, par quelques réflexions qui s'appliquent aux divers modes de dilatation.

On peut, dans tous les cas, et en dix ou

douze jours tout au plus, passer de la bougie la plus fine à la sonde la plus grosse, ou en d'autres termes, amener le canal du rétrécissement le plus fort à la dilatation la plus grande, en augmentant chaque jour le volume des bougies et des sondes qu'on y fait séjourner.

Mais la dilatation est d'autant moins durable qu'elle a été plus promptement opérée; d'où il résulte qu'au lieu de se hâter d'arriver au dernier terme, il faut, au contraire, s'appliquer à le reculer; car la dilatation est d'autant plus durable qu'elle a été opérée plus lentement.

La dilatation rapide des rétrécissemens de l'urètre a des inconvéniens plus graves encore ; ce sont des douleurs très vives, des déchirures à l'endroit des rétrécissemens, des inflammations sur-aigües, la grangrène et la destruction plus ou moins considérable du canal, accidens que nous avons vu également survenir après le cathétérisme forcé. Il semble que le tissu qui forme ces rétrécissemens, semblable à tous les autres tissus de l'économie animale, ait une extensibilité dont il ne faut pas dépasser les bornes sous peine de le déchirer, et qu'il soit susceptible de se développer presque indéfiniment lorsqu'il y est sollicité par une force qui agit lentement et d'une manière presque insensible.

Quelles que soient au reste les précautions qu'on ait prises pour opérer la dilatation des strictures du canal, celle-ci n'est que temporaire chez le plus grand nombre des sujets, et le rétrécissement a toujours une grande tendance à la récidive. Ce retour du mal, continue M. Dupuytren, m'a porté à faire introduire de temps en temps une bougie dans l'urètre. Cette introduction faite tous les dix, douze, quinze ou vingt jours, et le séjour de la bougie dans l'urètre pendant deux, quatre ou six heures, ou même pendant une nuit, suivant les cas, suffisent pour empêcher ou du moins pour retarder considérablement le retour du mal.

ARTICLE VI.

DU PIED-BOT,

Et de l'atrophie suivant la longueur et l'épaisseur du membre.

Parmi les vices de conformation que présente l'organisation de l'homme, la déviation congéniale des pieds est un des plus fréquens. Cette lésion avait déjà fixé l'attention des anciens chirurgiens, et l'on trouve, dans leurs ouvrages, des descriptions de machines destinées à les corriger. Mais ce n'est réellement que dans ces derniers temps que l'on a publié des traités étendus sur ce sujet. Ce qui manquait sur-tout à l'histoire de ces infirmités, c'est l'examen anatomique de ces parties affectées; on ne pouvait hasarder que des conjectures, parce qu'on n'avait point cherché à connaître la nature de la maladie.

La plus commune des torsions congéniales des pieds est celle que les anciens ont désigné sous le nom de *varus*. La pointe est tournée en dedans et le pied renversé, au point que le malade marche sur son bord externe , et quelquefois même sur une partie du dos. La seconde variété est celle dans laquelle le pied est tourné en dehors; les anciens l'ont appelé *valgus ;* elle est beaucoup plus rare. Il y a encore une autre variété, dans laquelle la pointe du pied est tournée en arrière, et le pied entier tellement renversé que le malade marche totalement sur sa face dorsale.

Il suffit de dire que la cause essentielle de cette disposition irrégulière est la luxation de quelques-uns des os du tarse, et que les ligamens et les muscles n'ont pris que consécutivement l'arrangement contre nature qu'ils présentent. Les causes qui peuvent déterminer ou favoriser le développement de pareilles déviations des pieds dans le sein de la mère, sont peu connues et peu faciles à apprécier. On a cru les trouver dans la forme irrégulière des os du tarse, dans le défaut d'équilibre entre les muscles qui mettent le pied en mouvement, dans le défaut de longueur d'une partie de ces muscles, dans une insertion contre nature de l'un ou de l'autre de leurs tendons; enfin, dans la tendance singulière des pieds du fœtus à se renverser en dedans.

Quoi qu'il en soit de ces diverses explications, le pied-bot congénial est un vice de conformation dans lequel le pied est fortement porté en dedans, recourbé un peu suivant sa longueur et dans le sens de sa concavité. Souvent il est plus petit qu'il ne devrait l'être : il y a altération dans sa nutrition. Les malades sont obligés à marcher sur le bord externe, et quand la déviation est la plus grande possible, ils appuient sur la malléole externe.

Tous ces symptômes extérieurs ont été bien décrits par Scarpa ; d'autres auteurs se sont occupés des déviations internes révélées par la dissection, mais aucun d'eux n'a appelé l'attention sur une des conséquences les plus importantes du pied-bot, c'est-à-dire sur l'altération de nutrition et l'atrophie du membre.

Le pied-bot congénial peut être borné à un seul pied ; il peut occuper les deux pieds. Si, dans le premier cas, on examine l'enfant à une époque très rapprochée de la naissance, on trouve, comme nous venons de le dire, le pied malade ordinairement un peu plus petit que l'autre, mais les jambes ont une égale longueur. Quand l'altération porte sur les deux pieds, ils sont en général également développés.

A mesure que l'on s'éloigne de l'époque de la naissance, on reconnaît très bien l'atrophie, et sa cause peut être être assez bien indiquée. En effet, l'enfant s'appuie instinctivement sur le pied sain, et tout le poids du corps porte sur lui; il en résulte que sa nutrition est plus active, tandis que le pied malade, restant dans une espèce d'inaction, doit au contraire dépérir.

Mais cette atrophie doit être sur-tout distinguée en deux espèces, jusqu'ici confondues, et qu'il importe de bien séparer : 1° L'atrophie selon l'épaisseur du membre; 2° l'atrophie selon la longueur. La première espèce opère principalement sur les muscles, d'où résultent la gracilité et la faiblesse du membre. La seconde agit bien sur les muscles et les os; mais c'est son action sur le squelette qui est la plus grave et la plus importante; car on peut toujours remédier à l'atrophie selon l'épaisseur, quand on a redressé le pied-bot par l'exercice musculaire, tandis que nul remède ne saurait corriger le raccourcissement du membre.

Avec l'âge on voit croître la différence de longueur entre le membre bien conformé et le membre difforme; nulle au moment de la naissance, elle se prononce quelques années plus tard; à dix ans, continue M. Dupuytren, j'ai toujours vu un raccourcissement notable. Si l'on examine un homme de vingt ans affecté de pied-bot, on trouve une inégalité beaucoup plus considérable, et tellement au-dessus des ressources de l'art, qu'après deux ou trois ans de traitement on n'obtiendra jamais la guérison de l'atrophie suivant la longueur. Le raccourcissement des muscles et des tendons, moins grave, en général, doit cependant être pris en considération, car il devient incurable à une certaine époque; ainsi, le tendon d'Achille, à vingt ans, a tellement perdu de sa longueur, que, même lorsque le pied a été ramené à sa direction naturelle, le talon demeure presque toujours relevé, et contraint le malade, pour appuyer sur le sol, à faire usage d'un talon de soulier beaucoup plus élevé.

Partant de ces principes, dit M. Dupuytren, j'ai engagé une foule de parens à faire traiter de bonne heure leurs enfans affectés de pied-bot, et j'ai vu redresser en *un mois*, six *se-*

maines des déviations du pied chez les enfans du premier âge, qui commençaient à se servir de leur membre presque immédiatement après ce traitement J'ai envoyé dans un établissement orthopédique, des enfans qui avaient six semaines, un, deux, trois ans; le redressement était d'autant plus facile qu'ils étaient plus voisins de la naissance. Ceci se conçoit très bien. En effet, chez un enfant qui vient de naître, la main rend avec une facilité extrême au pied sa forme normale et sans occasioner de douleur; quelques mois de plus accroissent les difficultés. De dix à vingt ans, il faut recourir aux machines qui deviennent plus tard inefficaces; cela tient à trois causes principales : la souplesse des ligamens et des muscles qui diminue avec les progrès de l'âge; l'accroissement de la difformité même et la conformation vicieuse dans laquelle les os sont nourris et développés.

On peut donc ériger en principe que le traitement du pied-bot congénial sera d'autant plus rapide et plus sûr, qu'il se rapprochera davantage de l'époque de la naissance.

Ces avantages méritent bien de fixer l'attention des praticiens; car on sait que lorsque les enfans sont un peu âgés, il faut souvent un an

III.   13

ou deux pour les guérir. Plus tard, il est nécessaire de leur faire garder l'appareil durant
trois, quatre et même cinq ans; et nous avons
vu qu'après vingt-ans, aucune machine ne peut
rendre à la jambe sa longueur, ni même sa
forme et ses usages complets.

Disons cependant, en terminant cet article,
que la guérison de ces difformités se fait quelquefois sans aucun secours de l'art. M. le docteur Holtj, dans un mémoire inséré dans le
Répertoire d'anatomie et de physiologie, a
rapporté l'histoire d'un jeune garçon, né de
parens peu aisés, qui avait un renversement du
pied en dedans très marqué. Ce ne fut que
quand il commença à marcher qu'on lui fit
faire des brodequins tout-à-fait simples, sans
aucune mécanique; et plus tard il portait des
chaussures ordinairesac commodées à sa difformité. Il n'en guérit pas moins à l'âge de dix à
douze ans. Il s'appliquait lui-même à ramener
son pied en-devant autant qu'il lui était possible, il était obligé de travailler beaucoup, et
portait souvent des fardeaux lourds, ce qui lui
faisait appuyer fortement le pied sur le sol.
L'exercice rétablit l'équilibre dans la force
musculaire, et aujourd'hui qu'il a l'âge de vingt
ans, on ne dirait pas qu'il en ait jamais été affecté.

ARTICLE VII.

DE LA DÉCHIRURE CENTRALE DU PÉRINÉE PENDANT L'ACCOUCHEMENT;

Et du passage de l'enfant et de ses annexes par cette voie anormale.

Rien n'est plus commun que la déchirure de la commissure postérieure de la vulve, s'étendant plus ou moins loin sur le périnée, par l'effet de l'accouchement. Elle constitue une lésion des plus simples, qui réclame bien rarement les secours de la chirurgie. Mais cette déchirure atteint quelquefois l'extrémité inférieure de la paroi postérieure du vagin, le périnée, dans toute son étendue, jusques et y compris le sphincter de l'anus et l'anus lui-même à une certaine hauteur; elle présente alors l'une des maladies chirurgicales les plus graves, au traitement de laquelle nous consacrerons plus tard un article spécial. Dans celui-ci, nous n'avons à nous occuper que de

13.

la perforation ou déchirure centrale du périnée, sans lésion de la commissure de la vulve
ni du sphincter anal, et subsidiairement du
passage de l'enfant et de ses annexes par cette
voie accidentelle. Les fastes de l'art nous en
offrent des exemples assez nombreux ; cependant des écrivains distingués, dont l'opinion
en obstétrique est d'une puissante autorité,
considérant un accouchement de cette nature
comme géométriquement impossible d'après
les disproportions qui existent entre les dimensions du périnée et le volume d'un enfant
à terme, en ont inféré que les faits rapportés
par les auteurs devaient être entachés d'erreur et ne pouvaient mériter aucune confiance. Il est difficile, en effet, de concevoir
de prime-abord comment une partie qui n'a
ordinairement que dix-huit lignes d'étendue,
puisse se prêter à une ampliation telle, qu'elle
permette le passage d'un corps aussi volumineux que l'est celui d'un enfant naissant. Mais
cette manière de raisonner est presque une
injure faite à la nature : combien de phénomènes ne soumet-elle pas chaque jour à notre
observation, dont nous sommes encore à comprendre les causes et le mécanisme ? Si le fait

existe, l'examen des voies et moyens qu'elle emploie n'est plus pour nous qu'un objet secondaire, dont la science néanmoins doit faire son profit. Un exemple, qui s'est présenté tout récemment, et dont nous rapporterons l'histoire, ne laissera plus aucun doute, nous le pensons, dans l'esprit même des plus prévenus, et viendra corroborer les observations antérieures citées par les auteurs, sur la véracité desquelles on avait élevé des doutes. Le fait le plus ancien que l'on connaisse, n'appartient pas à l'espèce humaine, mais a été observé par l'immortel Harvey sur une jument blanche de la reine d'Angleterre, qui, à cause de sa rare beauté, avait été bouclée dans l'intention de la soustraire aux approches du cheval. Mais, soit que cette précaution eut été prise trop tard, ou malgré cette précaution, la jument ne laisa pas que d'être fécondée. Le terme de la gestation étant arrivé, le poulain ne pouvant s'échapper par la vulve, fut chassé à travers le périnée (*Exercitationes de generat. animal.*)

En 1778, Nédey, chirurgien de Besançon, envoya à l'Académie de chirurgie une observation sur la rupture de la partie centrale du

périnée, par laquelle, dit-il, un enfant à terme
passa sans que la fourchette ni le sphincter de
l'anus eussent été déchirés. Ce fait, qui excita
l'étonnement de l'Académie, ne parut douteux, dit Baudelocque, qu'aux personnes qui
ne savaient pas combien le périnée est susceptible d'acquérir de développement dans le
dernier temps de l'accouchement.

Voici un extrait de l'observation si connue
de Coutouly. Le 13 janvier 1788, ce célèbre
accoucheur fut mandé chez madame de la Lui-
zerne pour la dame Leroy, âgée de vingt-cinq
à vingt-six ans, qu'il avait accouchée, l'année
précédente, de deux jumeaux à cinq mois et
demi de grossesse. Cette femme, dit Coutouly,
me parut à l'instant d'accoucher. La tête dans
le petit bassin faisait des efforts contre le périnée, tellement distendu, que toutes mes
vues se bornèrent à faire en sorte d'en éviter
la déchirure.... Mais toutes les précautions
furent inutiles; la partie centrale du périnée
fut déchirée; la tête continuant d'être poussée
avec la même violence contre ma main, je me
vis obligé de lui livrer passage à travers cette
ouverture et de faire, par la même voie,
l'extraction d'un enfant à terme, ainsi que

celle du placenta qui le suivit immédiatement. Je cherchai aussitôt à m'assurer de ce qui s'était passé. A un pouce au-dessus de l'anus, vers le centre du périnée, existait un trou frangé d'où partaient deux déchirures, l'une qui suivait la direction du raphé, s'était arrêtée à peu de distance de la vulve, et l'autre se déviait du côté droit; ce qui formait une plaie représentant à peu près la figure d'un Y. Le sphincter de l'anus, le rectum ni la fourchette n'avaient été compris dans la déchirure. La plaie fut cicatrisée au bout de cinq semaines.

Thomas Denman, dans son *Introduction à la pratique des accouchemens*, rapporte sous le nom de rupture particulière du périnée, un cas semblable dans lequel l'enfant passa à travers la partie du périnée contigüe à l'anus, la partie antérieure de cette région et l'anus étant restés intacts. Les parties déchirées furent réunies au bout de six semaines. Cette femme accoucha depuis sans accident.

Le 14 décembre 1812, M. le docteur Joubert fut appelé à six heures du soir pour une dame âgée de 23 ans, parvenue au neuvième mois d'une première grossesse. L'enfant se présentait par la tête dans une des trois dernières positions. Le travail fut lent, et l'accouchement ne se termina que le 15 au soir par la rupture de la partie centrale du périnée dont la distension extrême lui donnait une étendue de cinq pouces au moins. La délivrance se fit aussi par la plaie. La cicatrisation était complète au bout de cinq semaines. Cette femme étant devenue grosse une seconde fois, accoucha naturellement trois ans après et sans éprouver le moindre accident. (Journal de la Société médicale d'émulation.)

Meckel a rapporté, dans le *Neues Journal für die Chirurgie*, etc. (tome 4, 1811), un cas de déchirure centrale du périnée et d'accouchement par cette voie, sans lésion de la fourchette ni du sphincter de l'anus. La femme était une primipare. La plaie s'est promptement guérie. MM. Gravis et Lebrun ont consigné, dans les *Annales de la médecine physiologique* (Juillet 1825), une observation d'accouchement par le périnée, sans lésion de la fourchette ni du sphincter de l'anus. En 1822, le docteur Merriman assista à l'accouchement d'une femme primipare. Le travail avançait rapidement, le périnée était excessivement distendu par la tête du fœtus. L'accoucheur le soutenait avec la paume de la main gauche; mais tout-à-coup il sentit un corps qui glissait derrière sa main : c'était le fœtus qu'une vigoureuse contraction acheva d'expulser par la déchirure. Le placenta fut extrait peu de momens après par les voies naturelles. L'anus et la commissure postérieure de la vulve étaient restés intacts. La mère s'est très bien rétablie et est accouchée par la suite sans accident (*Synopsis of the various*, etc. 4e, ed. 1826.)

L'histoire d'un fait semblable, dont le docteur John Douglas fut également témoin, a été par lui consignée dans le *Dublin hospital Reports*, etc. (tome 3, 1822). Appelé auprès d'une femme en travail, ce chirurgien trouva l'enfant sur le point de passer par une déchirure du périnée, la tête appliquée contre le côté de la cuisse gauche et inclinée en arrière. Une forte contraction suffit pour expulser le reste du corps. La perforation comprenait la partie latérale du périnée, une partie des tégumens de la cuisse et la grande lèvre gauches. La fourchette n'était point divisée. On retira le cordon ombilical par la vulve, mais cela n'empêcha pas le placenta d'être chassé par la plaie. On fut obligé d'enlever avec l'instrument tranchant la bride formée par la commissure postérieure de l'orifice naturel parce qu'il tombait en gangrène. La guérison fut assez prompte.

Le 31 mai 1824, le chirurgien Marter, de Kœnisberg, fut appelé précipitamment auprès d'une femme en travail, primipare et âgée de 25 ans. La sage-femme lui dit que l'enfant venait par le rectum ; au premier aspect, il semblait en effet que la paroi antérieure du rectum et la paroi postérieure du vagin s'étaient déchirées en même temps que le périnée et que le fœtus allait être expulsé par cet hiatus. Lé sommet de la tête se présentait dans l'ouverture anormale, à peu près comme elle se présente au couronnement; on ne pouvait plus songer à la ramener dans le vagin. Quelques fortes contractions chassèrent l'enfant à travers cette plaie, sans que la vulve eût été en rien endommagée dans tout le cours du travail ; l'arrière-faix suivit bientôt par la même voie. L'accouchement terminé, l'examen des parties démontra bientôt à M. Marter que le rectum et le sphincter de l'anus n'étaient point lésés; immédiatement au-devant de l'anus commençait une rupture qui s'étendait dans le sens du raphé jusqu'à un pouce en arrière de la vulve. A cette rupture correspondait celle de la paroi postérieure du vagin qui se t erminait en avant également à un pouce de distance de la vulve ; au milieu du périnée existaient encore deux ruptures transversales, en sorte que la plaie entière offrait une forme cruciale. Un pont charnu de la largeur d'un pouce, restait entre la commissure postérieure de la vulve et l'extrémité antérieure de la rupture longitudinale du périnée.

Une forte hémorrhagie se manifesta aussitôt après l'accouchement , et fut bientôt arrêtée au moyen de fomentations froides. Mais le périnée devint le siège d'un gonflement inflammatoire considérable, qui ne fut dissipé complétement qu'au bout de quinze jours. Le sixième jour on appliqua deux points de suture de manière à maintenir affrontés les quatre angles de la plaie. La réunion complète se fit long-temps attendre, et la femme fut affectée d'une fistule vagino-périnéale par laquelle les règles s'écoulaient, pendant plus de deux ans. En 1827, elle accoucha de nouveau, et très promptement, par les voies naturelles.

Rust's Magazin, etc., tom. 26, 1828; et *Siè-bold Journal für Geburtshülfe*, tom. 9, 1830.)

Dans l'observation suivante, tirée de l'ouvrage de Moschener (*Conspectus partuum in Lechôdochio pragensi*, etc., Prague 1826.) et que l'on retrouve aussi dans le volume précité du journal de Sièbold, l'enfant n'est venu par le périnée que par suite de la gangrène de cette partie déterminée par une distension excessive et prolongée; la vulve étant en même temps extrêmement étroite. En 1823, une femme de 35 ans, enceinte pour la seconde fois, vint à l'hospice d'accouchement de Prague. Les eaux étaient écoulées depuis six heures, et les douleurs qui étaient très fortes au commencement, avaient cessé depuis une demi-heure. On apercevait le sommet de la tête du fœtus dans la vulve qui était arrondie et très étroite. Le périnée, fortement distendu et abaissé, était frappé de gangrène depuis l'anus jusqu'au milieu de sa longueur. Entre le rectum et la paroi postérieure du vagin, existait une communication qui permettait d'arriver directement à la face du fœtus en introduisant le doigt dans le rectum. La fourchette, qui s'était déchirée deux ans auparavant pendant un premier accouchement, offrait une cicatrice dure et résistante dans laquelle le professeur Jungmann, reconnut le principal obstacle à l'accouchement actuel. Il résolut de retenir d'abord la tête au moyen du forceps, d'inciser ensuite cette cicatrice et d'extraire l'enfant par la vulve ainsi dilatée. Mais à peine eut-il introduit l'une des branches de l'instrument, qu'il s'écoula une grande quantité de pus sanieux et fétide ; les contractions se ranimèrent immédiatement et la tête se fit jour à travers le périnée gangréné, bientôt suivie du tronc et, huit minutes après, de l'arrière-faix. En deux mois, la malade fut assez bien pour pouvoir quitter l'hôpital ; mais on ne dit point en quel état se trouvait alors les parties désorganisées.

Nous trouvons encore dans le *Der neue Chiron*, t. 1ᵉʳ, 1822, publié à Sulzbach, une observation dans laquelle le docteur Franck décrit l'histoire d'une perforation du périnée derrière la commissure postérieure de la vulve, à travers laquelle le bras gauche du fœtus s'était engagé ; mais la tête étant venue par le vagin, et l'enfant ayant été extrait par la vulve, ce fait que nous ne rappelons qu'à cause de sa particularité, ne prouve rien pour la thèse dont il est ici question. Mais nous croyons devoir rapporter avec ses principaux détails, une observation tirée de la pratique de M. Evrat et recueillie par M. Moreau, actuellement professeur à la Faculté de médecine de Paris, qui a donné des soins à la malade, depuis le moment de l'accident jusqu'à son entier rétablissement. L'histoire de ce fait a été consignée par ce professeur dans un mémoire lu à l'Académie de médecine et publié dans la *Revue médicale* (juin 1830).

Madame D..., demeurant à Paris, quartier Poissonnière, près des boulevards, âgée de dix-neuf à vingt ans, étant arrivée heureusement au terme d'une première grossesse, fit appeler M. Evrat le 3 mars 1815. L'enfant se présentait dans la quatrième position de la tête ; celle-ci s'engagea sans beaucoup de peine dans l'excavation pelvienne ; mais lorsqu'elle fut arrivée au point de franchir le détroit périnéal, elle éprouva des difficultés assez grandes pour arriver sous l'arcade du pubis. Dans une douleur très vive, M. Evrat crut sentir que le milieu du périnée contre lequel il appliquait la paume de la main, per-

dait de son épaisseur, de son élasticité, et cédait d'une manière sensible à la pression exercée par la tête de l'enfant. Il réfléchissait
comment il pourrait s'opposer à une déchirure
imminente, lorsqu'une douleur violente, dont
il ne put modérer l'effet, vint expulser
l'enfant, mais de telle sorte que la tête, au
lieu de s'échapper par les voies naturelles,
passa à travers le périnée en laissant au-devant
d'elle la commissure postérieure de la vulve
et en arrière l'orifice de l'anus parfaitement
intacts. La plaie irrégulière, résultat de cette
perforation, s'étendait à droite dans la direction de la branche ascendante de l'ischion et
descendante du pubis; elle dépassait en devant
le niveau de la commissure postérieure de la
vulve, et en arrière contournait un peu l'a-
nus; puis, elle se portait transversalement de
droite à gauche, entre l'anus et la vulve, jusque près de la tubérosité de l'ischion du côté
gauche. Le placenta sortit bientôt par la même
voie qui avait donné issue à l'enfant. Un doigt,
porté dans l'anus, donna l'assurance que l'intestin n'était pas compris dans cette déchirure.

M. Evrat ayant été obligé de se rendre en
Angleterre, M. Moreau resta chargé du trai-

tement, conjointement avec le professeur Désormeaux, jusqu'à l'entier rétablissement de la malade. Ce traitement fut extrêmement simple. On fit coucher celle-ci sur le côté, les jambes et les cuisses rapprochées et dans un état de demi-flexion; la plaie était pansée à plat avec de la charpie; on eut soin de tenir la malade à un régime sévère; d'entretenir la liberté du ventre au moyen de lavemens et de doux laxatifs, dans la crainte que les efforts pour expulser des matières dures, et le passage de ces matières par l'anus, ne vinssent contrarier ou même rompre la cicatrice à mesure qu'elle se rétablissait. La malade suivit le régime avec une rare exactitude; au bout de cinq semaines de couches, elle était parfaitement guérie et la plaie complétement cicatrisée.

Depuis, cette jeune dame est accouchée une seconde fois à terme et sans accident; la cicatrice a résisté aux efforts du travail; il n'y eut, lors du passage de l'enfant, qu'une légère déchirure à la fourchette, comme cela arrive souvent chez les primipares.

Personne ne sera tenté, ce nous semble, de contester la véracité des détails contenus

dans l'observation qui précède. Nous terminerons cette nomenclature par l'histoire d'un
fait analogue, que nous avons eu dernièrement sous les yeux, dans les salles de M. Dupuytren, et qui n'est pas moins concluant.
Nous arriverons ensuite aux considérations
pratiques qu'il a suggérées au professeur, sur
les causes et sur le traitement de ces accidens.

Madame B..., âgée de trente-huit ans, d'une
taille moyenne, d'une conformation régulière, mariée depuis environ un an, et enceinte pour la première fois, ressentit les
douleurs de l'enfantement dans la matinée du
3 septembre 1832. L'enfant présentait la tête
en première position ; le travail marcha rapidement et ne fut guère arrêté que lorsque
l'occiput vint s'offrir à la vulve, qui était fort
étroite. Quatre heures après l'apparition des
premières douleurs, la malade en eut deux
dernières très vives, et la sage-femme sentit à
l'instant une déchirure se faire sous la main
avec laquelle elle soutenait le périnée. Pres-
qu'au même instant, la tête et le reste du
corps du fœtus sortirent par cette ouverture
anormale. Il est à remarquer que l'accouchée
était placée en face d'une croisée, et que

par conséquent les parties sexuelles étaient largement éclairées. La sage-femme pouvait donc bien voir et parfaitement se rendre compte de ce qui se passait. Le cordon coupé et lié, elle remit l'enfant à d'autres personnes, et s'occupa de terminer le travail; elle trouva le cordon ombilical pendant entre les lèvres de la plaie; le placenta était engagé dans la même ouverture, par laquelle il fut également extrait; du reste, aucune hémorrhagie n'eut lieu. L'enfant était de taille moyenne; il est encore aujourd'hui très bien portant.

Dans son premier mouvement d'effroi, la sage-femme fit appeler un accoucheur; mais, s'apercevant que la malade était en bon état et ignorait son accident, elle dit au médecin que tout était fini, et ne lui fit point part de la déchirure.

Tout alla bien pendant deux jours; mais un lavement donné à l'accouchée, et qui sortit aussitôt sans qu'elle eût pu le retenir, fit craindre à la sage-femme une déchirure de l'anus; elle s'imagina même qu'une partie du lavement était ressortie par la plaie. Il fallut bien révéler ce qui était arrivé. On laissa néanmoins passer le temps ordinaire des couches; il ne

survint aucun accident ; l'enfant avait été envoyé en nourrice.

Le dixième jour, M. Guersent fils fut consulté. Il essaya d'abord des lotions avec le
chlore liquide très étendu ; il toucha avec la
pierre infernale ; et enfin, le douzième jour ,
il réunit les bords de la plaie à l'aide de la
suture enchevillée ; les anses de fil furent re-
tenues sur deux bouts de sonde. Après cinq
jours révolus , les bords de la plaie paraissant
réunis, à l'exception d'un petit point fistuleux
vers le rectum , M. Guersent enleva la suture.
Il paraît que la réunion persista deux jours, et
ne fut détruite que dans un effort que fit la
malade.

Cet événement la décida à entrer à l'Hôtel-
Dieu le 6 octobre. Voici quel était l'état des
parties, en les examinant d'avant en arrière : la
peau du ventre offrait les cicatricules et la couleur sale que présente la paroi abdominale chez
les femmes récemment accouchées ; le grand
bassin avait sa largeur ordinaire ; les parties
sexuelles n'offraient presque plus de gonflement. En écartant les grandes et les petites
lèvres, on apercevait l'ouverture de la vulve
fort en avant : cette circonstance est im-

portante à noter ; elle explique d'abord
pourquoi la malade ne souffrait les approches
de son mari qu'avec une certaine difficulté.
Derrière cette ouverture, on en apercevait une
autre irrégulièrement arrondie, qui pouvait
admettre l'extrémité des trois doigts ; elle
était située un peu plus à gauche. Entre ces deux
ouvertures existait une commissure charnue
un peu moins forte que l'extrémité du petit
doigt ; derrière la seconde ouverture paraissait une troisième ouverture très petite,
à plis rayonnés, c'était l'anus ; enfin l'on distinguait la saillie du coccyx qui n'était pas
très prolongée en avant, comme l'ont prétendu quelques accoucheurs, dans le cas de
déchirure du périnée.

Voici un fait, dit M. Dupuytren, dont toutes
les particularités sont bien constatées : la
sage-femme a suivi tous les temps de cet accouchement. Ce qu'elle a vu, Siébold, M. Moreau et beaucoup d'autres l'ont également
observé. Eh bien, lorsque Coutouly, l'un des
noms dont s'honore le plus la science, a rapporté un fait analogue, on a été jusqu'à allé-
guer qu'il avait été troublé, qu'il avait perdu
la tête et qu'il avait mal vu. Mais, en admet-

tant qu'un tel homme ait pu se troubler, ce ne serait jamais sans doute avant, mais tout au plus après l'accident.

Mais, dira-t-on, comment concevoir un pareil fait ? Qu'importe, pourvu que la chose existe. D'ailleurs, est-il si difficile d'expliquer un accouchement par la déchirure du périnée. Tous ceux qui ont vu des premiers accouchemens, dans lesquels la vulve a tant de peine à se dilater, le périnée tant de propension à s'étendre et à s'amincir, auront été frappés plus d'une fois de la crainte de voir la tête du fœtus se faire jour au travers. Aussi sommes-nous portés à croire que ce trajet de la tête à travers le périnée, se fait plus fréquemment que l'expérience ne semble le dire; seulement dans la majorité des cas, la commissure vaginale se rompt, et l'accident prend le nom de déchirure de la fourchette.

Voyons maintenant quelles peuvent être les causes d'un accouchement de cette nature.

Les personnes qui s'occupent spécialement d'anatomie, de l'art des accouchemens ou d'affections des organes génito-urinaires, auront souvent rencontré l'orifice vulvaire ou externe du vagin placé haut vers les pubis, tandis que le périnée offre, d'avant en arrière,

une grande étendue, soit une hauteur considérable, si l'on suppose la femme couchée
horizontalement. La vulve paraît dans ces cas
et est en effet fort étroite, et les personnes
qui ne se sont pas rendu compte de cet état
des parties, jugeant du diamètre du vagin par
celui que présente l'orifice externe, considèrent le conduit vaginal comme mal conformé
et craignent les chances de l'accouchement.
Mais on conçoit qu'il n'en est pas ainsi : l'é-
troitesse n'existe qu'à la vulve, tandis que le vagin offre une capacité normale. Cette étroitesse
provient donc d'une espèce de prolongement
du périnée qui occlut inférieurement un quart,
un tiers et quelquefois même une moitié de
l'orifice vulvaire. Chez les femmes qui présentent ces dispositions, on est obligé, pour
explorer les organes intérieurs, de porter le
doigt suivant une ligne plus ou moins oblique
de haut en bas et de dehors en dedans, de
manière à former, avec le pubis, un angle
plus ou moins aigu; et pour introduire le spéculum, de donner à cet instrument la même
direction, au lieu de le pousser presque horizontalement, comme dans l'état ordinaire des
parties.

Cette conformation vicieuse entraîne plu-

sieurs inconvéniens. Quelquefois elle est portée
à un tel degré, que le nouveau marié ne peut
franchir l'orifice externe et se trouve obligé
de recourir à l'homme de l'art qui y remédie
avec le bistouri. La matière des menstrues coule
difficilement par la vulve, le sang séjourne en
partie derrière cette espèce d'auvent formé
par le prolongement du périnée ; il en est de
même s'il existe un écoulement leucorrhéique.
Mais c'est sur-tout lorsqu'il s'agit de faire
une opération sur le col de l'utérus ou dans
l'accouchement, que cette disposition organique est le plus malencontreuse. En effet, on
peut facilement juger des obstacles que cet
état des parties oppose à la parturition. La
tête de l'enfant rencontre les plus grandes
difficultés pour franchir le détroit inférieur :
elle vient s'arc-bouter contre le périnée ;
et si la commissure postérieure de la vulve
offre une résistance proportionnellement
moindre que le centre du périnée, l'enfant
ne peut se faire jour à travers l'orifice, sans
produire une déchirure plus ou moins étendue, que l'accoucheur, quelque soin qu'il
prenne, ne saurait prévenir. Si cette commissure est au contraire fort résistante, le

centre du périnée cède, se rompt, et l'enfant s'échappe par cette voie anormale. Nous ne doutons pas que telle n'ait été la cause de la plupart des accouchemens périnéaux dont nous avons rapporté l'histoire.

Ce vice de conformation peut être congénial ou accidentel, c'est-à-dire le résultat d'une réunion des parties molles par suite de brûlure, de déchirure occasionée, par exemple, par un accouchement antérieur, de plaies quelconques. Il est évident que le seul moyen d'y remédier est de fendre cette cloison dans une étendue convenable, d'ordonner le repos, et de veiller sur tout à ce que la cicatrisation se complète sans adhésion nouvelle entre les bords libres de la plaie. On devrait spécialement avoir recours à ce moyen chez une femme enceinte pour la première fois, qui en serait affectée, si on en avait connaissance à une époque à laquelle la cicatrice pourrait encore acquérir une solidité parfaite avant l'accouchement ; il ne faudrait même pas hésiter de pratiquer cette incision pendant le travail de l'accouchement, si l'on prévoyait qu'il ne pût se terminer sans déchirure grave ou sans perforation du centre du périnée. Le docteur Champenois rapporte, dans le 4ᵉ volume du *Journ. Gén. de Méd.*, l'histoire d'une jeune femme chez laquelle il prévint cette perforation en incisant, au moyen d'un bistouri conduit sur une sonde canelée, un cercle dur, épais et calleux, résultat d'une brûlure des parties externes de la génération, que cette femme avait éprouvée dans sa tendre enfance. Cette cicatrice qui avait singulièrement rétréci la vulve, avait résisté à tous les efforts de la malade, et aux divers moyens mis en usage pendant la durée du travail de l'enfantement. Le docteur Buet a inséré dans le 39ᵉ volume du *Journ. complémentaire des Sciences Médicales*, un exemple curieux de rétrécissement accidentel de la vulve. Une demoiselle avait eu une faiblesse, mais elle eut en retour assez d'habileté pour dissimuler entièrement sa grossesse, et assez de courage pour accoucher toute seule. Le travail fut des plus douloureux et occasiona de vastes déchirures des lèvres et du périnée. La réunion eut lieu, mais dans une telle étendue qu'il ne resta pour tout orifice vulvaire, qu'un trou dans lequel on pouvait à peine introduire le petit doigt. Cette demoiselle se maria. On fut obligé d'appeler un chirurgien qu'elle avait eu soin de mettre dans sa confidence. Grande était la joie du mari qui voyait dans cette disposition organique, un gage assuré des prémices de sa femme! L'orifice fut ouvert dans une étendue proportionnée au diamètre du vagin ; la femme garda le repos ; on introduisit des mèches de charpie entre les bords libres de la plaie afin d'empêcher une nouvelle adhésion, et la cicatrisation ne tarda pas à être complète. Nous rapporterons plus loin un exemple analogue, cité par M. Dupuytren.

Une autre cause, qui ne doit pas avoir moins d'influence, sur-tout s'il existe, d'une manière plus ou moins marquée, le prolongement du périnée que nous venons de signaler, c'est la position de la femme pendant le travail. On remarque en effet dans le fait cité par Nédey que la sage-femme voyant les douleurs se ralentir et la femme pressée par des envies d'aller à la garde-robe, renversa une chaise de bois entre les piliers de laquelle elle plaça le pot de nuit ; elle fit ensuite asseoir la patiente sur cette espèce de chaise percée. C'est dans cette position qu'à la deuxième douleur l'enfant se mit à crier, et qu'il fut retiré de dessous la chaise. Notre malade actuelle, dit

M. Dupuytren, se trouvait dans une situation analogue ; elle était tellement soulevée par des oreillers, qu'elle était presque assise. Dans un tel état, la tête de l'enfant, pressée en bas et en arrière par l'arcade du pubis, doit venir heurter bien plus fortement contre le périnée. Il est d'ailleurs constaté par l'observation que, chez les femmes couchées tout-à-fait horizontalement, l'enfant se présente beaucoup mieux à l'ouverture inférieure du vagin. On pourrait aussi mettre, avec M. Moreau, au nombre de ces causes, une trop grande courbure, en arrière, de l'extrémité inférieure du sacrum et du coccyx, ou, ce qui est la même chose, une trop grande saillie de l'angle sacro-vertébral. Ce vice de conformation, en agrandissant le diamètre coccyo-pubien du détroit périnéal, en reportant plus en bas et en arrière l'axe de ce détroit, en diminuant l'inclinaison du plan qui doit diriger la tête de l'enfant d'arrière en avant, sous la symphise du pubis, la contraint de séjourner plus long-temps sur le périnée, la fait porter avec plus de force et plus perpendiculairement sur cette partie. Enfin, c'est avec autant de raison, qu'on pourrait assigner à priori à ces accidens une foule d'autres causes dépendantes de quelque autre disposition vicieuse du bassin ou de la position prise par la tête de l'enfant ; mais il conviendrait beaucoup mieux de ne raisonner que d'après des faits, et l'on doit regretter que les auteurs des observations assez nombreuses que nous avons rappelées, n'aient pas eu soin de nous transmettre toutes les circonstances relatives à l'enfant et à la mère, qui auraient pu résoudre cette question.

Venons enfin à la partie qui nous intéresse plus spécialement, aux moyens de remédier à ces déchirures centrales du périnée. Chez la malade que nous avons sous les yeux, une tentative de réunion a été faite au moyen de la suture enchevillée. Pourquoi n'a-t-elle pas réussi? Sans aucun doute parce qu'elle a été retirée trop promptement ; car, remarquez que ce n'est que le dixième jour qu'elle a été appliquée. Or dans les plaies récentes, la réunion méthodiquement tentée peut s'achever en quatre ou cinq jours ; mais dans les plaies qui suppurent, à moins que l'époque ne soit arrivée où la sécrétion du pus est diminuée, où les bourgeons charnus sont convenablement développés, il faut beaucoup plus de temps. A plus forte raison fallait-il un temps beaucoup plus considérable pour une plaie de ce genre, sur laquelle l'écoulement des lochies agissait sans cesse et nuisait par conséquent au travail d'adhésion.

J'ai eu bien des fois, continue M. Dupuytren, l'occasion d'employer la suture pour des plaies suppurantes ; mais il fallait, pour en obtenir la réunion, un temps beaucoup plus long que pour les plaies récentes. Les divisions du périnée, après l'accouchement, sont dans ce cas. Voici un fait que ma mémoire me rappelle et qui n'est pas sans intérêt.

Je fus appelé, il y a un assez grand nombre d'années, par M. Gardien et un autre médecin, près d'une jeune fille accouchée en secret et hors la maison paternelle ; l'accouchement s'était terminé par une rupture complète du périnée, qui allait jusqu'à l'anus et ne s'arrêtait qu'à un pouce de hauteur de la paroi antérieure du rectum. Plusieurs jours s'étaient déjà écoulés depuis l'accident ; je conseillai et pratiquai la suture à points séparés ; aujourd'hui je préférerais la suture enchevillée. Un mois après, la jeune fille fut obligée de retourner chez son père ; la réunion n'était point encore faite; une suppuration opiniâtre y avait seule mis obstacle; car je n'avais point coupé les fils, et les fils n'avaient point coupé les chairs. Mon avis fut de laisser la suture en place, persuadé que la réunion aurait lieu. On suivit ce conseil, et je n'entendis plus parler de rien.

Trois ou quatre ans après, je vis entrer dans mon cabinet un homme et une femme; celle-ci se tenait en arrière et me faisait un signe, comme pour m'inviter à la prudence. L'homme, c'était le mari, me fit connaître qu'il n'avait pu consommer le mariage; il désirait savoir si c'était sa faute ou celle de sa femme. Je la visitai, et trouvai l'ouverture du vagin très étroite, située haut vers le pubis et regardant en avant; en arrière le périnée était parcouru par une forte et longue cicatrice. Je conseillai au mari de renouveler ses efforts, qui, en effet, furent enfin couronnés de succès. La femme devint enceinte et accoucha, chose remarquable, sans qu'il se fît de nouvelle déchirure. Tout le monde a déjà deviné que c'était celle que j'avais opérée plusieurs années auparavant. J'ai su qu'elle s'était confiée à un médecin qui n'avait enlevé la suture que quand la réunion avait été complète.

Dans le cas qui nous occupe, que reste-t-il à faire? Faut-il abandonner les choses à elles-mêmes, rapprocher, après les avoir avivés, les bords libres de la plaie, telle qu'elle existe actuellement, et les maintenir affrontés au moyen de points de suture enchevillée? Serait-il nécessaire de fendre le pont charnu qui sépare cette ouverture de la vulve? Avant de prendre quelque décision à cet égard, nous avons fait coucher cette femme sur le dos, les cuisses fortement rapprochées par des tours de bande, avec recommandation expresse de ne pas quitter cette position. Depuis une dixaine de jours qu'elle est dans nos salles, nous avons déjà remarqué une diminution sensible dans le diamètre de l'ouverture anormale, les bords libres adhèrent déjà sur quelques points. Nous avons donc le droit d'espérer qu'une réunion complète s'effectuera sans opération.

En effet, le 30 novembre dernier, cette femme a quitté l'hôpital complétement guérie. Toute la surface du périnée était cicatrisée. Sans doute, dit M. Dupuytren, il existe encore quelques points de division à la surface du vagin jusqu'à sa jonction avec le périnée ; mais ces divisions ne tarderont pas à s'effacer-

entièrement. Voilà donc un cas qui vient confirmer ce que les divers auteurs ont avancé sur
la possibilité de guérir ces solutions de continuité, sans opération et par les seuls moyens
que nous avons employés; c'est un fait que cet
exemple rend désormais incontestable. Nous
avons vu, en effet, dans les observations que
nous avons citées, que les malades avaient été
guéries dans l'intervalle d'un mois à cinq ou
six semaines; telle a été aussi, à peu près,
la durée du traitement chez cette femme. Nous
lui avons recommandé, dit en terminant le
professeur, de ne point se livrer à un travail
fatigant; de marcher le moins possible, d'é-
viter sur-tout le coït et toutes les circonstances
capables de détruire des adhérences qui ne
sont point encore d'une solidité parfaite. Enfin nous l'avons engagée à revenir nous voir
de temps à autre, et sur-tout à n'y pas manquer si elle redevenait enceinte.

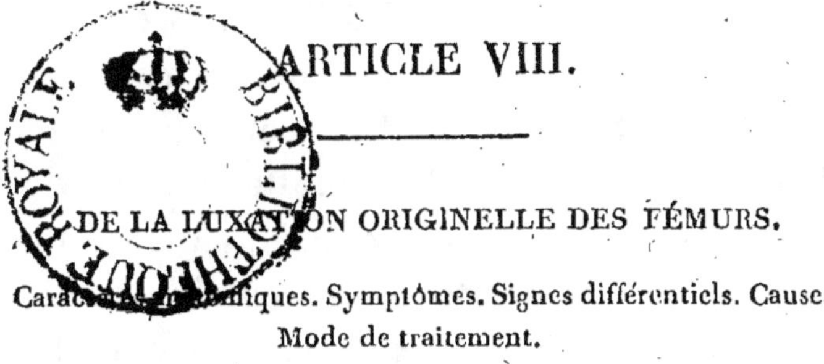

ARTICLE VIII.

DE LA LUXATION ORIGINELLE DES FÉMURS.

Caractères anatomiques. Symptômes. Signes différentiels. Causes.
Mode de traitement.

La luxation originelle des fémurs avait été,
il y a quelques années, l'objet d'un mémoire
important de M. Dupuytren : un fait qui s'est
présenté dernièrement à la Clinique, lui a
fourni l'occasion de revenir sur cette altération. L'individu qui fait le sujet de cette leçon,
était un homme de soixante-quatorze ans,
affecté de rétention d'urine. Plusieurs médecins en ville n'avaient pu le sonder. M. Breschet y parvint une première fois, mais il
échoua une seconde. C'est ici le cas de vous
rappeler, dit M. Dupuytren, le précepte de
porter la sonde le long de la paroi supérieure
de l'urètre, pour éviter les fausses routes,
rétrécissemens et obstacles qui existent presque toujours le long de la paroi inférieure.
Nous n'insisterons pas plus long-tems sur ce
mal, parce que nous voulons appeler votre

III.   15

attention sur l'affection articulaire que présente cet homme:la tête des fémurs est évidemment luxée ; il existe une saillie marquée des hanches, et l'impossibilité pour le malade d'écarter les cuisses. La simultanéité du vice de conformation des deux côtés, annonce une disposition congéniale. S'il succombe, comme son état de faiblesse semble le faire craindre, nous constaterons fidèlement l'état des parties.

L'événement que M. Dupuytren avait prévu ayant eu lieu, le corps fut l'objet d'un examen particulier ; on reconnut d'abord qu'il était impossible d'écarter les cuisses , de leur faire exécuter un mouvement d'abduction un peu étendu, autrement qu'en imprimant à ces extrémités un grand mouvement d'arc de cercle ; les trochanters étaient bien plus rapprochés de la crête de l'os des îles , bien plus élevés que dans l'état naturel ; la tête du fémur était située bien plus haut, les genoux plus portés en dedans, les cuisses d'une moindre longueur ; il y avait enfin un changement total de rapports , une différence tranchée de direction et de longueur. Il en résultait que la cavité destinée par la nature à l'os, était presque effacée et que la tête de l'os était déformée. La partie supérieure des cuisses était grossie, le tronc courbé en arrière, l'abdomen porté en avant, le bassin, au lieu d'être oblique, était presque transversal, les cuisses plus courtes, les fesses molles et flasques, ce qui s'expliquait par le rapprochement d'insertion des muscles grands fessiers, et par leur état de relâchement. Le moyen fessier était au contraire distendu et soulevé, le petit fessier détruit, le pyramidal, au lieu d'être placé obliquement comme dans l'état normal, était sur un plan tout-à-fait horizontal; les muscles gémeaux et carré étaient distendus, les adducteurs raccourcis.

Du côté gauche, l'ancienne cavité n'avait pas plus d'un pouce d'étendue dans son plus grand diamètre; elle était peu profonde, rugueuse, remplie d'une substance graisseuse, jaunâtre et presque de la consistance de l'huile; elle présentait à peu près une forme ovale. La fosse iliaque externe offrait au-devant de l'échancrure sciatique une dépression large, peu profonde, recouverte ou tapissée par un périoste épais, luisant, ayant presque l'aspect d'un cartilage articulaire; ce lieu était destiné à être contigu à la tête du fémur. Cette tête

15.

diminuée de volume, un peu aplatie, inégale, sans vestige aucun de l'insertion du ligament interne, était encroûtée d'un cartilage articulaire, mais plus mince que dans l'état naturel. La capsule fibreuse articulaire formant une véritable bourse dont les points d'insertion étaient aux bords supérieur et inférieur de l'ancienne cavité. Cette bourse remplaçait une cavité osseuse de ce côté, et permettait par sa longueur l'ascension de la tête du fémur dans la dépression dont nous venons de parler. Le trajet qu'elle pouvait parcourir était d'environ trois pouces. L'épaisseur de cette bourse était très considérable, sa densité était presque cartilagineuse.

Du côté droit, l'ancienne cavité était un peu plus grande ; l'intérieur avait le même aspect que l'autre. La fosse iliaque externe, au lieu d'offrir, comme le côté opposé, une simple dépression, présentait devant le grand trou sciatique, vers le niveau de l'espace compris entre l'épine iliaque antérieure et supérieure, et l'épine iliaque antérieure et inférieure, une large et profonde cavité à rebord osseux, fortement marqué, rugueux, inégal. La tête du fémur, plus volumineuse que celle du côté opposé, avait mieux conservé sa forme; elle était comme l'autre, encroûtée d'un cartilage articulaire imparfait, et l'intérieur de ces articulations était tapissé par une membrane synoviale. Le ligament orbiculaire était moins épais qu'à gauche, quoique son étendue ne se bornât pas seulement au pourtour de la cavité anormale. Mais de ce côté, la tête du fémur, arrivée au rebord osseux, y trouvait un point d'appui solide, tandis qu'à gauche la force extrême de la bourse fibreuse bornait seule l'ascension du membre par sa résistance au poids du corps.

Il existait, en outre, une mobilité extraordinaire dans l'articulation du sacrum avec la dernière vertèbre lombaire; en pressant sur le membre inférieur et fixant le bassin, la colonne exécutait un mouvement de redressement d'un pied environ. Le relâchement seul du cartilage a été reconnu la cause de cette mobilité singulière.

Les occasions de constater, par l'ouverture du corps, continue M. Dupuytren, la nature de cette remarquable espèce de luxation, sont fort rares. Car, comme elle ne cause aucun accident, qu'elle constitue simplement une infirmité incapable d'entraîner la perte de la vie, je n'ai pu l'étudier que chez un petit nombre d'individus qui avaient péri d'accidens ou de maladies étrangères à l'état de la hanche. Voici ce que j'ai observé sur ce sujet : les muscles qui ont leur attache au-dessus et au-dessous de la cavité cotyloïde, sont tous remontés ou entraînés vers la crête de l'os des îles. Parmi ces muscles, les uns ont un développement assez remarquable, les autres sont amoindris et comme légèrement atrophiés; les premiers sont ceux qui ont conservé leur action; les seconds sont les muscles dont l'action a été gênée, restreinte, ou bien empêchée par les changemens survenus dans la position et la forme des parties. Quelques-uns de ces derniers sont réduits à une sorte de tissu fibreux et jaunâtre, où l'œil chercherait en vain une apparence musculaire.

La portion supérieure du fémur conserve, dans toutes ses parties, les formes, les dimensions et les rapports naturels; seulement le côté interne et antérieur de la tête de cet os, a quelquefois un peu perdu de sa forme arrondie; ce qui paraît résulter des frottemens qu'elle a subis contre des parties qui n'ont pas été organisées pour la recevoir. La cavité cotyloïde de l'os des îles ou manque tout-à-fait, ou n'offre, pour tout vestige, qu'une petite saillie osseuse, irrégulière, où l'on ne trouve fréquemment aucune trace de cartilage diarthrodial, de capsule synoviale ou autre, de rebord fibreux, et qui est environnée de tissu cellulaire résistant, et couverte par les muscles qui viennent s'insérer au petit trochanter. Une fois, sur deux ou trois sujets, j'ai rencontré le ligament rond de l'articulation fort alongé, aplati supérieurement, et comme usé, dans certains points, par la pression et les frottemens de la tête du fémur. Celle-ci se trouve logée dans une cavité assez analogue à celle qui se développe dans les luxations accidentelles et non réduites de la partie supérieure de cet os, en haut et en dehors. Cette cavité nouvelle, très superficielle et presque dépourvue de rebord, est située dans la fosse iliaque externe, c'est-à-dire au-dessus et en arrière de la cavité cotyloïde, à une hauteur proportionnée au raccourcissement du membre ou à l'ascension de la tête du fémur, ce qui est la même chose. En résultat, on trouve, chez ces sujets, ce qui se voit dans les cas de luxations spontanées ou de luxations accidentelles fort anciennes, avec cette différence pourtant que, chez les individus qui font l'objet de ces recherches, tout semble avoir une date plus reculée, et avoir été disposé de la sorte originellement, ou du moins dès les premiers temps de la vie.

Ce déplacement originel ou congénital de la tête des fémurs, dont nous venons d'esquisser les caractères anatomiques, n'a point été indiqué par les auteurs français (1). L'observation m'en a été suggérée par l'histoire du nommé Dautun, dont je dirai quelques mots dans cette leçon. En appelant sur lui votre attention, mon but n'a point été de grossir le cata-

---

(1) Paletta, chirurgien milanais, a publié dans ses *Adversaria chirurgica*, quelques recherches sur cette maladie; mais il est facile de s'apercevoir combien elles sont incomplètes, sur-tout lorsqu'on les compare à celles de M. Dupuytren. D'ailleurs, le mémoire de Paletta était entièrement inconnu à l'époque où l'illustre chirurgien français fit connaître ses travaux, et M. Delpech, qui s'est empressé, dans son traité de l'Ortomorphie, d'en publier quelques extraits, n'avait pas, en 1824, la moindre connaissance de cet écrit, ainsi que le prouve une consultation de lui, que nous avons entre les mains.   (Note des Réd.)

logue déjà trop nombreux des misères hu-
maines, mais d'éviter aux praticiens de graves
erreurs de jugement, et aux malades, des
traitemens aussi inutiles qu'ils sont dangereux.

Cette altération consiste donc dans une
transposition de la tête du fémur de la cavité
cotyloïde dans la fosse iliaque externe de l'os
des îles, transposition qu'on observe dès la
naissance, et qui semble le résultat du défaut
d'une cavité cotyloïde assez profonde ou assez complète, plutôt que d'un accident ou
d'une maladie. Ce déplacement est de l'espèce
de ceux qui constituent les luxations du fémur en haut et en dehors. On connaît déjà
deux variétés de cette maladie : la luxation
accidentelle et la luxation consécutive, spontanée ou symptomatique. Aussi, pour distinguer de ces deux espèces la luxation dont
nous vous entretenons, nous lui avons donné
le nom de *luxation originelle*.

Citons une observation de cette double
maladie.

IIᵉ OBSERVATION. — Le nommé Paquier
(Joseph), âgé de quarante-neuf ans, profession de tisserand, entra à l'Hôtel-Dieu le 21

juin 1831, pour y être traité d'une ophthalmie chronique dont il était atteint dès sa plus tendre enfance. De temps en temps, elle s'exaspérait à la suite d'excès, et ce fut pour une de ces exacerbations qu'il vint réclamer les secours de l'art. Une saignée de bras, un vésicatoire appliqué au bras droit, des bains de pied sinapisés et des lavemens purgatifs la dissipèrent en moins de quinze jours. Le malade étant sur le point de sortir, demanda un bandage inguinal pour contenir une hernie volumineuse qui remplissait les bourses, et qu'il se bornait à soutenir au moyen d'un suspensoire. On dut s'assurer de l'existence, du volume et du degré de réductibilité de cette hernie. En procédant à cet examen, M. Dupuytren ne fut pas médiocrement surpris de la disposition qu'affectaient les extrémités supérieures des fémurs; elle consistait dans une transposition des têtes des fémurs des cavités cotyloïdes dans les fosses iliaques externes. Cette transposition était caractérisée par le raccourcissement des membres inférieurs, l'ascension des têtes des fémurs dans les fosses iliaques externes, la saillie des grands trochanters, la rétraction des muscles des fesses vers les crêtes iliaques, etc., etc., la dispropor-

tion entre les parties supérieure et inférieure
du corps était très notable ; le tronc était bien
développé, tandis que les membres inférieurs,
courts et grêles, paraissaient tels, sur-tout eu
égard au développement du bassin qui n'avait
souffert en rien de ce qui s'était passé à sa
surface. Dans la station debout, le malade
portait fortement la partie supérieure du tronc
en arrière, le bassin était situé presque horizontalement sur les fémurs, le malade né
touchait le sol que par la pointe des pieds. Il
ne pouvait monter à cheval qu'avec une très
grande difficulté, et en s'aidant d'une chaise.
Il ne pouvait s'y tenir qu'à l'aide d'étriers
très courts qui mettaient les genoux au même
niveau que les grands trochanters, et en s'appuyant sur les ischions ; il ne pouvait serrer
les flancs du cheval avec ses cuisses. La marche était pénible et chancelante ; à chaque pas
que faisait le malade, on voyait la tête du
fémur qui supportait le poids du corps s'élever
dans la fosse iliaque externe, et le bassin s'a-
baisser ; circonstance qui tenait évidemment au
défaut de fixité de la tête des fémurs et auquel
le malade remédiait au moyen d'une ceinture qui emboîtait ces extrémités osseuses

La course était moins chancelante et moins pénible que la marche. Faisait-on coucher le malade horizontalement sur le dos, les signes de son infirmité s'affaiblissaient. Dans cette position on pouvait facilement alonger ou raccourcir les membres affectés, soit qu'on exerçât sur eux de légères tractions, soit qu'on les refoulât légèrement vers le bassin. Tous ces déplacemens et tous ces mouvemens s'opéraient sans la moindre douleur; ce qui ne laissait pas de doute sur l'absence de toute espèce de maladie, comme aussi de toute cavité susceptible de recevoir et de retenir les têtes des fémurs.

Ce malade, qui n'était entré à l'hôpital que pour son ophthalmie, a demandé sa sortie dès qu'il s'est senti guéri. Il a déclaré comme le premier qu'il était venu au monde ainsi conformé, et que sa démarche dès ses premiers pas avait été telle qu'on l'observait aujourd'hui.

A côté de ce fait si caractéristique de luxation originelle double des fémurs, nous allons en rapporter un autre fort curieux qui semble indiquer que ce vice de conformation a pu se transmettre à plusieurs générations d'individus de la même souche.

Il existe dans la ville de Nantua (dit l'auteur de cette communication) une famille dont plusieurs individus ont été et sont affectés de luxation originelle des fémurs; le plus ancien membre de cette famille est une femme de quatre-vingts ans, appelée Marguerite Gardas, fruitière : voici les renseignemens qu'elle a donnés et qui ont été affirmés par d'autres personnes du même âge.

Deux de ses tantes, du côté maternel, mortes à soixante-dix ans, ont été affectées de claudication dès leurs premiers pas dans la vie ; elles disaient d'ailleurs, qu'elles avaient toujours boité ; elles avaient les hanches hautes, grosses, brusquement saillantes, marchaient les coudes en arrière et clochant comme des canards. Le père de Marguerite avait eu une sœur boiteuse de naissance, du côté droit, qui mourut à quatre-vingts ans. Une autre sœur bien conformée, donna le jour à une fille qui présenta un raccourcissement du membre droit.

Marguerite Gardas, qui fait l'objet de cette note, est une femme grande et robuste, très grosse, à figure colorée, qui paraît avoir été d'une prestesse remarquable dans sa jeunesse.

Chez elle la maladie ne s'est déclarée qu'à trente ans, et ces signes sont ceux d'une luxation spontanée du fémur. Le membre malade a un quart de diamètre de moins que l'autre membre : il a trois ou quatre lignes de plus en longueur. Cette femme a eu de son mariage avec un homme étranger au pays, et bien portant, une fille nommée Simone qui a un raccourcissement congénital du membre droit d'environ trois pouces. Cette fille s'est également mariée à un homme bien fait, mais dont le père avait une luxation congénitale des deux fémurs ; elle a eu quatre enfans, dont deux présentent l'infirmité héréditaire : l'un est une fille âgée de vingt-trois ans ; elle a une luxation des deux fémurs ; leur tête est située dans la fosse iliaque externe ; l'autre est un fils de vingt-un ans, qui a une luxation congénitale de la cuisse gauche. Le membre est plus court que l'autre de cinq pouces ; la tête du fémur est en haut et en arrière, le grand trochanter est saillant en avant et en dehors ; la pointe du pied est tournée en dedans. Les deux membres sont également bien nourris.

Les caractères de cette luxation, comme

de toutes celles dans lesquelles la tête du fémur est portée en haut et en dehors, sont :
le raccourcissement du membre malade ;
l'ascension de la tête de l'os dans la fosse iliaque externe ; la saillie du grand trochanter ;
la rétraction de presque tous les muscles de la
partie supérieure de la cuisse vers la crête
de l'os des îles, où ils forment, autour de
la tête du fémur, une espèce de cône dont
la base est à l'os iliaque et le sommet au grand
trochanter ; la presque dénudation de la tubérosité de l'ischion abandonnée par ces muscles ; la rotation du membre en dedans, et,
par suite, la direction du talon et du jarret
en dehors, de la pointe du pied et du genou
en dedans ; l'obliquité des cuisses de haut en
bas et de dehors en dedans, obliquité d'autant
plus grande que l'individu est plus avancé en
âge et que le bassin a plus de largeur, et de
laquelle il résulte une tendance des fémurs à
se croiser inférieurement ; un angle aigu et
rentrant à la partie supérieure et interne de
la cuisse au point où elle s'unit au bassin ;
l'amaigrissemeet de la totalité des membres,
et particulièrement de ses parties supérieures.

Les mouvemens isolés des membres ainsi

conformés, sont, en général, très bornés, et ceux d'abduction et de rotation, en particulier, le sont encore plus que les autres; d'où résultent des difficultés sans nombre dans la station, la locomotion et les exercices divers auxquels les membres inférieurs prennent part.

Dans la station, en effet, on est frappé tout à la fois, du défaut de proportion entre les parties supérieures de leur corps et les parties inférieures, de l'imperfection des membres abdominaux, et de l'attitude de ces individus. Leur torse ou leur tronc est développé, tandis que leurs membres inférieurs sont courts et grêles, comme s'ils appartenaient à un individu de moindre stature. La brièveté et la gracilité de ces membres est rendue plus frappante encore par la largeur du bassin, dont le développement ne souffre en rien de ce qui se passe à sa surface; du reste, on est surpris de la saillie des grands trochanters, etc.

Quant à ce qui concerne l'attitude, on observe que la partie supérieure de leur tronc est fortement portée en arrière, que la colonne lombaire est très saillante en avant, et très creuse en sens opposé; le bassin est situé presque

horizontalement sur les fémurs ; ils ne touchent
le sol que par la pointe des pieds , circonstances qui résultent évidemment de la transposition de l'articulation ilio-fémorale , et du
centre des mouvements sur un point de la
longueur du bassin plus reculé que de coutume.

Si les personnes ainsi conformées veulent
se mettre en marche, on les voit se dresser
sur la pointe des pieds, incliner fortement les
parties supérieures du tronc vers le membre
qui doit supporter le poids du corps , détacher
du sol le pied opposé , et transporter pénible-
ment ce poids d'un côté sur l'autre. En effet ,
chaque fois que ce transport a lieu , la tête du
fémur qui reçoit le poids du corps , s'élève
dans la fosse iliaque externe , le bassin s'abaisse
et tous les signes du déplacement deviennent
plus saillants de ce côté, tandis qu'ils diminuent sensiblement de l'autre, jusqu'au moment où ce membre reçoit à son tour le poids
du corps ; alors, on voit les signes et les effets du déplacement s'y produire dans toute
leur force, tandis qu'ils s'affaiblissent dans
le membre opposé; c'est par cette succession
d'efforts que le poids du corps est transmis

alternativement d'un membre à l'autre. Il est de la dernière évidence que la cause de ces efforts , toujours pénibles , est dans le défaut de fixité de la tête des fémurs dans le déplacement continuel que ces têtes subissent , et par suite duquel elles sont alternativement élevées et abaissées , suivant qu'elles sont chargées ou délivrées du poids du corps.

Il paraît singulier au premier coup d'œil que la course et le saut s'exécutent moins difficilement que la marche simple. Il en est pourtant ainsi : dans ce mode de locomotion, l'énergie de la contraction musculaire et la rapidité du transport du poids du corps d'un membre à l'autre, rendent presque insensibles les effets du défaut d'une cavité cotyloïde et de fixité de la tête des fémurs. On remarque bien , il est vrai, dans la course , un balancement plus marqué des parties supérieures du corps, un mouvement plus grand du bassin en arc de cercle de chaque côté , en un mot, un travail plus grand que de coutume dans le transport du poids du corps d'un membre à l'autre; mais tout ce qu'il y a de pénible dans la course , disparaît, ordinairement, d'une manière plus complète

encore dans le saut; celui-ci s'écarte un peu,
comme chez certains animaux, dont le corps
dépourvu de membres, se fléchit d'abord
pour se redresser ensuite à la manière d'un
ressort comprimé, et s'élance à une hauteur
et à une distance plus ou moins grandes. Cependant une locomotion aussi fatigante que
celle de ces individus, ne leur permet guère
de faire de longs trajets; les déplacemens,
les frottemens de la tête du fémur, et les
balancemens incommodes du corps dans la
marche, les efforts considérables des muscles,
dans la course et le saut, ne tardent pas à
entraîner une lassitude qui les oblige au repos,
et cette lassitude se fait sentir d'autant plus
promptement, que le poids des parties supérieures est plus considérable.

Lorsque les personnes atteintes de cette
infirmité, se couchent horizontalement sur
le dos, on est étonné de voir les signes de
leur infirmité s'affaiblir et s'effacer, en quelque sorte, ce qui ne peut tenir qu'à ce que,
dans cette situation de repos, les muscles
cessent d'attirer en haut les fémurs; et le
poids des parties supérieures du corps enfonce,
à la manière d'un coin, le bassin entre la
tête de ces os.   16.

Ce qui achève de mettré hors de doute la vérité de cette explication et la nature de l'infirmité dont nous parlons, c'est qu'on peut, dans cette situation du corps, alonger ou raccourcir à volonté les membres affectés. Il suffit, pour les alonger, d'exercer de légères tractions sur l'extrémité des fémurs, et pour les raccourcir, de les refouler vers le bassin ; or, si l'on prend la crête de l'os des îles et le sommet des trochanters pour terme de comparaison, on peut aisément s'assurer que la tête du fémur subit, dans ces expériences, un déplacement qui s'étend depuis un jusqu'à deux et même trois pouces, suivant l'âge, la taille et la constitution des individus, et principalement suivant l'étendue du déplacement des os ; et l'on voit, par le fait de cet alongement et de ce refoulement alternatifs, les signes de ce déplacement paraître et se renouveler en quelques instants. Au reste, tous ces déplacements s'opèrent sans la moindre douleur et avec la plus grande facilité, ce qui, pour le dire d'avance, ne laisse aucun doute sur l'absence de toute espèce de maladie, comme aussi de toute cavité propre à recevoir et à retenir la tête des fémurs.

Cette luxation n'est pas seulement importante par elle-même, elle l'est encore plus
sous le rapport du diagnostic; en effet, présentant tous les signes de celle qui résulte
d'une maladie de l'articulation ilio-fémorale,
elle a dû être et elle a toujours été confondue
avec cette dernière, et, par une conséquence
inévitable, elle a toujours été soumise aux
mêmes traitemens, quoiqu'elle ne constitue
qu'un vice de conformation, et tout au plus
une infirmité.

Plusieurs individus, affectés de luxation originelle, ont été contraints, par suite de cette
erreur de diagnostic, à garder le lit pendant
plusieurs années! J'en ai vu d'autres, continue M. Dupuytren, qu'on avait forcés à supporter des applications sans nombre, de sangsues, de vésicatoires, de cautères et sur-tout
de moxas. Je me rappelle, entre autres, une
jeune fille qui souffrit l'application de vingt et
un moxas autour des hanches, sans que ce
traitement inutile ou barbare, eût apporté aucun changement à la situation de cette infor-
tunée. Nous vous citerons, parmi les faits
curieux de ce genre, celui d'une nourrice que
des parens désolés accusaient injustement

d'avoir causé, par incurie ou par brutalité, une luxation accidentelle sur une jeune enfant confiée à ses soins, et qui était venue au monde avec ce vice de conformation ; celui du nommé Dautun, victime d'un assassinat affreux. Son corps, mutilé, défiguré et entassé dans un sac, restait inconnu malgré les plus actives recherches, lorsque le vice de conformation que je signalai à la justice, mit sur la voie et aida à faire constater son identité. L'histoire de sa vie, soigneusement scrutée, apprit qu'il n'avait jamais eu de maladie à la hanche, qu'il était venu au monde avec le vice de conformation qui le fit reconnaître après sa mort, malgré les horribles mutilations par lesquelles l'assassin avait espéré dérober sa victime à tous les regards.

On parvient facilement à distinguer l'une de l'autre ces deux affections si analogues par leurs signes, si différentes par leur origine, leur nature et leur traitement, à l'aide des symptômes suivans : absence de toute douleur, de tout engorgement, de tout abcès, de toute fistule, de toute cicatrice; dans le plus grand nombre de cas, existence simultanée d'une luxation de chaque côté ; je dis, à dessein, dans le plus grand nombre de cas, car chez quelques individus, la luxation n'a lieu que d'un côté seulement. Sur les vingt-six faits de cette maladie, que j'ai observés, la luxation n'existait que d'un côté seulement sur deux ou trois personnes. Je me rappelle sur-tout un jeune enfant qui n'offrait cette altération qu'à droite; et ce qui rend ce cas encore plus intéressant, c'est qu'il avait une sœur affectée de la même maladie, et qui, comme lui, ne l'avait que du côté droit.

L'observation suivante ne laisse aucun doute à cet égard :

IVe OBSERVATION. — Mademoiselle F..., âgée de huit ans, d'une constitution faible, d'un tempérament lymphatique, vint à la consultation publique de l'Hôtel-Dieu, le 31 août 1821.

Ces parens déclarèrent que dès que cette enfant commença à marcher, ils s'aperçurent qu'elle boitait. Elle n'avait point fait de chute, ni reçu de coup dans la hanche lorsqu'elle était en nourrice. Divers moyens furent employés et n'eurent aucun effet. Lorsque cette petite fille est debout, on apperçoit de suite la gracilité du membre inférieur gauche, et la différence qui existe entre la forme et le volume des deux fesses ; celle du côté gauche est renflée supérieurement et arrondie inférieurement ; on est frappé de la saillie du grand trochanter en haut et en dehors, et de la direction oblique des fémurs. La colonne vertébrale offre une forte cambrure ; la tête est portée en arrière comme pour compenser les effets de la transposition du centre des mouvemens. Le ventre est saillant, le genou et la pointe du pied sont dirigés en dedans, le jarret et le talon en dehors. Lorsque mademoiselle F... marche, on la voit transporter son tronc d'une hanche sur l'autre. Il lui est très difficile de pouvoir courir, sauter, etc.

Mademoiselle F... a évidemment une luxation originelle du fémur. Cette observation offre ceci de remarquable, que la difformité n'existe que d'un côté. (Observation communiquée par M. le docteur Marx.)

Ve Observation. — Mademoiselle T... de J... vint au monde à terme, le 5 janvier 1812. Au moment de sa naissance, on ne s'aperçut d'aucun vice de conformation dans les extrémités inférieures. A l'âge de six mois, elle eut une forte gourme à la tête, qui ne tarda pas à se dissiper; un mois après cette éruption, cette jeune enfant eut le croup; sa dentition se fit sans accident. A quatorze mois, on voulut lui faire faire les premiers essais de la marche; ce fut alors seulement qu'on s'aperçut, qu'en marchant elle balançait son corps d'une hanche sur l'autre; que le poids du corps, au lieu de reposer sur toute la plante du pied n'appuyait que sur la pointe, qui était dirigée en dedans, ainsi que les genoux, tandis que les talons et les creux du jarret, élevés, étaient portés en dehors; que les membres inférieurs se détachaient difficilement du sol, et que la petite malade éprouvait de la peine à écarter les cuisses l'une de l'autre.

Dès cet instant, les parens consultèrent divers praticiens; une multitude de remèdes furent conseillés, employés, mais sans le moindre avantage; des fumigations aromatiques, des frictions, des lotions, des bains fortifians, furent mis en usage pendant long-temps. Un régime tonique fut prescrit.

On continua ces moyens avec persévérance. La petite malade grandit, et de son côté l'altération fit également des progrès;

la colonne lombaire devint saillante en avant ; poussés par cette déformation, les viscères abdominaux firent saillie en avant.

Ce ne fut qu'en 1821 que M. Dupuytren fut consulté pour la première fois. La malade, âgée alors de neuf ans, se trouvait dans l'état suivant :

Les membres inférieurs, portés en dedans, frappent par leur briéveté et leur maigreur ; leur direction est oblique, de sorte qu'écartés à leur partie supérieure, leur partie inférieure est très rapprochée, et a presque de la tendance à se croiser. Les grands trochanters sont saillans en haut et en arrière ; le pied est fortement cambré ; la poitrine fait saillie en avant, ainsi que le ventre ; la partie supérieure du corps se porte en avant. On ne distingue aucune difformité sur le corps et notamment sur le bassin. Les dimensions de cette partie sont conformes aux proportions naturelles ; un examen attentif a lieu pour constater si le bassin présente quelques traces de cicatrices fistuleuses. La même précaution a été également prises pour tous les autres sujets atteints de luxation originelle des fémurs. Les recherches les plus minutieuses n'en font découvrir aucun vestige; d'ailleurs les dépositions unanimes des parens ne laissent aucun doute à cet égard.

Les symptômes qui viennent d'être énumérés s'observent lorsque mademoiselle T... est debout; mais est-elle couchée, le poids du corps n'appuyant plus sur les fémurs, ceux-ci peuvent reprendre leur place, et l'on voit aussitôt cesser tous les symptômes qu'offraient la transposition en arrière de la tête des fémurs. Une chose fort remarquable, c'est que mademoiselle T... peut marcher, courir, sauter, tout comme un autre enfant.

Aux symptômes que nous venons d'énumérer, il faut joindre l'histoire des individus affectés de cette luxation; l'apparition des signes de ce vice de conformation, dès les premiers pas qu'ont faits ces malades, et le développement progressif de ces signes à mesure que le poids des parties supérieures du corps a augmenté.

Les personnes affectées de luxation originelle n'éprouvent aucune douleur aux hanches non plus qu'aux genoux; elles ne ressentent que de la fatigue et de l'engourdissement lorsqu'elles ont trop exercé leurs membres inférieurs ; il n'existe chez elles aucun engorgement autour de l'articulation ilio-fémorale ; la saillie des grands trochanters, et le volume plus considérable des chairs qui environnent le col du fémur, n'ont aucun des caractères d'un engorgement : ils sont l'effet de l'ascension de la tête de cet os le long de la fosse iliaque externe, et du mouvement qui a fait remonter les muscles, avec leurs attaches, vers la crête de l'os des îles ; il n'existe aucun abcès, aucune fistule autour de l'articulation supérieure des fémurs ; on ne trouve même aucun indice de cicatrice, et, par conséquent, rien qui puisse porter à croire qu'il a autrefois existé dans ces parties, des abcès ou des fistules, suites très fréquentes de la maladie de l'articulation ilio-fémorale, lorsqu'elle s'est terminée par une luxation spontanée ; enfin, les deux hanches, ou seulement celle qui est malade, présentent toujours les mêmes altérations de forme, circonstance tellement rare dans la maladie de l'articulation supérieure des fémurs, qu'on peut presque le regarder comme caractéristique du vice de conformation dont nous parlons.

Ces preuves acquièrent une valeur plus grande par l'histoire des individus affectés de luxation originelle : elle dépose qu'ils n'ont jamais éprouvé de douleurs à l'articulation supérieure des fémurs, non plus qu'aux genoux, d'impossibilité à mouvoir la première de ces articulations, d'alongement contre nature des membres inférieurs, de tuméfaction à la hanche, de fièvre, de raccourcissement subit des membres après un alongement plus ou moins grand, en un mot, aucun des symptômes de la douloureuse et cruelle maladie qui conduit ordinairement à la luxation spontanée des fémurs.

L'histoire de ces malades fait encore connaître d'une manière positive, les premiers signes, les progrès, le développement et les effets de la luxation congénitale du fémur. Si l'on est appelé de bonne heure à voir les enfans qui en sont affectés, on trouve, dès le moment de leur naissance, des indices de ce vice de conformation, tels que largeur démesurée des hanches, saillie du trochanter, obliquité des fémurs, etc. ; mais comme il arrive presque toujours, que ces vices de conformation et les infirmités qui en sont le résultat, n'attirent l'attention des parens qu'au moment où leurs enfans doivent se livrer aux premiers essais pour marcher, c'est alors seulement, que, dans le plus grand nombre des cas, on est appelé à en constater l'existence. Alors les enfans ne peuvent pas ou ne peuvent que très difficilement se tenir sur leurs pieds, marcher ou courir; quelquefois même il arrive que des parens, peu soigneux et peu attentifs, imaginant que leurs enfans ne sont que retardés dans la marche, ne s'aperçoivent du mal qu'au bout de trois ou quatre ans, c'est-à-dire lorsque les défauts et les imperfections dans la forme et dans l'action des parties sont devenus tellement saillans, qu'ils ne sauraient être raisonnablement attribués à aucun retard dans le développement des parties ou de leurs mouvemens.

Le mal devient sur-tout apparent lorsque le bassin commence à prendre plus de largeur et que les enfans commencent à être forcés à des exercices plus longs et plus fatigans; c'est alors que le balancement de la partie supérieure du corps sur le bassin, que son inclinaison en avant, que les cambrures de la taille, la saillie du ventre, les mouvemens en arc

de cercle des extrémités du diamètre transverse du bassin, que le défaut de fixité dans
la tête des fémurs, que les mouvemens alternatifs d'élévation et d'abaissement de cette
tête le long de la fosse iliaque externe, commencent à devenir très manifeste; mais la
cause et la nature du mal restant encore in-
connus, même au plus grand nombre des gens
de l'art, quelques-uns l'attribuent à un déplacement par cause externe, qui s'est opéré,
durant l'allaitement, par suite de chutes faites d'un berceau ou des bras d'une nourrice,
ou par l'effet de tractions exercées sur les
membres inférieurs, comme lorsqu'on soulève un enfant par une jambe ou par une cuisse.
D'autres l'attribuent à une affection de nature scrofuleuse, qui, pendant la grossesse
ou après la naissance, aurait entraîné l'usure
des bords de la cavité cotyloïde, ou celle de
la tête du fémur, et, par suite, le déplacement de cette dernière. Il faut avouer que la
constitution lymphatique et l'aspect rachiti-
que de ces individus donnent quelque poids
à cette opinion; et si nous avons adopté une
manière de voir contraire, c'est que nous
avons observé ce vice de conformation chez des

enfans d'une constitution diamétralement opposée à celle-là, au moment même de leur naissance, et sans qu'il existât chez eux aucun
signe de maladie; c'est enfin parce qu'il nous
a été donné de disséquer les parties affectées,
et de leur trouver des formes et une organisation qui excluent l'idée d'une maladie actuelle ou bien antérieure.

A l'époque où les caractères distinctifs des
sexes commencent à se dessiner nettement,
l'accroissement du bassin, plus rapide et plus
grand chez la fille que chez le garçon, rend aussi
les effets du vice de conformation plus appa-
rents chez elle; mais lorsque le bassin acquiert
sa plus grande largeur, et les parties supérieures du corps leur plus grande pesanteur,
les effets de la luxation originelle s'accroissent rapidement, et de manière à faire craindre le développement d'une maladie des
hanches. Alors, les yeux les moins attentifs
sont avertis, et les doutes, s'il en existe encore, sont levés. Cet accroissement est marqué par l'inclinaison, de jour en jour plus
forte, de la partie supérieure du corps, en
avant, par la cambrure des reins et la saillie
du ventre sans cesse croissantes; par le mou-

vement continuel d'ascension des grands trochanters ; par le balancement des parties supérieures du corps et par le mouvement latéral du bassin de plus en plus marqué, et, s'il
est permis de se servir de cette expression,
par la désarticulation des fémurs, chaque fois
qu'ils ont à supporter le poids du corps.

L'augmentation de pesanteur des parties supérieures du corps et de la largeur du diamètre transversal du bassin, donne lieu à cet
accroissement de symptômes. Les parties supérieures, en pesant avec plus de force sur
une articulation sans cavité, fatiguent les ligamens et les muscles, et tendent à faire ressortir la tête des fémurs vers la crête de l'os
des îles ; et telle est l'étendue de ce mouvement ascensionnel, que nous avons vu les
trochanters et la tête des fémurs remonter,
dans l'espace de quelques années, dans la fosse
iliaque externe, au point de venir presque
toucher la crête de l'os des îles. La largeur du
bassin, chez les femmes sur-tout, en mettant
supérieurement un plus grand intervalle entre
les têtes des fémurs, oblige ces os à prendre
une plus grande obliquité pour leur permettre
de se trouver inférieurement à la même dis-

tance, et cette obliquité rend encore plus fâcheux les effets du défaut de solidité dans l'articulation ilio - fémorale. Aussi, voit-on les personnes qui ont pu, jeunes filles, marcher, courir et danser, plus âgées, devenir presque incapables d'aucun exercice violent. Cette difficulté devient impossibilité absolue chez les personnes douées d'un grand embonpoint, chez les personnes hydropiques, et sur-tout chez les jeunes femmes enceintes.

Il est à remarquer que les phénomènes qui ont lieu à l'extérieur du bassin, n'influent en rien sur le développement de cette cavité, et qu'avant l'époque de la puberté, pendant cette époque, et après qu'elle est passée, le bassin acquiert les dimensions les plus favorables à l'exercice des fonctions des viscères qu'il renferme ; et qu'il est aussi propre à recevoir, à conserver et à transmettre le produit de la fécondation que chez les personnes les mieux conformées.

Mais quelle est donc la cause de ce déplacement? Serait-il le produit d'une maladie survenue au fœtus dans le sein de sa mère, et guérie avant sa naissance? Serait-il le résultat d'un effort ou d'une violence qui aurait fait sortir la tête du fémur de la cavité cotyloïde, et cette dernière se serait-elle oblitérée sans maladie, et seulement parce qu'elle serait restée sans emploi, et, par conséquent, inutile? la nature aurait-elle oublié de creuser une cavité pour la tête des fémurs, ou bien cette cavité, qui résulte du concours et de la réunion des trois pièces dont se compose l'os des îles, serait-elle imparfaite par suite de quelque obstacle à l'évolution des os, ainsi que M. Breschet est porté à le croire? Sans chercher à résoudre aucune de ces questions, je me bornerai à présenter quelques courtes remarques.

Les travaux de l'anatomie pathologique ont démontré que le fœtus, pendant le temps qu'il reste dans le sein de sa mère, est sujet à plusieurs maladies qui peuvent suivre leur cours et se terminer par la guérison ou par la mort, avant la naissance. Il se pourrait donc, qu'une maladie de l'espèce de celles qui entraînent la luxation spontanée du fémur, eût produit le déplacement dont nous parlons; néanmoins, plusieurs circonstances répugnent à cette explication; et d'abord, tous les individus sur lesquels ce déplacement a été observé, étaient bien portans lorsqu'ils sont venus au monde, ce qui ne permet guère de supposer qu'ils eussent souffert d'une maladie aussi grave que celle qui entraîne la luxation spontanée du fémur; ensuite, on n'a observé, au moment de leur naissance, non plus qu'après ce temps, aucun des engorgemens, des abcès, aucune des fistules et des douleurs qui accompagnent et qui suivent si généralement ces sortes de maladies.

Ce déplacement ne serait-il pas plutôt le résultat d'une violence qui aurait obligé la tête du fémur à sortir de la cavité cotyloïde? En un mot, ce déplacement serait-il accidentel et analogue par sa nature, si ce n'est par sa cause spéciale, à ceux qui se font pendant la vie, à la suite de chutes, d'écarts, etc.? Mais quel serait, dans cette hypothèse, l'effort ou la violence qui auraient pu produire un tel déplacement? Qu'il me soit permis de faire, sur ce sujet, une remarque qui pourrait donner quelque probabilité à cette explication. Cette observation est que la position des membres inférieurs du fœtus, pendant qu'il est contenu dans la matrice, est telle, que ses cuisses sont fortement fléchies sur le ventre;

que les têtes des fémurs font continuellement effort contre les parties postérieure et inférieure de la capsule de l'articulation ; que cet effort continuel, sans effet chez des individus bien constitués, peut bien avoir chez d'autres moins bien constitués et dont les tissus sont moins résistants. En admettant ce fait, on conçoit que les parties postérieures et inférieures de la capsule de l'articulation, obligées de céder et de laisser passer la tête du fémur, permettent à une luxation de s'opérer ; et, dès lors, il suffit, pour concevoir le déplacement en haut et en dehors, de se rappeler que les plus puissans des muscles qui environnent l'articulation supérieure des fémurs, tendent constamment à faire remonter dans ce sens la tête de ces os, dès qu'elle est sortie de la cavité cotyloïde.

La luxation des fémurs serait-elle enfin le résultat d'un obstacle à l'évolution de l'os des îles ? M. Breschet pense, d'après ses propres recherches et d'après celles de plusieurs anatomistes modernes, sur les évolutions de l'embryon et du fœtus, particulièrement sur celles du système osseux, que les points les derniers développés sont ceux où doivent exister, soit des cavités, soit des éminences, et ceux surtout où plusieurs pièces osseuses se réunissent. Or, c'est sur les points par lesquels les pièces osseuses se touchent, pour se confondre plus tard, qu'on observe les vices de conformation par défaut de développement. On sait que la cavité cotyloïde se compose de trois pièces, et que la formation de cette cavité appartient à une des dernières époques de l'ostéose. Les viscères contenus dans la cavité pelvienne, et ses parois elles-mêmes, recevant des branches vasculaires distinctes de celles des membres inférieurs, qu'on doit considérer comme la continuation du tronc artériel, il se peut que, par l'effet des circonstances inconnues jusques ici, le développement du bassin soit en retard et ne se trouve plus en rapport avec celui des fémurs ; alors, ces os seraient portés dans le point le plus déprimé de la face extérieure de l'os des îles, et se placeraient dans la fosse iliaque externe.

Dans les trois hypothèses précédentes, le déplacement de la tête des fémurs ne serait que congénital ; dans celle qu'il nous reste à examiner, il serait originel, et daterait de la première organisation des pubis. Il est, quoi qu'en aient dit quelques personnes, des vices de conformation originels, et qui tiennent à un défaut dans l'organisation des germes. Le vice de conformation qui nous occupe ne pourrait-il pas, comme tant d'autres, tenir à une cause de ce genre? Dans cette hypothèse on concevrait très bien, et le déplacement simultané des deux fémurs chez le plus grand nombre des individus observés, et la santé parfaite dont ils jouissent au moment de leur naissance, et l'absence complète de tout travail, de tout symptôme de maladie antérieure ou bien actuelle, tant autour de la tête du fémur, que dans la cavité cotyloïde.

Quel traitement à employer contre cette affection? Au premier abord, les remèdes palliatifs paraissent les plus rationnels, et j'avoue que ce sont ceux que j'ai employés de préférence. Qu'on se rappelle la tendance naturelle qu'ont les têtes des fémurs à remonter le long des fosses iliaques externes, et que la cause de ce mouvement ascensionnel est, dans le poids du corps qui tend sans cesse à faire remonter les têtes de ces derniers le long des os des îles, et l'on comprendra sur quelles indications doit être fondé l'usage des remèdes palliatifs. On concevra dès lors qu'il faut, autant que faire se peut, empêcher le poids du corps de porter, de peser sur une articulation à laquelle il manque une cavité, et l'action musculaire de s'exercer sur le fémur, que rien ne retient et n'empêche de s'élever le long de la fosse iliaque externe. Le repos est donc un premier moyen d'empêcher la tête des fémurs de s'élever, comme elle fait quelquefois, jusque vers la crête de l'os des îles, et l'attitude qui convient le mieux au corps en repos, est l'attitude assis, dans laquelle le poids des parties supérieures porte, non plus sur les articulations ilio-fémorales, mais sur les tubérosités de l'ischion. Par suite de ces motifs, il convient de conseiller aux personnes du peuple, qui sont affectées de cette infirmité, des professions qu'elles puissent exercer assises, et l'on sent qu'une profession qui les obligerait à se tenir debout ou à marcher continuellement, serait, avec leur conformation, un contre-sens très dangereux.

Les personnes affectées de ce genre d'infirmité, ne sauraient cependant être condamnées à un repos éternel. Il fallait donc trouver

des moyens de diminuer pour elles les inconvéniens de la station, ceux de la marche
et des exercices divers auxquels elles peuvent se livrer. L'expérience ne m'a fait trouver jusqu'à présent, que deux moyens propres
à atteindre ce but important : le premier consiste dans l'usage journalier, hors le tems des
sueurs et des règles, de bains par immersion,
sans cesse répétés, de tout le corps, y compris la tête qu'on a soin d'envelopper de taf-
fetas vernissé, dans de l'eau simple ou salée,
mais froide, absolument froide, pendant trois
ou quatre minutes de durée, chaque fois,
sans plus. Ces bains ont pour effet de fortifier
les parties qui environnent l'articulation accidentelle, et, en augmentant leur résistance, de s'opposer au mouvement ascensionnel
des têtes des fémurs.

Le second consiste dans l'usage constant,
du moins pendant le jour, d'une ceinture qui
embrasse le bassin, qui emboîte les grands
trochanters et les maintienne à une hauteur
constante, qui fasse, de ces parties mal affer-
mies, un tout plus solide et empêche la va-
cillation continuelle du corps sur des articulations sans cavité. Pour remplir ces indica-

tions, la ceinture dont je conseille l'usage, doit être construite suivant certaines règles. Celles auxquelles j'ai été conduit sont les suivantes : elle doit être placée sur la partie rétrécie du bassin, qui existe entre la crête de l'os des îles et les trochanters ; elle doit occuper toute la hauteur de cet espace, et pour cela, elle ne doit pas avoir moins de trois ou quatre travers de doigt de largeur, suivant l'âge et la taille des individus. Cette ceinture doit être bien rembourrée en coton et en crin, et être revêtue en peau de daim, afin qu'elle ne puisse pas blesser les parties sur lesquelles elle doit être appliquée ; des goussets étroits et très superficiels doivent être creusés sur la face interne de son bord inférieur, de chaque côté, pour recevoir et retenir les trochanters, sans les loger en entier. Des boucles et des courroies, placées à ses extrémités et dirigées en arrière, doivent servir à la fixer autour du bassin ; sur-tout de larges sous-cuisses rembourrés et revêtus comme la ceinture elle-même, mais élargis et un peu creusés vis-à-vis des tubérosités de l'ischion, doivent maintenir cette ceinture à une hauteur constante, et l'empêcher d'abandonner l'espace précis sur lequel elle doit se trouver toujours appliquée.

Je suis parvenu par ce moyen à mettre un terme à l'accroissement des incommodités de la luxation, et à rendre supportables les mauvais effets que je n'avais pu détruire. Quelques malades m'ont fourni, à cet égard, des preuves irrécusables; fatigués par la pression de la ceinture, ils avaient pris le parti de la quitter, ils ont bientôt été obligés d'y revenir, parce qu'ils n'avaient, sans elle, ni solidité dans les hanches, ni assurance dans la marche.

On avait d'abord pensé que des tractions exercées sur les membres inférieurs ne seraient d'aucune utilité ; car en supposant que, par ce moyen, on pût ramener ces membres à leur longueur naturelle, ne semblait-il pas évident que la tête des fémurs, ne trouvant aucune cavité disposée pour la recevoir et capable de la retenir, le membre perdrait, dès qu'on l'abandonnerait à lui-même, la longueur qu'on lui aurait rendu par l'extension ?

Cette opinion a néanmoins été modifiée par les travaux de MM. Lafond et Duval. Avertis par la publication du mémoire de M. le baron Dupuytren, ces praticiens distingués, dit

M. le docteur Caillard-Billonnière (1) ont eu l'heureuse idée de soumettre à l'extension continue, dans leur maison d'orthopédie de Chaillot, un jeune enfant de huit à neuf ans, affecté de déplacement congénital des fémurs de l'un et de l'autre côté, et M. Dupuytren a constaté qu'après quelques semaines de l'emploi de ce moyen, les deux membres avaient repris leur longueur et leur rectitude ; mais ce n'est pas sans un grand étonnement qu'au bout de trois ou quatre mois de l'extension continue, il a vu persister pendant plusieurs semaines, la majeure partie des bons effets produits par ce moyen. On ne saurait, il est vrai, conclure d'un seul fait l'utilité de l'extension continue dans les déplacemens originels des fémurs, mais ce fait est important par lui-même et peut le devenir bien plus encore par les conséquences qu'il peut avoir.

A ce premier exemple rapporté par M. Cailliard, nous allons en ajouter un second fort intéressant cité par M. le docteur

---

(1) Voir l'excellente dissertation de M. Caillard-Billonnière sur les luxations originelles ou congénitales des fémurs. Paris, 1828, n. 233. Ce médecin a déposé, dans le muséum de la Pitié, une pièce fort curieuse, disséquée sous les yeux de M. le baron Dupuytren, et qui montre les altérations que subissent le fémur et la cavité cotyloïde dans la luxation originelle des fémurs.

Jalade-Lafond dans son bel ouvrage inti-
tulé : *Recherches pratiques sur les difformités
du corps humain et sur les moyens d'y remédier*, et que nous allons reproduire dans
cette leçon.

Mademoiselle A..., âgée de neuf ans, fut
soumise à notre observation, dans notre établissement, pendant l'année 1828 ; voici
dans quel état elle se trouvait : elle avait une
taille ordinaire pour son âge, était fortement
constituée, et jouissait d'une bonne santé. La
cambrure des lombes, la saillie des fesses en
arrière, le balancement latéral du corps, donnaient à sa démarche une certaine ressemblance
avec celle du canard. La station et la progres-
sion étaient d'ailleurs peu assurées. En examinant les hanches, on remarquait les phénomènes suivant : La fesse était saillante, le
grand trochanter rapproché de l'épine iliaque
antérieure et supérieure de l'os iliaque, et
l'on sentait dans la fosse iliaque externe, lorsque le pied était tourné en dehors, une tumeur
dure formée évidemment par la tête du fémur;
dans l'état ordinaire, toutefois, le membre
conservait sa rectitude naturelle, et il pouvait
exécuter également des mouvemens de rotation en dehors.

Lorsqu'on tentait d'alonger le membre, le grand trochanter s'abaissait, ainsi que toute l'extrémité supérieure du fémur, en faisant entendre souvent et assez distinctement une sorte de crépitation, résultant du frottement de surfaces dures et lisses. Ces phénomènes s'observaient des deux côtés.

La facilité avec laquelle les membres pouvaient être alongés, nous suggéra l'idée de maintenir, par une douce tension, la tête du fémur au niveau des cavités cotyloïdes : une ceinture placée sur les hanches poussait en bas les extrémités supérieures des fémurs, tandis qu'une traction exercée sur les pieds concourait au même but, en même temps que le tronc était fixé à la partie supérieure du lit extenseur; dans la station et la marche, le corps était toujours soutenu par des béquilles. Quelque succès nous engagea à continuer ces moyens pendant assez long-temps; mais n'obtenant pas tout ce que nous avions espéré d'abord, et la malade étant fort indocile, nous discontinuâmes le traitement. Nous dirons néanmoins que cette jeune personne marchait beaucoup mieux lorsqu'elle sortit de notre établissement. Il est probable que cette amé-

lioration est due aux bains froids , aux bains
salés ou sulfureux, aux douches toniques administrées localement, aux exercices gymnas-
tiques auxquels elle se livrait avec passion,
mais sur-tout à l'action de la mécanique à
extension oscillatoire.

La luxation originelle des fémurs, dit
M. Dupuytren en terminant, n'est pas aussi
rare qu'on pourrait le croire. J'en ai observé
vingt-cinq à vingt-six dans l'espace de vingt
ans, époque à laquelle remonte la première
observation de ce genre que j'aie faite. Une
dernière remarque, qui n'est pas sans intérêt,
est, que presque tous les individus affectés de
cette luxation sont du sexe féminin ; en effet,
sur les vingt-six personnes que j'ai observées,
trois ou quatre, tout au plus, appartenaient
au sexe masculin. Or, on ne saurait admettre
que le hasard soit la seule cause de cette dis-
proportion ; mais en l'admettant comme constante, quelle cause peut rendre le sexe féminin plus exposé à la luxation originelle
que l'autre sexe ? J'avoue que je n'en saurais
fournir aujourd'hui une raison particulière
qui soit satisfaisante ; je n'en pourrais donner,
tout au plus, qu'une raison générale : c'est

que les vices de conformation sont, d'après
une observation constante, beaucoup plus
communs dans le sexe féminin que dans
l'autre. Je souhaite que les observations ulté-
rieures fournissent un jour l'explication de
cette particularité, et viennent compléter
mes recherches (1).

------

(1) L'auteur de l'observation citée à la page 217 est M. le docteur Maissiat.

ARTICLE IX.

DES TUMEURS ET DES FISTULES LACRYMALES.

*De la méthode de traitement adoptée par M. Dupuytren, et de
ses résultats.*

La maladie qui produit la fistule lacrymale
se manifeste sous deux formes très distinctes,
qui dépendent de ses degrés successifs de développement, et que l'on confond à tort,
dans le langage ordinaire, dit M. Dupuytren,
sous la même dénomination. Tant qu'il n'existe
pas d'ouverture qui établisse une communication du sac lacrymal à l'extérieur, il ne saurait y avoir une fistule ; mais on observe alors
une dilatation plus ou moins considérable de
ce dernier, qui constitue la *tumeur* lacrymale :
c'est la première période de la maladie ; la
perforation du sac ou la *fistule* en est la seconde.

La tumeur lacrymale naît et s'accroît ordinairement d'une manière presque insensible.
Ce n'est d'abord qu'un gonflement à peine

III.							18

appréciable, situé au dedans et au dessous du grand angle de l'œil, au dessous et en arrière du tendon direct du muscle orbiculaire des paupières. Circonscrite, sans changement de couleur à la peau, exempte de douleur, cette tumeur se vide aisément au début, lorsqu'on la presse, soit par le reflux de la matière qu'elle contient à travers les points lacrymaux, soit, ce qui est moins commun, par l'écoulement de cette matière dans la narine. L'épiphora qui accompagne ses premiers développemens, devient de jour en jour plus considérable, et la totalité des larmes finit par se répandre sur la joue. L'œil du côté malade est constamment rougeâtre, sa conjonctive présente une légère injection, et ses paupières sont manifestement tuméfiées, sur-tout à leurs bords libres qui, le matin, se trouvent collés l'un à l'autre par une matière tenace et jaune, fournie par les follicules irrités de Meibomius.

La maladie peut se prolonger beaucoup sous cette forme, sans faire de grands progrès; mais une époque arrive enfin où les parois de la tumeur s'amincissent, où elle ne se vide plus par la pression, où de la chaleur et de la douleur se font sentir à la région qu'elle occupe, où enfin sa surface rougit et s'enflamme. Souvent l'inflammation s'étend à la totalité des paupières, à la joue, au nez et jusque sur le front. L'œil devient rouge ; le liquide qui le baigne et qui se répand sur la joue, acquiert plus de chaleur et d'âcreté. La tumeur offre l'aspect d'un phlegmon aigu ; de la fluctuation s'y fait sentir, et elle s'ouvre enfin au dehors. A cette époque, l'épiphora diminue chez la plupart des sujets, les larmes trouvant, par l'ouverture anormale du sac, un écoulement que le canal nasal ne leur permettait pas auparavant. Le liquide, rendu par la fistule, offre un mélange de larmes et de mucosités purulentes. Dans beaucoup de cas, la persistance de la phlegmasie entraîne la désorganisation des tissus affectés et l'extension de la maladie aux parties voisines. Des végétations se développent dans le trajet fistuleux, des duretés calleuses en garnissent les bords ; la membrane muqueuse du sac et du canal nasal se ramollit, devient fongueuse, se détruit même dans une étendue variable, et le périoste partageant cette destruction, l'os unguis et même des portions voisines de l'os

18.

maxillaire sont mises à nu et cariées au fond de la fistule. Cette carie n'attend pas toujours, pour être formée, que la maladie soit arrivée au degré que nous venons de décrire; quelquefois on l'observe avant même que la tumeur lacrymale ait été perforée et par conséquent avant l'existence de la fistule. Nous en avons actuellement sous nos yeux un exemple dont nous rapporterons bientôt l'histoire.

A l'exposé que nous venons de faire de la marche de cette maladie, vous reconnaîtrez aisément ses caractères et les signes sur lesquels en est fondé le diagnostic. Nous ne parcourrons pas les diverses parties de ce sujet; notre tâche n'est pas de faire un traité chirurgical de chaque spécialité, mais bien de vous exposer les considérations pratiques les plus importantes que nous suggèrent les faits soumis à notre observation. Nous dirons néanmoins quelques mots de la cause de la lésion primitive du sac lacrymal, origine de la maladie. Scarpa la place dans le flux palpébral, considérant ainsi l'affection du sac lacrymal comme toujours secondaire à la phlegmasie des paupières. Suivant lui, le liquide purulent, porté dans les voies lacrymales, les irrite, les enflamme; plus tard, le sac ou le canal nasal s'ulcère, se perfore, et enfin les parties osseuses voisines, finissent par s'altérer. Ce sont là les quatre degrés établis par le célèbre professeur de Pavie. Mais des recherches plus récentes ont prouvé que les voies lacrymales, comme tous les conduits excréteurs, doivent la plupart de leurs maladies à la lésion de la membrane muqueuse qui les tapisse. Un point quelconque de cette muqueuse est-il enflammé, soudain le tissu fibrocelluleux extérieur devient le siége d'une congestion active qui rétrécit d'autant l'aire du conduit intérieur. Cette coarcture devenant elle-même une cause permanente d'irritation, l'afflux sanguin augmente bientôt, les tissus vivement enflammés se ramollissent, puis s'ulcèrent et la fistule s'établit. Le canal de Sténon, l'urètre, le rectum, le cœcum, l'œsophage, etc., fournissent fréquemment des exemples irrécusables de cette espèce d'étiologie. Toutes les causes, par conséquent, propres à entretenir une irritation permanente sur l'œil, les paupières ou la membrane muqueuse des cavités nasales, sont aussi les causes éloignées des tumeurs lacrymales. C'est ainsi qu'on les voit se manifester fréquemment chez les personnes blondes, pâles, dont la conjonctive est habituellement injectée, les bords des paupières rougeâtres, chassieux; qu'elles surviennent à la suite de la rougeole, de la variole, de la scarlatine, qui laissent si souvent de l'irritation dans l'appareil oculaire et aux rebords palpébraux; que des dartres répercutées, d'anciennes affections vénériennes, l'état scrofuleux de la constitution, en favorisant le développement et la persistance des inflammations oculo-palpébrales, occasionent aussi celles des voies lacrymales et par suite la manifestation des tumeurs et des fistules qui en sont le le résultat. Des causes toutes mécaniques, dit le professeur, peuvent déterminer aussi la tuméfaction du sac lacrymal et ensuite son érosion. Nous avons observé chez un sujet l'absence congéniale du canal nasal; le sac était perforé; le malade fut guéri par l'établissement d'une route artificielle aux larmes.

Il résulte donc de l'étiologie reconnue généralement aujourd'hui aux tumeurs et fistules lacrymales, que le traitement antiphlogistique doit être appliqué au début de la maladie. En effet, on ne doit pas perdre de vue

qu'elles sont, ainsi que nous l'avons fait remarquer, la conséquence d'un état inflammatoire, ordinairement propagé soit de l'œil et
des paupières, soit de la membrane muqueuse
du nez jusqu'au sac et au canal qui en sont le
siége. Les moyens destinés à remplir cette
indication suffisent fréquemment seuls, sans
qu'il soit besoin de recourir à aucune opération.

A une époque plus avancée, lorsque toutefois la maladie est encore simple, qu'il
n'existe au sac lacrymal qu'une dilatation médiocre, ou une perforation récente non accompagnée de callosités, de végétations fongueuses, de désorganisation de la membrane
muqueuse, de carie aux os voisins, le traitement antiphlogistique, secondé par les révulsifs, les fumigations, etc., suffiront encore
souvent pour obtenir une guérison solide ; enfin
la maladie étant arrivée à un tel degré qu'il
faille nécessairement recourir à l'opération, il
faudra encore faire subir au malade un traitement préparatoire antiphlogistique, s'il existe
à l'œil, ou aux paupières, ou dans les tissus
environnans, un degré considérable de phlogose.

Ce n'est pas seulement sur l'affection locale que le chirurgien doit fixer son attention, il doit encore rechercher avec soin les causes éloignées qui l'ont produite, et diriger ses investigations sur l'ensemble de la constitution du malade, sur ses affections antérieures. Est-elle l'effet de scrofules, d'un vice vénérien, de dartres répercutées, etc., il s'attachera à combattre les unes ou à rappeler les autres à leur siége primitif, en même temps qu'il appliquera localement les moyens directs dont elle réclame l'emploi.

Dans les hôpitaux, on a assez rarement l'occasion de tenter la guérison de cette maladie par des moyens autres que l'opération. En général, les malades ne viennent demander des secours que lorsque la fistule est établie depuis long-temps, ou que la tumeur cache des désordres tels qu'il est urgent de l'ouvrir et de désobstruer le canal nasal.

Pour exécuter cette opération suivant le procédé de M. Dupuytren, le chirurgien n'a besoin d'être muni que d'un bistouri ordinaire, à lame étroite et à pointe solide, et d'une canule montée sur son mandrin, que nous décrirons plus loin; le malade doit être assis sur une chaise peu élevée et solide, vis-à-vis d'une fenêtre bien éclairée, la tête renversée en arrière contre la poitrine d'un aide, dont les mains la maintiennent immobile; le corps sera entouré d'un drap d'alèze qui enveloppera également les membres thoraciques. Le chirurgien s'assure alors, avant d'aller plus loin, de la situation exacte du rebord maxillaire de l'orbite près du grand angle de l'œil. Il n'est pas rare de trouver ce rebord plus élevé ou plus bas, plus saillant ou plus déprimé qu'on ne le jugeait au premier aspect; et ces variétés pourraient tromper l'opérateur et faire manquer l'ouverture du sac. D'un autre côté, le tendon direct du muscle orbiculaire des paupières doit être également examiné avec soin, car sa disposition n'est pas non plus constante. C'est entre celui-ci qu'il faut laisser intact en haut, et le rebord maxillaire de l'orbite au-dessous duquel on ne trouve plus le sac, que l'instrument est plongé. On ne doit pas oublier ces principes élémentaires d'où dépendent le succès de l'opération. L'observation suivante nous fera connaître le procédé adopté par M. Dupuytren depuis de longues années, procédé qui réunit la facilité de l'exécution à la sûreté et à la promptitude des résultats.

Ire OBSERVATION. — Chalou (Alexandrine), âgée de trente-six ans, d'une constitution lymphatique, bien réglée, vint à l'Hôtel-Dieu pour y être traitée d'une fistule lacrymale qu'elle portait à l'angle interne de l'œil gauche. Ce mal, dont elle ne put indiquer la cause, remontait à plus de six ans.

Pendant les cinq premières années, il y avait un larmoiement continuel, et par suite gêne très grande dans la vision, sécheresse de la narine correspondante, et céphalalgie du même côté. Au bout de ce temps, en septembre, une petite tumeur se manifesta à l'angle interne de l'œil; elle était compressible et disparaissait en quelque sorte à volonté : il suffisait pour cela que la malade appuyât un doigt sur la saillie qu'elle formait, et le liquide s'échappait en presque totalité par les points lacrymaux. Bientôt il se manifesta une rougeur érysipélateuse qui s'étendit aux parties voisines ; la tumeur s'ouvrit et se vida.

Cependant, cette ouverture vint à s'oblitérer, et une nouvelle tumeur parut et était plus volumineuse que la première ; elle s'ouvrit de nouveau et il s'établit définitivement une fistule. La malade vint à l'hôpital à la fin du mois de janvier suivant.

La tumeur était du volume d'une petite noix et présentait dans son centre une ouverture fistuleuse qui établissait une communication entre le sac lacrymal et l'extérieur, et par laquelle celui-ci se vidait complétement. Le larmoiement était considérable, l'œil d'une sensibilité extrême et d'une rougeur assez vive, la narine correspondante très sèche, la tête douloureuse du même côté, la paupière inférieure soulevée et recouvrant à plus de moitié l'organe visuel ; les parties environnantes étaient assez fortement enflammées, et l'on voyait sur la joue des sillons tracés par le passage des larmes.

A de tels symptômes il n'était pas difficile de reconnaître au premier abord la nature de l'affection et l'indication qu'il y avait à remplir. Après quelques jours de repos et d'usage de moyens antiphlogistiques, M. Dupuytren procéda à l'opération de la manière suivante :

La malade étant assise, comme nous l'avons indiqué, l'opérateur se place devant elle, incise le sac lacrymal dans l'étendue de quelques lignes ; plonge le bistouri dans la partie supérieure du canal nasal, la lame de l'instrument étant légèrement soulevée et appuyée en arrière ; introduit et glisse au-devant de la face antérieure de cette lame l'extrémité libre et unie d'une petite canule placée sur son mandrin ; retire alors le bistouri, et enfonce la canule, à l'aide d'une pression médiocre, dans le canal nasal qu'elle doit occuper dans toute sa longueur, de telle sorte que son bourrelet soit complétement caché au fond de la partie inférieure du sac lacrymal. Le mandrin étant retiré à son tour, la canule est laissée en place. A peine quelques gouttes de sang s'écoulent par la narine vers la fin de l'opération.

Ce procédé est donc, comme on le voit, un des plus simples, des plus faciles et des plus prompts que l'on puisse imaginer. En résumé, une petite incision au-dessous du grand angle de l'œil, qui ouvre le sac lacrymal, l'introduction dans le sac, puis dans le canal nasal, d'une petite canule destinée à remplacer d'une manière permanente, pour ainsi dire, ce canal, voilà en quoi consiste le traitement d'une maladie qui a tant exercé le génie des chirurgiens.

Afin de s'assurer si le tube était convenablement placé, le professeur ferma l'orifice antérieur des fosses nasales de la malade, et l'engagea à faire un effort soutenu d'expiration, comme pour se moucher. L'air s'introduisit dans la canule par son orifice inférieur et ressortit aussitôt avec un sifflement très-marqué à travers sa base par l'ouverture faite au sac lacrymal. Cette épreuve est répétée par le professeur chez tous les malades qu'il opère ; et si, d'un autre côté, ceux-ci, en se mouchant, rendent un peu de sang ou d'autres matières par le nez, elle démontre de la manière la plus évidente que la communication est parfaitement rétablie entre la partie supérieure de la voie des larmes et le nez. Un résultat contraire prouverait que l'opération a été manquée.

L'opération eut un tel succès chez cette femme, que, quatre jours après, il eût été presque impossible de dire s'il y avait eu une fistule. La petite plaie faite au sac était entièrement cicatrisée ; il n'existait plus de trace de tumeur, ni de larmoiement, plus d'incommodité ni de gêne dans la vision. Cette femme n'avait pas même la conscience de la présence d'un corps étranger dans les voies lacrymales. Au bout de vingt jours environ, elle sortit de l'hôpital, parfaitement guérie de sa fistule et jouissant d'ailleurs d'une bonne santé.

Après avoir décrit le procédé opératoire tel que l'a adopté M. Dupuytren, nous allons dire en quoi consiste la canule que ce célèbre praticien introduit et laisse à demeure dans le canal nasal. Depuis long-temps la chirurgie avait reconnu l'indication, dans cette maladie, de rendre au canal nasal toute sa liberté, et s'efforçait d'atteindre ce but par l'introduction de cylindres inertes destinés à soutenir ses parois, à les maintenir écartées, et à se substituer en quelque sorte à sa membrane muqueuse, dont ils garnissent et revêtent la surface. Foubert et ensuite Pellier, Benj. Bell, Waten, Mirault, avaient conçu et mis à exécution, pendant le siècle dernier, l'idée de substituer aux fils de plomb, aux cordes à boyau, une canule qui agirait à la fois comme dilatateur et comme conduit ouvert aux larmes. D'abord simple et courte, et destinée à s'échapper bientôt par les fosses nasales, elle fut perfectionnée par Flajani qui la rendit conique et plus longue. Mais les instrumens de ces anciens chirurgiens étaient très défectueux, et leurs procédés opératoires sont dès long-temps tombés dans l'oubli.

M. le professeur Dupuytren, frappé de la justesse de cette indication, reprit la canule de Foubert, mais en modifiant tellement le procédé opératoire et l'instrument, que l'on peut dire avec raison que l'un et l'autre lui appartiennent. et qu'il ne doit rien sous ce rapport à ses devanciers. Il sut adopter parfaitement la canule au canal nasal, la rendre plus facile à supporter, moins disposée à tomber dans les cavités nasales, ou à remonter vers le sac lacrymal; en un mot la rendre parfaitement propre à remplir les usages auxquels on la destine.

La canule dont se sert le professeur, est en argent ou en or, faite exprès pour le malade qu'il va opérer, longue de huit à neuf lignes pour les adultes, et de cinq à six pour les enfans, un peu plus large en haut qu'en bas. garnie à son extrémité la plus volumineuse d'un bourrelet circulaire arrondi et peu épais. Plus longue, elle appuierait en bas sur le plancher des fosses nasales, ou soulèverait en haut la paroi antérieure du sac lacrymal; trop courte, elle ne descendrait pas au-dessous du repli vasculaire du canal nasal et deviendrait, en certains cas, inutile. Tres légèrement recourbée en avant, afin de mieux s'adapter à la direction du canal nasal, son extrémité inférieure est taillée en bec de flûte. Cet instrument est monté sur un mandrin formé d'une tige de fer, recourbée à angle droit. La partie qui pénètre dans la canule doit la remplir exactement ; l'autre qui sert de manche est bien plus longue et en forme de spatule. Il importe que l'extrémité libre de ce mandrin soit tellement adaptée au bec de la canule, qu'il n'en résulte aucune saillie inégale, susceptible de blesser les parois du conduit ; du reste la canule ne doit porter aucune ouverture latérale. Nous avons dit comment elle doit être introduite dans le canal nasal.

Rien n'égale la promptitude avec laquelle M. Dupuytren pratique l'opération que nous venons de décrire. Tout se passe avec tant de rapidité, que le plus souvent les malades ignorent complétement qu'on a introduit un corps étranger dans leurs voies lacrymales ; ils n'ont point la conscience de sa présence, et il est arrivé plusieurs fois au professeur d'être obligé de réintroduire le mandrin et de le faire résonner contre la canule pour les convaincre. D'autres éprouvent un léger chatouillement, ou un sentiment de gêne très obscur, qui disparaît en vingt-quatre heures. Tels sont encore les résultats que nous présente l'observation suivante, dans laquelle cette méthode de traitement a obtenu le succès le plus complet et le plus prompt, malgré l'ancienneté de la maladie et les désordres auxquels elle avait donné lieu.

IIe. OBSERVATION.—Galan (F.-L.-A.), âgée de quinze ans, bien constituée et bien réglée, portait au grand angle de l'œil, du côté droit, une fistule lacrymale parfaitement caractérisée. Il y avait sept ans que, pour la première fois, elle s'était aperçue d'un larmoiement insolite survenu sans cause connue. L'écoulement devint de jour en jour plus abondant et plus incommode ; un vésicatoire avait été appliqué à la nuque et entretenu assez long-temps. Plusieurs autres furent successivement mis au bras, mais toujours sans aucune amélioration.

Deux mois avant son entrée à l'hôpital, une tumeur parut au grand angle de l'œil droit; molle dans le principe, aisément compressible et sans douleur, elle devint bientôt tendue, chaude et douloureuse.

L'inflammation s'étendit aux parties voisines: une ouverture s'établit au centre de la tumeur et donna issue à beaucoup de larmes mêlées à du pus. Alors la tuméfaction diminua, les douleurs cessèrent, le larmoiement était moins considérable, et la malade se trouvait beaucoup mieux. Mais bientôt l'ouverture s'étant oblitérée, la tumeur se forma de nouveau et devint plus volumineuse que la première fois; l'inflammation s'accrut et une nouvelle fistule s'établit, qui persistait encore à l'époque de l'entrée de la malade à l'hôpital. L'œil était alors vivement enflammé, larmoyant; les paupières très-rouges et tuméfiées; une matière âcre et chaude, formée de pus et de larmes, s'écoulait sur la joue.

Trois jours ayant été consacrés à un traitement préparatoire et à combattre l'inflammation dont les parties étaient atteintes, l'opération fut pratiquée suivant le procédé ordinaire. Immédiatement après, la jeune malade interrogée répondit de manière à prouver qu'elle n'avait aucun sentiment de la présence de la sonde dans le canal nasal, et il fallut lui expliquer ce qui venait d'être fait par l'opération. Au bout de cinq jours, la petite plaie était entièrement cicatrisée, l'inflammation détruite, et le huitième jour, on reconnaissait à peine de quel côté la maladie avait existé. La malade sortit de l'hôpital le dix-huitième jour de son entrée.

On a proposé de modifier le procédé de M. Dupuytren, généralement admis aujourd'hui par les chirurgiens français, de la manière suivante : le sac lacrymal étant incisé, l'extrémité d'un long stylet est portée dans le canal nasal ; enfoncé profondément, il force d'autant plus facilement l'obstacle, que son volume est peu considérable. Alors on fait descendre la canule, placée d'avance sur le stylet qui lui sert de guide et l'empêche de se fourvoyer. Lorsque le pavillon de cette canule est arrivé près de l'ouverture de la peau, le stylet est retiré, et on le remplace par un mandrin extrêmement court, à l'aide duquel on déprime la canule à une profondeur convenable. Mais l'auteur même de cette modification reconnaît avec raison que, tout en étant plus compliquée que le procédé du chirurgien en chef de l'Hôtel-Dieu, elle ne présente sur lui aucun avantage spécial.

19.

Bien que le procédé de M. Dupuytren soit sans contredit le plus efficace de tous ceux employés jusqu'à lui, et qu'il satisfasse à toutes les indications, on n'a pas manqué de lui opposer comme vices essentiels quelques inconvéniens, certains accidens auxquels donne lieu la présence de la canule. Loin de les nier, le professeur est lui-même le premier à les exposer, à en donner des exemples, afin de mieux faire apprécier les moyens par lesquels il arrive à y remédier. Parmi ces inconvéniens, on remarque principalement la réascension de la canule dans le sac lacrymal, ou bien sa chute dans les fosses nasales par l'extrémité inférieure du canal nasal. Le premier accident, après un temps plus ou moins long, donne lieu à des inflammations, des ulcérations, des abcès, qui nécessitent l'extraction de la canule. Voici comment le professeur y parvient. Nous avons fait confectionner, dit-il, un petit mandrin d'acier, analogue à celui qui sert à introduire la canule ; la partie de ce mandrin que l'on met dans celle-ci, est fendue, et ses deux portions s'écartent en vertu de leur élasticité. Chacune d'elles est terminée par un petit crochet dont les pointes sont dirigées en dehors. Lors de leur introduction, elles sont tenues rapprochées par une petite virole que l'on retire à volonté. Aussitôt que leur extrémité inférieure dépasse le bec de la canule, elles s'écartent par l'effet de leur élasticité, les deux petits crochets s'appuient sur les rebords de la canule, et on ne peut plus retirer le mandrin sans amener cette dernière. Ce mécanisme est fort simple et l'instrument d'une très-facile application. Indispensable lorsque la canule a déterminé des accidens sans se déplacer, on peut parfaitement s'en passer lorsqu'elle est montée très-haut dans le sac lacrymal : il suffit en effet de faire une petite incision à ce sac, pour pouvoir la saisir et l'extraire facilement avec des pinces à ligature.

L'évasement donné à la partie supérieure de la canule a pour but de prévenir sa chute dans les fosses nasales, et la prévient en effet. Cependant cet accident arrive quelquefois, et alors l'instrument irrite et enflamme la membrane muqueuse de ces cavités, l'ulcère, la détruit, et perfore même la voûte palatine. Plusieurs fois M. Dupuytren a vu des malades chez lesquels il faisait une saillie plus ou moins considérable dans la bouche. Comme il est taillé en forme de coin, son extraction à travers la voûte palatine présente des difficultés, et il faudrait pour y parvenir, des efforts très considérables qui ne pourraient qu'être nuisibles. Dans cette circonstance, dit le professeur, on doit la repousser de bas en haut dans les fosses nasales, et l'extraire ensuite par les narines antérieures, soit avec des pinces à ligature, soit avec des pinces à pansement.

IIIe Observation. — Une femme avait été opérée par le procédé de M. Dupuytren et portait la petite canule depuis dix-huit mois. Pendant ce laps de temps, elle ne se ressentit en rien d'une maladie dont il ne lui restait pas la plus légère trace. Mais depuis quelques jours, de la douleur, de la tuméfaction accompagnée de rougeur, se manifestèrent au grand angle de l'œil. En pressant sur ce point, on trouvait de la fluctuation et la présence d'un corps étranger ; c'était la canule qui était remontée dans le sac lacrymal. On aurait pu facilement la repousser dans le canal nasal, mais M. Dupuytren pensant qu'un séjour de dix-huit mois avait dû suffisamment rétablir la liberté de ce conduit, se détermina à l'enlever. Une incision fut faite au-dessous du tendon du muscle orbiculaire des paupières, comme pour l'opération ordinaire de la fistule. La canule fut sentie, mise à découvert et facilement extraite à l'aide d'une pince à ligature. Les accidens cessèrent aussitôt, et là malade était complétement guérie au bout de quelques jours.

Du reste, les accidens dont nous venons de parler, et que l'on a signalés comme très fréquens, sont au contraire fort rares et ne peuvent infirmer en rien les résultats du procédé opératoire. En second lieu, cette affection est souvent l'effet de causes générales, tels que le vice vénérien ou le vice scrofuleux, etc.; et si le chirurgien ne pouvant arriver à la connaissance de ces causes, parce que les malades dissimulent les maladies dont ils ont été atteints antérieurement, ne joint pas un traitement général au traitement local, ou si les malades négligent les moyens généraux, ce qui arrive le plus souvent, il est évident que l'insuffisance de l'opération ne saurait être attribuée au procédé opératoire. Enfin, les insuccès dûs à la manière imparfaite dont quelques praticiens exécutent le procédé imaginé par M. Dupuytren, ne peuvent lui être reprochés. Ainsi, il est arrivé, par exemple, qu'au lieu de placer la canule dans le canal nasal, on l'a mise dans l'orbite, ou dans le sinus maxillaire, après avoir perforé la paroi inférieure de l'orbite, ou bien encore dans l'épaisseur des parties molles et au-devant des os sus-maxillaires. Voici un fait curieux de ce genre.

4ᵉ OBSERVATION. — Un homme avait été opéré en ville d'une tumeur lacrymale par le procédé de M. Dupuytren. La maladie ne guérit point, les mêmes accidens persistaient, aucune amélioration n'était survenue. Le professeur ayant été appelé à examiner ce malade, trouva, au-devant du grand angle de l'œil et sur les côtés du nez, un corps étranger placé sous la peau, qui n'était autre que la canule. Le médecin qui avait fait l'opération, homme d'ailleurs fort capable, reconnut bientôt lui-même l'erreur qu'il avait commise. L'opération fut recommencée, convenablement pratiquée, et le malade guérit très bien et en quelques jours.

Le résultat général de la pratique de M. Dupuytren, qu'il est vraiment curieux de connaître, réduira à leur juste valeur, mieux que l'histoire de faits isolés, les reproches adressés à son procédé opératoire. Le nombre de mandrins restés entre ses mains après des opérations faites chez lui, le relevé des registres de l'Hôtel-Dieu et ces deux sources comparées aux renseignemens donnés par les couteliers qui ont fourni les instrumens, ont démontré que le nombre de personnes opérées de la fistule lacrymale par M. Dupuytren, suivant son procédé, depuis vingt ans qu'il le met en pratique, est, *annuellement*, de plus de :

1° Chez lui ou en ville.	50
2° A l'Hôtel - Dieu.	100
	150

Ce chiffre multiplié par 20 (les 20 années d'exercice.) donne un total de 3,000 opérations. Sur ce total vraiment extraordinaire et qui prouve combien cette maladie est commune, sur-tout quand on pense qu'il y a à Paris plusieurs autres hôpitaux où elle est également traitée, le nombre des guérisons a été de neuf sur dix, ou de quatre vingt-dix sur cent. Il n'est assurément aucune des autres méthodes connues qui puisse revendiquer une aussi heureuse proportion.

Nous n'avons parlé jusqu'ici que du traitement de la tumeur et de la fistule lacrymales simples, c'est-à-dire sans altération extraordinaire des parties. Mais dans beaucoup de cas il existe des complications auxquelles il est nécessaire d'appliquer un traitement spécial. Quelquefois l'orifice de la fistule est garni de petites végétations fongueuses : on les excise avec des ciseaux courbés sur le plat, ou bien on les cautérise avec le nitrate d'argent fondu. Si les points lacrymaux sont fermés, l'opération ne détruit pas l'épiphora et les larmes continuent à couler abondamment sur les joues : on les désobstrue facilement au moyen du stylet d'Anel, lorsqu'ils ne sont qu'engorgés ; mais cette complication est à peu près incurable, si elle résulte de l'adhésion des parois des conduits lacrymaux dans une certaine étendue.

S'il existe une dénudation simple ou une carie de l'os unguis, après avoir désobstrué le canal nasal et placé la canule, on panse la cavité du sac avec de la charpie mollette et l'on attend, pour laisser la plaie extérieure se fermer, que la surface de l'os soit recouverte ou que les exfoliations aient eu lieu. Du reste, ces pansemens ne sont pas rigoureusement nécessaires, car on observe généralement que,

par le procédé de M. Dupuytren, la dénudation ou la carie se guérit spontanément et sans
moyen spécial. Dans la perforation de l'os
unguis et de la portion de la membrane pituitaire
qui en tapisse la face interne, la cavité du sac
lacrymal communiquant avec celle des fosses
nasales, les larmes, les mucosités, la matière
purulente trouvant, par cette voie de communication, un écoulement plus facile que par la
fistule extérieure, celle-ci doit nécessairement
s'oblitérer, et le but que le chirurgien se
proposait par l'opération, se trouve déjà rempli. Il n'a donc qu'à laisser les choses suivre
leur cours naturel, sauf à pratiquer l'opération, comme dans les cas de fistule simple, si
l'ouverture de l'os unguis venait à se fermer.
Ainsi l'on trouve dans J. L. Petit l'observation
d'un enfant qui avait cet os perforé et qui portait dans cette ouverture une grosse sonde
placée suivant la méthode de Woolhouse; ce
corps étranger irritait les parties et entretenait
leur état d'ulcération : on fut obligé de
l'extraire. La plaie de l'os se ferma, et l'on
procura la guérison en désobstruant le canal
nasal.

Il n'entre point dans notre plan de décrire

ici les diverses méthodes de traitement, les nombreux procédés opératoires, suivis par les chirurgiens depuis le siècle dernier. Les uns sont jugés définitivement et abandonnés, les autres attendent la sanction de l'expérience ; mais celui de M. Dupuytren conserve sur tous d'immenses et incontestables avantages. Nous terminerons cet article par un résumé rapide de l'histoire de la maladie qui vient de nous occuper.

Cette affection a été connue d'Hippocrate, de Celse, Galien, etc.; mais ils n'avaient que des notions très vagues sur sa nature, parce qu'ils ignoraient entièrement les dispositions anatomiques de l'appareil. Ce n'est qu'au seizième siècle que la tumeur et la fistule lacrymales furent bien décrites par Fallope et Leone.

Les causes sont de trois ordres : causes générales, telles que les scrofules, les dartres, la syphilis, etc. ; causes locales, mais ayant leur siége autre part que dans les conduits lacrymaux ; causes locales ayant leur siége dans ces dernières voies.

Le développement de la tumeur a lieu ordinairement au-dessous du tendon du muscle orbiculaire des paupières , mais quelquefois il se fait au-dessus et au-dessous de ce tendon, de sorte que formant deux saillies, la tumeur paraît étranglée par celui-ci et comme bilobée. La marche de l'affection se divise en deux périodes: la période de développement de la tumeur, et la période de formation de la fistule.

Le diagnostic est établi sur des signes qui ne permettent pas de la confondre avec d'autres lésions, telles que la hernie du sac ou son hydropisie.

Le traitement antiphlogistique doit être appliqué au début lorsque le rétrécissement du canal est dû à l'inflammation, et s'il est insuffisant, on aura recours aux dérivatifs.

Les causes générales , telles que les scrofules , les dartres , la syphilis , seront combattues , chacune par le traitement général qui lui convient.

Enfin , quant au traitement local , le procédé opératoire de M. Dupuytren l'emporte en avantages sur tous les autres , ainsi que nous l'avons dit et démontré par les résultats de sa pratique , et il remplit toutes les indications.

ARTICLE X.

DE LA FISSURE A L'ANUS.

Des moyens de traitement usités et du traitement sans opération.

Les maladies qui peuvent affecter l'anus et ses environs réclament toute l'attention du praticien, sous le rapport de leur fréquence et plus encore en raison des inconvéniens plus ou moins graves qui peuvent résulter d'une erreur de diagnostic. Le même danger n'existe pas pour la fissure à l'anus; mais elle est accompagnée en général de douleurs si violentes, qu'il importe beaucoup de pouvoir y remédier au plus tôt. Ces douleurs présentent un caractère en quelque sorte spécial : c'est d'augmenter graduellement et de se prolonger long-temps après la défécation; tantôt lancinantes, le plus souvent brûlantes, les malades abondent en termes gigantesques pour les exprimer. Ordinairement ils les comparent à la sensation d'un fer brûlant pénétrant dans le rectum; ils redoutent tellement l'expulsion des fèces qu'accompagnent et suivent de si vives souffrances, qu'on les voit lutter long-temps contre ce besoin impérieux et se priver même d'alimens pour s'y soustraire.

Ces particularités, dit le professeur, suffisent pour éclairer sur la nature du mal, et si l'on étudiait avec soin, ajoute-t-il, les caractères spéciaux des douleurs des diverses maladies du rectum, on y trouverait souvent d'excellens signes différentiels.

Consistant en une ulcération alongée et superficielle qui se développe vers la marge de l'anus, dans les plis radiés de la membrane muqueuse de cette partie, la fissure à l'anus réclame une inspection attentive. En écartant cet orifice et en engageant le malade à pousser, on aperçoit une fente étroite, à fond rouge, à bords légèrement gonflés et calleux. Mais pour apprécier l'étendue en hauteur, il est souvent nécessaire d'introduire le doigt dans le rectum. On observe qu'elle est plus souvent située sur les côtés ou en arrière qu'en avant de l'anus, circonstance favorable par rapport à l'opération, sur-tout chez les femmes où souvent cette ouverture n'est séparée de la commissure postérieure de la vulve que par une mince cloison. Cette ulcération n'atteint que très rarement toute l'épaisseur de la membrane muqueuse.

La gravité de cette affection dépend donc principalement du spasme douloureux des constricteurs de l'anus ; la fissure n'est même qu'un accident ; ce qui le démontrerait c'est l'existence de la constriction douloureuse sans gerçure , qui , d'après des chirurgiens célèbres, serait à l'autre cas comme 1 est à 4. Cet état spasmodique est tel, que l'introduction des corps les plus minces est intolérable ; l'extrémité du doigt , une canule de seringue réveillent de violentes douleurs, et la résistance que l'anus oppose à toute tentative d'introduction , est un nouveau signe caractéristique de l'affection.

Les causes des fissures anales sont nombreuses. a constipation et le spasme qu'elle produit, y disposent spécialement; les matières très dures, en érodant la muqueuse , en distendant outre mesure ce conduit peuvent y donner lieu ; l'administration des lavemens par des mains maladroites , sur-tout quand on fait usage de canules métalliques , pointues ou rugueuses, en sont souvent la cause directe; on les rencontre chez les personnes affectées d'hémorrhoïdes; le virus vénérien ou déposé immédiatement sur la marge de l'anus comme dans un *coït contre nature*, ou ayant reflué des organes génitaux vers cette ouverture, comme cela arrive chez beaucoup de femmes, est une cause très commune de ces affections.

L'insuffisance reconnue de presque toutes les applications locales, dans cette maladie si douloureuse, a fait successivement abandonner le plus grand nombre des moyens qui avaient été regardés ou comme curatifs ou comme palliatifs, et on n'emploie plus généralement qu'une opération toujours sans danger, il est vrai, et toujours suivie d'un succès assuré, mais fort douloureuse, à laquelle les malades se résignent avec peine; nous voulons parler de *l'incision* du sphincter de l'anus avec un bistouri sur un ou plusieurs points de sa circonférence, suivant l'intensité de la contraction; ou de la *cautérisation* de la gerçure avec le nitrate d'argent fondu. Le procédé suivi pour pratiquer cette incision est trop simple et trop connu pour que nous nous arrêtions à le décrire.

III.   20

Mais ce serait rendre un véritable service à l'humanité que de découvrir un moyen thérapeutique capable de guérir cette maladie sans opération. Si celui dont nous allons parler n'est pas suivi dans tous les cas de succès, il a réussi assez souvent entre les mains de M. Dupuytren pour qu'on en tente plus fréquemment l'usage avant de se décider à l'opération.

La constriction spasmodique du sphincter, avons-nous dit, est la lésion véritable; l'ulcération alongée, nommée fissure ou gerçure, n'est qu'un phénomème secondaire. En faisant cesser la constriction, on guérit la maladie. L'application de la belladone dans ces circonstances se trouvait donc naturellement indiquée. M. Dupuytren est le premier qui ait eu l'idée d'en faire usage et il en a retiré un grand nombre de fois des avantages incontestables, en la combinant avec l'acétate de plomb. Voici la formule qu'il emploie :

Axonge. . . . . 6 gros.
Extrait de belladone. . 1 gros.
Acétate de plomb. . . 1 gros.

On en graisse une mèche d'un volume médiocre; le volume de la mèche est augmenté graduellement, de manière à acquérir celui du doigt indicateur.

L'usage continué de cette pommade pendant quelques jours finit souvent par enlever complétement les douleurs et épargne aux malades un moyen extrême et très douloureux. Nous prenons au hasard une observation parme celles que nous pourrions citer en grand nombre en faveur de cette méthode de traitement.

Ire Observation.—Une jeune femme, forte et bien constituée, accouchée depuis quatre mois, éprouvait depuis quelques semaines des douleurs très vives à l'anus. Ces douleurs étaient atroces chaque fois qu'elle se présentait à la garde-robe, et sur-tout lorsque les matières étaient dures et consistantes. Dans le principe elles n'avaient qu'une durée de quelques minutes ; peu à peu elles se prolongèrent et finirent par durer plusieurs heures.

A l'époque de son entrée à l'Hôtel-Dieu, l'anus fut examiné avec soin, et en attirant un peu au dehors l'extrémité intestinale, on découvrit une fissure très superficielle. La constriction de l'anus était fort considérable ; on ne pouvait qu'avec effort y introduire le petit doigt, et cette introduction était elle-même horriblement douloureuse pour la malade. La nature de l'affection étant bien connue, et M. Dupuytren voulant épargner, s'il était possible, à la malade les douleurs de l'incision, prescrivit l'usage de la pommade que nous avons indiquée plus haut. Des mèches de charpie couvertes d'une couche épaisse de cette pommade furent introduites dans l'anus et renouvelées plusieurs fois le jour. Elles calmèrent instantanément les douleurs. Quinze jours après, la malade était complétement guérie, sans qu'on eut eu recours à aucune opération sanglante et douloureuse.

Cette observation démontre donc qu'il ne faut pas trop se hâter de pratiquer soit la cautérisation de la fissure, soit l'incision du sphincter sur la fissure même ou sur tout autre point de la circonférence de l'anus, et qu'il est rationnel de tenter l'emploi de la belladone avant de faire usage du bistouri.

Lors même que le moyen que nous venons d'indiquer ne serait pas propre à guérir toutes les fissures, on n'en doit pas moins essayer l'usage, car, s'il réussit, on évite au malade, comme nous l'avons dit, une opération toujours douloureuse ; dans le cas contraire, il calme les souffrances, et l'on est toujours à même d'en venir aux autres moyens de traitement employés par le professeur.

Avant de parler de ces derniers, nous devons rappeler les différences que présentent les fissures à raison du siége qu'elles occupent. Celles qui se sont formées *au-dessous* du sphincter de l'anus, n'intéressant presque que le tissu cutané et non la muqueuse anale, déterminent un prurit plus ou moins grand, mais elles gênent peu la défécation, n'occasionent point de constriction du sphincter, et par conséquent sont fort peu douloureuses. Le plus souvent elles reconnaissent pour cause le vice vénérien. Les fissures ayant leur siége *au-dessus* du sphincter, affectent la membrane muqueuse ; l'œil ne peut les découvrir qu'à l'aide du spéculum. En portant le doigt dans le rectum, on trouve, au lieu qu'elles occupent, une corde noueuse, dure, dont la pression fait ressentir une vive douleur. Elles causent, lorsque le malade va à la selle, un ténesme difficile à décrire, qui cesse aussitôt après l'excrétion. Les matières fécales rendues dans ces cas sont enduites de mucosités puriformes, et sanguinolentes du côté qui correspond à la fissure. Elles sont ordinairement le produit de l'ulcération d'hémorrhoïdes internes pendant le passage de matières endurcies. Enfin les fissures placées *au niveau* du sphincter sont plus graves que les précédentes ; c'est dans celles de cette espèce que l'on observe cette constriction si douloureuse du sphincter et les autres symptômes que nous avons déjà décrits plus haut.

Les fissures des deux premières espèces guérissent le plus souvent sans opération, les unes au moyen de linge et de charpie enduits de cérat simple, de cérat opiacé, de pommade de concombre, d'onguent populéum, de préparations mercurielles, etc.; les autres par des lotions émollientes et narcotiques faites avec les décoctions de guimauve, de têtes de pavot, de morelle, de jusquiame, de belladonne, de datura stramonium et autres moyens. C'est ainsi que M. Dupuytren a guéri par des douches ascendantes dans le rectum, un cardinal affecté de cette maladie, et que chez un autre malade l'usage des mèches lui a suffi pour amener une cure complète.

Mais dans les fissures très douloureuses et

accompagnées de la contraction spasmodique de l'anus, qui siégent au niveau du muscle sphincter, la méthode la plus prompte et la plus sûre consiste dans l'opération que M. le professeur Boyer a introduite dans la pratique, et qui n'exige pour instrumens qu'un bistouri ordinaire et un bistouri boutonné.

IIe OBSERVATION. — Un homme de vingt-huit à trente ans, éprouvait depuis plus de quatre mois des douleurs au fondement, qui étaient considérablement augmentées par la défécation. Depuis quelque temps sur-tout, cette fonction ne s'accomplissait qu'avec des douleurs insupportables, qui augmentaient même après l'excrétion, et persistaient pendant quatre à cinq heures. Ces douleurs étaient telles que le malade n'allait à la selle que lorsqu'il ne pouvait plus résister au besoin, c'est-à-dire tous les trois ou quatre jours. Il avait été soumis en ville à divers traitemens : les lavemens, les fumigations émollientes et narcotiques, les bouillons rafraîchissans, l'huile de ricin n'avaient point amélioré son état, et il était enfin venu réclamer des soins à l'Hôtel-Dieu.

Il avait une petite excroissance au pourtour de l'anus, une constriction spasmodique de

cette ouverture avec fissure à gauche. L'excroissance fut emportée d'un coup de ciseaux
et l'anus incisé sur la fissure même. Une
mèche, enduite de cérat, fut introduite dans
le rectum et placée entre les lèvres de l'incision.

Au sujet de ce malade, M. Dupuytren fit
sentir l'importance de pratiquer l'incision sur
la fissure elle-même, au lieu de la faire en
dehors et à une certaine distance. En effet, le
débridement de l'anus ainsi opéré fait cesser
instantanément les douleurs, permet à la fissure
de se cicatriser, et procure une guérison certaine. Il est cependant un cas dans lequel
on ne peut pas inciser sur la fissure, c'est
lorsqu'elle siége en avant vers l'urètre chez
l'homme, vers le vagin chez la femme.

Lorsque cette maladie, simple en elle-même,
est très ancienne, elle se complique de désordres locaux plus ou moins graves et d'une
altération de la constitution du sujet, telle que
son existence peut être en danger.

IIIe Observation.—Delahaye (Angélique)
âgée de vingt-quatre ans, d'une bonne constitution, bien réglée, ayant eu plusieurs enfans,
entra à l'Hôtel-Dieu pour être traitée de fissu-

res multiples à l'anus, avec excroissances en forme de bourrelet. Le mal remontait à plusieurs années. Dans le principe, il n'occasionait que peu d'incommodités. Il fit des progrès lents. A l'époque de l'entrée de la malade à l'hôpital, l'anus était rétréci; plusieurs fissures existaient à son pourtour en même temps qu'un bourrelet considérable d'excroissances, qui du reste n'offraient aucun mauvais caractère. Les selles étaient rares, mais accompagnées de souffrances horribles, qui se prolongeaient encore plusieurs heures après l'évacuation. Elles étaient tellement fortes, que la malade, de son plein gré, se privait d'alimens, dans le but de diminuer le nombre des selles. Les matières stercorales étaient le plus souvent mêlées à une grande quantité de sang et de mucosités.

La constitution de la malade s'affaiblissait, elle offrait une pâleur générale et une bouffissure très grande de tout le corps et particulièrement de la face; elle avait fréquemment de la fièvre. Interrogée sur l'origine de sa maladie, elle affirma n'avoir jamais eu d'affection syphilitique et ne put point en indiquer la cause. M. Dupuytren, après deux ou trois jours de traitement préparatoire, pratiqua

l'opération, c'est-à-dire, l'excision des excroissances et l'incision simultanée des fissures.
Chaque tumeur fut saisie avec une pince à disséquer et enlevée d'un seul coup de ciseaux
courbés sur le plat; puis avec un bistouri droit
boutonné, introduit dans le rectum, il fit en
divers sens plusieurs incisions de trois à quatre
lignes de profondeur. Une mèche de charpie de
la grosseur du doigt fut ensuite placée dans
l'ouverture de l'anus pour empêcher la réunion
des incisions. Il s'écoula peu de sang pendant
l'opération.

Le jour même une selle copieuse eut lieu et
fut accompagnée d'un écoulement de sang
assez considérable, mais sans occasioner ces
douleurs atroces qui se faisaient sentir avant
l'opération. Une nouvelle mèche fut immédiatement replacée dans le rectum. Ce pansement
fut renouvelé chaque jour et chaque fois que
la malade avait des selles. Le calme revint, elle
reprit de l'embonpoint, et vingt-deux jours
après l'opération, elle sortit de l'hôpital pafaite-
ment guérie.

ARTICLE XI.

DE LA GRENOUILLETTE OU RANULE.

Insuffisance des moyens curatifs employés jusqu'à ce jour. Succès constans de la méthode de traitement imaginée par M. Dupuytren.

Nous allons faire, dans un instant, dit M. Dupuytren en terminant sa leçon clinique du 18 décembre dernier, l'excision de deux petites tumeurs qu'un jeune homme porte sous la langue, près de sa pointe. Quelle est l'origine et la nature de ces tumeurs? Seraient-elles de l'espèce de celles qu'on a nommées *ranule* ou *grenouillette?* Le cas est fort douteux. D'abord, il est rare que celle-ci prenne naissance sous la pointe de la langue; généralement on la voit apparaître sous la base de son extrémité libre, et c'est précisément à cause de ce lieu d'élection, que le diagnostic en est souvent difficile, et qu'on se trouve quelquefois exposé à confondre avec elles des tumeurs qui leur sont tout-à-fait

étrangères par leur nature, ainsi que nous le
démontrerons bientôt. Voici comment se
développent les tumeurs analogues à celle que
présente notre malade. Vous savez que la peau
est pourvue d'un nombre considérable de follicules qui sécrètent une certaine quantité de
matière huileuse. Cette sécrétion, très légère
dans l'espèce humaine, est abondante dans les
animaux à laine, dans les oiseaux, et sur-
tout les oiseaux aquatiques, chez lesquels
elle entretient la beauté du plumage et pré-
serve celui-ci des atteintes de l'eau et de l'hu-
midité. Plus abondante encore chez les pois-
sons, elle lubrifie toute la surface de leur
corps d'un liquide visqueux et gluant. Il en
est de même des membranes muqueuses qui
tapissent les surfaces internes de nos organes.
Les follicules y sont en nombre incalculable et
versent incessamment des mucosités destinées à en lubrifier la surface. Eh bien, ces
follicules sont susceptibles, comme tous les
autres tissus de l'économie, de devenir malades, et alors leur sécrétion est tantôt supprimée, tantôt modifiée dans sa nature ou sa
quantité ; quelquefois, elle acquiert une vis-
cosité très grande ; d'autres fois, les mucosités.

se transforment en une substance huileuse.
Souvent aussi les petites bouches de ces follicules se ferment, le liquide qu'ils contiennent s'accumule, les distend, ils s'enflam-
ment, et prennent un volume considérable.
On reconnaît ces tumeurs à leur saillie, à leur
transparence, à leur indolence, et sur-tout
à la sérosité gluante dont elles sont couvertes.
Rarement isolées, et ordinairement multiples et groupées, on les voit adhérer entre
elles au moyen de cette glu. On les rencontre
plus généralement à la face interne des joues,
au-devant des gencives ou sous la langue. Ces
tumeurs sont donc des *kystes muqueux*, développés aux dépens des follicules de ce nom,
ou *séro-muqueux*, formés dans les conduits
excréteurs de la bouche. Il importe de bien distinguer ces faits, en attendant que l'on sache,
d'une manière positive, ce que l'on entend par
une grenouillette.

D'après l'opinion la plus générale, la grenouillette, dont le nom rappelle, soit la forme
de la tumeur, qui a quelque analogie avec le
dos d'une grenouille, soit l'espèce d'altération
que sa présence imprime à la prononciation
des sons, est une tumeur qui résulte de l'accumulation de la salive dans les conduits excré-

teurs des glandes sous-maxillaires, et quelquefois dans ceux des glandes sous-linguales;
mais ce dernier cas est, dit-on, beaucoup plus
rare.

Les canaux excréteurs des glandes sous-
maxillaires et sous-linguales paraissent être les
seuls qui puissent présenter cette dilatation de
leurs parois et cette rétention de la salive. Celui de la glande parotide est formé de tissus trop
denses et trop résistans pour donner lieu à une
semblable tumeur. Il est donc admis que la
dilatation appartient exclusivement aux premiers, tandis que les fistules surviennent de
préférence au second.

Quoi qu'il en soit, ce qu'il y a de certain,
c'est qu'il n'existe encore aucune démonstra-
tion anatomique sur le siége de la grenouillette; il reste à desirer que l'anatomie pathologique vienne éclairer de son flambeau cette
partie de son histoire, et le scalpel à la main,
si elle a réellement son siége dans les canaux
excréteurs des glandes salivaires sous-maxillaires; ou si elle consiste simplement dans un
kyste formé par une membrane analogue aux
tissus séreux, et contenant une humeur
aqueuse; ou enfin, s'il faut lui reconnaître

constamment l'étiologie que nous paraissent
avoir les deux tumeurs de notre malade actuel. Il est probable, en effet, que des tumeurs
de nature diverse, appartenant tour-à-tour à
l'une de ces trois séries, ont été confondues
indistinctement, à raison de leur siége, sous
le nom de grenouillette, par les nombreux auteurs, anciens et modernes, qui en ont parlé;
et que même on a ainsi dénommé des affections qui n'ont avec celles-là aucune espèce
d'analogie. Ainsi, Celse regardait cette maladie comme un abcès d'une espèce particulière; et Ambroise Paré, d'ailleurs si judi-
cieux et si bon observateur, a commis la même
méprise. Actuarius prétend l'avoir guérie en
ouvrant la veine; ce qui a fait dire à Camper
qu'il avait pris cette tumeur pour une dilatation de ce vaisseau. Fabrice d'Aquapendente
a placé la grenouillette parmi les tumeurs enkystées, et l'a comparée au mélicéris. Jean
Munnicks croyait avoir démontré qu'elle dépend de l'accumulation de la salive dans les
conduits qui viennent s'ouvrir sous la langue
par un canal principal, dont Warthon, qui a
publié son ouvrage en 1656, s'est bien à tort
attribué la découverte, puisque Bérenger de

Carpi, qui écrivait en 1521, en avait parlé d'une manière claire et précise, et que plus anciennement encore Galien, Oribase, Rhazès, Avicennes, Averrhoës n'en ignoraient pas l'existence.

Suivant quelques auteurs, la grenouillette affecterait particulièrement les enfans, qui apportent quelquefois cette maladie en naissant, ainsi que le démontrent les observations publiées dans les *Commentaires* de Leipsick et dans l'ouvrage de Vogel. Mais n'aurait-on pas confondu, dans ces circonstances, la grenouillette proprement dite avec des kystes séreux sous-linguaux, qui sont quelquefois très volumineux et descendent jusque sur le sternum ? M. Breschet, qui a publié, dans le *Répertoire d'anatomie*, un travail complet sur cette maladie, et discuté toutes les questions qu'elle présente avec ce talent et cette érudition qu'on retrouve dans tous ses écrits, a ouvert cinq fois de ces prétendues ranules, et il a reconnu sur le cadavre d'enfans nouveau-nés qu'il avait affaire à de simples kystes séreux étrangers à la thyroïde, ou à des tumeurs du même genre développées dans le tissu de ce corps glanduliforme. Camper a observé sur une très jeune fille deux grosses tumeurs de cette espèce ; il a aussi vu la grenouillette sur l'un et l'autre côté du filet de la langue, chez des femmes et chez plusieurs hommes ; mais il dit ne l'avoir jamais rencontrée sur des enfans.

L'occlusion de l'orifice du canal extérieur de la glande sous-maxillaire peut être la conséquence d'une inflammation de la membrane muqueuse sublinguale ou du tissu même de la langue ; des aphthes, des ulcérations vers l'ouverture du canal ont pu amener son oblitération. Dans la section du filet de la langue, on intéresse quelquefois les canaux excréteurs qui s'ouvrent sur les côtés de ce repli membraneux , et leur oblitération peut résulter de la cicatrisation de la petite plaie. Des concrétions calcaires ou de petits calculs formés dans ces canaux ont pu, par leur développement, s'opposer à l'issue de la salive ; d'où résulte l'accumulation de ce liquide excrémento-récrémentitiel et la dilatation du canal chargé de le verser dans la bouche. Il est assez difficile, dans la pratique, de distinguer laquelle de ces circonstances a produit la maladie , parce qu'elle s'accroît facilement, et que les malades ne réclament les secours de l'art que lorsqu'elle a fait des progrès considérables.

Quoique le plus communément la ranule ne contienne qu'une salive plus ou moins épaisse et altérée, ou une humeur analogue à la salive, on a aussi trouvé dans le kyste un liquide puriforme ou purulent, et assez souvent, avons-nous dit, des concrétions ou des calculs. Hippocrate fait mention de petites pierres situées sous la langue. On trouve dans les *Éphémérides des Curieux de la nature*, dans les *Commentaires de Leipsick*, et dans les *Transactions philosophiques*, des exemples de ces concrétions qui avaient la grosseur d'un pois ou d'une fève. Blégny en a vu un dont le volume égalait celui d'une amande. Forestus en a observé deux qui avaient au moins la grosseur d'une noisette. J. L. Petit en a retiré un qui ressemblait à une olive ; et Lieutaud, chirurgien d'Arles, en a extrait dont la forme et la grosseur étaient comparables à un œuf de pigeon. Lafaye, dans ses *Notes sur Dionis*, rapporte qu'un chirurgien trouva, dans une grenouillette, huit onces, au moins, de matière lithique. Enfin Louis nous dit que Leclerc retira environ une livre de substance sablonneuse que contenait une tumeur de même genre dont une religieuse des Annonciades était affectée.

En général, les signes de la grenouillette sont assez clairs pour qu'un esprit attentif et observateur reconnaisse de suite la maladie. C'est une tumeur molle, blanchâtre, régulièrement arrondie ou oblongue, située sous la langue, offrant de la fluctuation, sans douleur, rougeur ou autres phénomènes d'inflammation, cédant un peu sous le doigt, et revenant bien vite à sa première forme lorsque la pression vient à cesser. D'abord à peine sensible, puis prenant peu à peu de l'accroissement, communément son volume n'excède pas celui d'une noix ou d'un œuf de pigeon; dans quelques cas on l'a vue acquérir celui d'un œuf de poule.

En prenant du développement, la tumeur refoule la langue en arrière, déplace ou déracine les dents, altère la voix, gêne ou empêche l'articulation des sons, s'oppose à la succion chez les enfans, et à la mastication ou à la déglutition chez les autres personnes. Elle déprime ou écarte toutes les parties avec lesquelles elle se trouve en rapport; enfin, cette tumeur finit par devenir apparente au dehors et par se prononcer sous la mâchoire et à la partie antérieure du cou.

La cause et la nature de la maladie étant bien connues, il devrait paraître facile d'arriver à sa guérison, et cependant l'histoire de l'art nous démontre que le but n'est que très rarement et très difficilement atteint. La *ponction* de la tumeur par sa partie située dans la bouche, est le moyen le plus généralement mis en usage : un bistouri à lame étroite, une lancette ou un trois-quarts, sont les instrumens employés à cette opération. Si l'humeur est limpide, peu visqueuse ou consistante, s'il n'existe point de concrétions, cette espèce de paracentèse pourra procurer l'évacuation du liquide contenu dans la tumeur, et donner au malade un soulagement de courte durée ; car peu après l'opération, l'ouverture se ferme, la salive s'accumule de nouveau, et la tumeur reparaît. J. L. Petit rapporte une observation où la ponction avec le trois-quarts fut réitérée dix fois, sans que, par cette méthode, on ait pu parvenir à faire disparaître la maladie.

L'*incision* ou la *ponction* peut se faire sur le point de la tumeur qui proémine dans la bou-

che ou vers la partie antérieure et supérieure
du cou. Ce dernier lieu a été regardé comme
mal choisi , et beaucoup de praticiens ont
pensé que la tumeur ouverte au dehors pouvait être suivie d'une fistule intarissable. Une
observation empruntée à Muys a été citée
presque par tous les écrivains pour démontrer
le vice de ce mode d'opérer. Cependant le fait
communiqué par Leclerc, chirurgien à Saint-
Vinox , à l'Académie royale de chirurgie ,
semblerait prouver que les craintes d'une fistule salivaire à l'extérieur ne sont pas fondées.
Leclerc fit la ponction sous le menton et agrandit l'ouverture avec le bistouri : beaucoup de
liquide et de matière sablonneuse sortirent par
l'ouverture , et des pansemens méthodiques
achevèrent la guérison en peu de temps. Mais
ce résultat même donne à penser que Leclerc
a eu à traiter plutôt un kyste rempli de sérosité , qu'une véritable grenouillette ; car la
ponction n'aurait pu procurer qu'une guérison temporaire , et la maladie aurait dû reparaître, si elle avait eu son siége dans le conduit excréteur d'une glande salivaire.

En effet , le résultat qu'on doit chercher à
obtenir n'est pas seulement de vider la tumeur

après l'avoir ouverte, mais encore d'empêcher une nouvelle accumulation de liquide, et pour cela, il faut conserver l'ouverture béante. Ce but désirable est plus souvent atteint par le *cautère actuel* que par tout autre moyen ; cependant celui-ci n'est pas infaillible ; et l'expérience nous l'a démontré, comme elle l'avait déjà prouvé à Sabatier et à plusieurs autres chirurgiens célèbres. Il est étonnant, à la vérité, qu'une ouverture pratiquée sur une poche distendue par un liquide qui y afflue sans cesse, soit insuffisante, et que l'écoulement continuel de ce liquide ne s'oppose pas à l'occlusion de cette ouverture. C'est cependant un fait constaté, et ce fait semblerait prouver que dans la formation et l'entretien des fistules, il y a quelque chose de plus que l'écoulement d'un liquide, puisque la plaie simple ou avec perte de substance et le flux continu de la salive, ne peuvent pas produire une fistule du canal dit de Warthon, fistule par laquelle la grenouillette serait détruite; ou bien le retour de la tumeur, après que l'ouverture en a été faite, indique l'existence d'un kyste séreux, plutôt que celle d'une ranule formée par la dilatation des canaux excréteurs d'une glande salivaire.

Sabatier et, avant lui, le célèbre Louis, ont obtenu la cure de quelques tumeurs du genre de celles qui nous occupent, en plaçant dans l'ouverture avec perte de substance faite aux parois du sac, des mèches, des tentes de charpie, des portions de bougie ou de fil de plomb, qu'on retirait chaque jour pour permettre l'écoulement du liquide accumulé dans la poche.

Tout ce que nous venons de dire sur la ponction, soit qu'on se borne simplement à elle, soit qu'après l'avoir faite on placé temporairement des corps étrangers, démontre que tous ces moyens ne peuvent appartenir qu'à une cure palliative, et qu'ils sont conséquemment insuffisans. On doit en dire autant de l'incision ; car l'étendue et la direction donnée à l'ouverture ne peuvent rien faire dans cette circonstance ; et l'on sait qu'une plaie grande ou petite guérit de la même manière et souvent sans aucune différence pour le temps, que la cicatrisation met à s'opérer.

L'*excision* d'une partie des parois de la tumeur a été proposée et exécutée ; mais dans beaucoup de cas elle en a seulement différé la récidive sans s'opposer efficacement à son retour. La perte de substance rendait la cicatrisation plus lente, mais elle arrivait nécessairement comme dans la simple incision. Cette excision doit être faite lorsque la tumeur est d'un volume considérable, et que ses parois sont épaisses, fermes et résistantes. La lésion de nerfs ou de vaisseaux importans n'est pas à craindre, et les astringens suffisent presque toujours pour arrêter la légère effusion de sang qui survient.

Il n'en est pas de même de l'*extirpation*. On y a songé, sans cependant oser la tenter ; la crainte d'intéresser des nerfs ou des vaisseaux sanguins essentiels a arrêté les hommes de l'art. Quel but aurait pu atteindre cette opération ? Si l'on ne faisait qu'enlever la tumeur, on entreprendrait une opération difficile et délicate, sans être certain d'empêcher la maladie de reparaître. Il faudrait donc, dans cette extirpation, comprendre la glande elle-même. Nous ne sachions pas qu'elle ait été faite, et nous ne pensons pas que raisonnablement une telle opération doive être pratiquée.

L'*injection* d'un liquide irritant dans la poche qu'on aurait vidée, pourrait-elle procurer la guérison par l'inflammation et l'adhérence des parois du kyste? Mais alors on rendrait inutiles les fonctions de la glande ; le liquide qu'elle continuerait à sécréter, ne trouvant plus d'issue, distendrait graduellement les ramifications des conduits excréteurs logés dans les interstices des lobules composant sa substance, et pourrait déterminer une tuméfaction suivie de vives douleurs, d'inflammation, de suppuration, de fistule au dehors ; enfin, l'inflammation occasionée par le liquide irritant pourrait s'étendre à la langue , au larynx et aux autres parties voisines. En résumé, si la maladie a réellement son siége dans les canaux extérieurs des glandes salivaires, le traitement par l'injection n'est pas rationnel et ne peut pas être proposé ; si au contraire la ranule n'est qu'une tumeur enkystée, contenant un liquide séreux ou albumineux, l'injection peut avoir des résultats avantageux.

Le *cathétérisme* des canaux excréteurs des glandes sous-maxillaires est difficile; et comme la grenouillette tient moins au resserrement de ces conduits qu'à leur oblitération par des corps étrangers renfermés dans la tumeur, ou par l'effet d'une inflammation, il nous semble que l'emploi de petites sondes ou de bougies est entièrement inutile.

L'usage de la *cautérisation* remonte aux premiers temps de la médecine dogmatique. En parlant de l'hypoglosse, Hippocrate recommande de placer sur la tumeur une éponge imbibée d'un liquide chaud et émollient ; lorsqu'il existait du pus, il faisait une incision, et quelquefois il attendait que l'ouverture se fît spontanément, puis il cautérisait avec le feu. Celse se contentait d'ouvrir la tumeur si elle était petite ; dans le cas contraire, il portait l'instrument plus profondément, puis, saisissant de chaque côté les lèvres de la plaie, il isolait le kyste de toutes parts et l'enlevait, en ayant grand soin de ne léser aucun vaisseau. Fabrice d'Aquapendente, qui a presque toujours pris Celse pour guide, n'a cependant emprunté de lui que l'incision. Nous avons démontré que ce moyen n'est que palliatif. Marc-Aurèle Séverin et Tulpius recommandent l'usage du cautère actuel, mais seulement, suivant ce dernier, lorsque la tumeur est dure et que ses parois sont fort épaisses. Si la matière est liquide, ce qu'on reconnaît par le toucher, il veut que l'on se contente de faire une légère excision. Ambroise Paré donne le même conseil, et dit qu'on doit ouvrir la tumeur avec un fer rouge.

Les *acides* ont été présentés comme préférables au cautère actuel, à l'incision et à l'extirpation ; mais on se trouve arrêté par la crainte de ne pouvoir limiter l'action du caustique, d'étendre trop loin la désorganisation et de détruire le canal de Warthon lui-même. Camper dit avoir réussi en ouvrant largement la tumeur et en la touchant ensuite avec la pierre infernale ; mais il avoue qu'il a été souvent obligé de faire, à plusieurs reprises, cette cautérisation.

Il résulte donc de l'exposé qui précède, que les indications curatives de la ranule, consistant à pratiquer une issue au liquide qu'elle contient, et à s'opposer à l'occlusion de cette ouverture pour empêcher le retour de la maladie, ont été connues de la plupart des praticiens qui ont écrit sur cette matière ; mais qu'aucun d'eux n'a touché au but. Nous avons vu que toutes les méthodes usitées dont nous venons de faire l'histoire, sont plus ou moins défectueuses, soit par leurs difficultés, par la frayeur ou les douleurs qu'elles causent aux malades, soit sur-tout parce qu'elles ne produisent qu'une cure momentanée, et que la maladie reparaît après un certain laps de temps. Il était réservé à M. le professeur Dupuytren de découvrir un moyen simple dans son exécution et sûr dans son effet, qu'il a déjà eu l'occasion d'employer nombre de fois avec succès, et que nous allons faire connaître.

Ce chirurgien célèbre pense que le moyen le plus sûr d'obtenir la guérison radicale de la grenouillette, serait de maintenir constamment l'ouverture faite à la tumeur, à l'aide d'un corps étranger introduit et laissé à demeure dans le kyste; par conséquent d'agir ici comme il agit avec tant de succès, depuis plus de vingt ans, contre la fistule lacrymale. Pour parvenir à ce but, il fit confectionner un petit instrument composé d'un cylindre creux, par lequel devait s'écouler la salive. Ce cylindre avait quatre lignes dans sa longueur et deux environ dans sa largeur. Il était terminé à chacune de ses extrémités par une petite plaque ovoïde, légèrement concave sur la face libre et convexe sur la face adhérente au cylindre et regardant celle de l'autre extrémité; l'une de ces petites plaques devant se trouver placée dans l'intérieur de la poche, et l'autre correspondre au dehors, c'est-à-dire dans la cavité de la bouche. Pour donner une idée de ce petit instrument, nous le comparerons à ces boutons à deux têtes, retenus ensemble par une tige intermédiaire, dont les gens de la campagne se servent encore pour attacher quelques parties de leurs vêtemens. Il peut être fait en argent, en or ou en platine; mais ce dernier métal paraît être le plus convenable, parce qu'il se laisse moins facilement attaquer et altérer par les fluides animaux. M. Dupuytren l'employa pour la première fois sur un jeune militaire affecté d'une grenouillette, dont voici l'histoire:

Ire OBSERVATION. — Duchâteau, âgé de vingt-quatre ans, ex-tambour de la garde impériale, d'une petite stature, d'un tempérament bilieux, portait sous la langue, depuis trois ans, une petite tumeur. Elle s'était accrue lentement sans aucune espèce de douleur, mais elle gênait beaucoup les mouvemens de la langue. Désirant en être débarrassé, il vint à l'Hôtel-Dieu le 14 octobre 1817. On voyait sur les parties latérales du frein de la langue, une petite tumeur oblongue, demi-opaque, affectant la direction du canal de Warthon et paraissant produite par la dilatation du conduit excréteur de la glande sous-maxillaire.

Différens moyens avaient été employés, mais ils n'avaient fait disparaître que momentanément la maladie. Quelques praticiens avaient incisé la tumeur pour évacuer le liquide qu'elle renfermait; d'autres avaient pratiqué l'excision; enfin, on avait cautérisé les bords de l'ouverture: mais la maladie revenait après un temps plus ou moins long.

M. Dupuytren pratiqua l'opération de la manière suivante: une ouverture est faite à la poche avec des ciseaux courbés sur le plat; il s'en écoule une liqueur limpide, inodore, visqueuse et filante. Avec des pinces à disséquer l'opérateur saisit le petit instrument et l'introduit dans l'intérieur de la tumeur par l'ouverture qu'il venait de pratiquer, de manière à ce qu'une des plaques fût libre dans la bouche. Dès ce moment la tumeur s'affaissa en peu de jours, l'incision se cicatrisa sur le cylindre de l'instrument, et quinze jours après l'opération, Duchâteau, parfaitement guéri, sortit de l'hôpital. Il pouvait manger, parler, faire exécuter tous les mouvemens possibles à sa langue, sans éprouver aucune gêne.

M. Dupuytren ayant reconnu que cet instrument offrait de légères imperfections, lui fit subir quelques changemens. La petite plaque située à l'extérieur était trop large, son bord relevé irritait la face inférieure de la langue qui portait continuellement dessus. Le bord des plaques fut donc courbé en sens contraire, de manière à ce que leur concavité se regardât; on diminua leur largeur, et de rondes qu'elles étaient on les rendit elliptiques. Le professeur remarqua aussi que le canal du cylindre était inutile, parce que la salive peut passer tout aussi bien entre la circonférence de ce dernier et les lèvres de l'ouverture, et que, d'ailleurs, les alimens s'amassant dans son intérieur, l'obstruent bientôt et finissent par l'oblitérer; enfin on diminua la grosseur, ainsi que l'étendue du cylindre, ce qui porta ses dimensions à trois lignes de longueur sur une ou une et demie de grosseur. Du reste on conçoit que les dimensions en longueur doivent être proportionnées à l'épaisseur des parois du kyste. Dans l'observation suivante, recueillie par M. le docteur Marx et jointe au mémoire précité de M. Breschet, ce petit instrument n'avait pas encore subi toutes les modifications que nous venons d'indiquer. Le succès n'en a pas moins été complet.

IIe Observation. — Vincent Tellier, âgé de vingt-quatre ans, vint à l'Hôtel-Dieu le 27 octobre 1820, portant, depuis plusieurs années, sur le côté gauche du filet de la langue, une tumeur ovoïde dont le grand diamètre était étendu d'avant en arrière entre la partie latérale gauche de la langue et la face interne de l'os maxillaire inférieur. Son volume était celui d'un petit œuf de poule. Elle rendait difficile la prononciation, la mastication et la respiration.

Le professeur la saisit avec des pinces, la souleva, et, formant un pli, l'incisa avec des ciseaux courbés sur le plat. Aussitôt il s'écoula en abondance un liquide muqueux, filant et incolore ; ses parois s'affaissèrent. Par l'ouverture on introduisit l'une des extrémités de l'instrument, composé de deux petites plaques elliptiques de cinq à six lignes, unies entre elles par une tige. Celle-ci étant creuse, son canal ne tarda pas à être oblitéré par les alimens qui s'y introduisaient. Le malade revint à la consultation le 8 novembre suivant, onze jours après l'opération : la salive passait facilement entre les bords de la plaie et l'instrument. Celui-ci ne gênait ni la mastication ni la prononciation, et le malade n'avait pas même la conscience de sa présence. Quelques mois plus tard, Tellier revint à l'Hôtel-Dieu consulter M. Dupuytren pour un embarras gastrique : l'instrument ne s'était pas dérangé et la tumeur n'avait pas reparu.

Déjà plusieurs exemples d'un succès complet ne laissaient plus aucun doute sur l'efficacité de cette méthode de traitement imaginée par M. Dupuytren. Le fait suivant, dont l'histoire est encore due aux travaux de M. le docteur Marx, vint lui donner une nouvelle sanction, en fournissant au professeur un point de comparaison par l'emploi de deux méthodes différentes sur un même individu portant deux tumeurs de ce genre, indépendantes l'une de l'autre.

IIIᵉ OBSERVATION. — La femme Pic, âgée de quarante-trois ans, vint à la consultation publique de l'Hôtel-Dieu, le 5 juillet 1824. Elle portait une tumeur molle, de la grosseur d'un petit œuf de poule, de chaque côté du filet de la langue. La voix était altérée, la respiration et la déglutition difficiles ; le toucher fit reconnaître que ces deux tumeurs ne communiquaient pas entre elles. Il y avait trois mois que, sans cause connue, ces tumeurs s'étaient développées. Un médecin les ouvrit trois fois ; toujours un liquide visqueux, transparent, s'en écoula ; mais trois fois aussi elles se reformèrent.

M. Dupuytren profita de la nature de ce fait pour établir un point de comparaison entre sa méthode et la simple incision. En conséquence, il opéra le côté droit en introduisant son instrument, et se contenta d'inciser largement la tumeur du côté gauche. Celle-ci ne tarda pas à se reformer, et le professeur l'ayant opérée comme l'autre, eut la satisfaction de voir la malade guérir parfaitement. Elle s'est présentée depuis à l'Hôtel-Dieu, et l'on put s'assurer que la guérison ne s'était pas démentie.

Le fait que nous allons rapporter nous offre l'exemple du développement d'une tumeur multiloculaire, pendant le traitement d'une première, qui était simple, et de l'accroissement rapide que prend quelquefois cette affection.

IVᵉ Observation. — J. G. Vilcoq, âgé de quarante-neuf ans, ouvrier en coton, sentait depuis deux mois un peu de gêne sous la moi-

tiégauche de la langue. Il y vit une petite tumeur alongée d'arrière en avant, qui, depuis
cette époque, s'accrut insensiblement. Le 21
octobre 1821, Vilcoq vint à la consultation
de l'Hôtel-Dieu. Sous le côté gauche de la
langue existe, à côté du frein de cet organe,
une tumeur ovoïde, ayant son grand diamètre
dirigé d'arrière en avant, et un peu de dehors
en dedans. Ce diamètre a quinze lignes d'étendue, tandis que le plus petit, presque transversal, n'en a que six. La tumeur est molle,
fluctuante, sans changement de couleur à
la membrane muqueuse, sans chaleur, sans
douleur même à la pression. Elle soulève le
côté gauche de la langue et la repousse vers
le pharynx; de là résulte une gêne assez
grande pour la parole, la mastication et même
pour la déglutition.

Le lendemain, M. Dupuytren, armé d'un
bistouri, fait à la tumeur, à un pouce de la
pointe de la langue, très près de l'endroit où
la membrane muqueuse de la bouche se replie sur la face inférieure de cet organe, une
incision longue de deux lignes; saisissant ensuite, avec des pinces à ligature, le petit instrument qui a été décrit, il introduit oblique-

ment dans la cavité de la tumeur, une des plaques qui le composent, le redresse et laisse l'autre plaque à l'extérieur. Un liquide clair, visqueux, filant, qui ne s'était échappé qu'en partie au moment de l'incision, continue à s'écouler. La tumeur se vide tout-à-fait.

Le troisième jour de l'opération, Vilcoq n'éprouvait plus aucune gêne, l'instrument ne s'était pas dérangé; autour de celui-ci s'échappait le liquide. Le vingt-cinquième jour, l'instrument était tombé la veille, et déjà la tumeur commençait à se former de nouveau. En la comprimant, M. Dupuytren en fit sortir une grande quantité de fluide limpide, incolore, visqueux, comme la première fois. Il essaya de réintroduire l'instrument; mais les lèvres épaissies de l'incision qu'il avait pratiquée, ne purent être comprises dans la rainure trop étroite qui sépare les deux plaques. On en fit fabriquer un nouveau sur le modèle du premier, mais dont la tige était plus longue de deux lignes. Celui-ci fut placé avec facilité le surlendemain.

Tout alla bien jusqu'au 15 janvier suivant. A cette époque, de la gêne se fit sentir aux environs de la plaie. Bientôt, une petite tumeur apparut, située immédiatement à la partie postérieure de la plaque qui faisait saillie dans la bouche. Cette seconde tumeur offrait tous les caractères de la première, et acquit en dix jours la volume d'une noisette.

Le professeur l'ayant examinée, reconnut qu'elle était indépendante de la première, et déclara que cette grenouillette secondaire était multiloculaire. Il fit aussitôt à la poche une petite incision, par laquelle s'écoula une assez grande quantité de liquide visqueux, sans odeur, ni saveur marquée. Cet écoulement fut suivi de l'affaissement de la tumeur et de la disparition de toute gêne dans les mouvemens de la langue.

D'après les observations que nous venons de citer, on conçoit que si la tumeur était très volumineuse, si ses parois se trouvaient fort épaisses, il conviendrait, avant d'appliquer l'instrument, d'ouvrir largement la poche, quelquefois même d'en exciser une portion, et de ne mettre celui-ci que lorsque les parties seraient revenues sur elles-mêmes, et que la plaie, presque entièrement cicatrisée, n'offrirait plus qu'un orifice nécessaire à son introduction. On verra, par le fait ci-après, décrit par le docteur Piedagnel, et marqué par un accident dont on ne sait trop s'expliquer la cause, que cette cicatrisation s'opère avec rapidité.

Ve Observation. — Devaux, âgé de quarante ans, jardinier à Passy, éprouvait, depuis dix jours, un peu de douleur dans la bouche sous la partie inférieure gauche de la langue. Bientôt il s'aperçut qu'une petite tumeur se développait dans cette partie. Elle fit des progrès rapides, et lorsque ce malade se présenta à la consultation de l'Hôtel-Dieu, elle avait déjà le volume d'une petite noix ; elle était placée sur le côté gauche de la paroi inférieure de la bouche, s'étendait à droite et était séparée en cet endroit par le filet. Plus grosse en avant qu'en arrière, molle, fluctuante, d'un rouge-violet, demi-transparente, elle était sans douleur, mais elle gênait beaucoup les mouvemens de la langue et donnait un timbre tout particulier à la voix. Le malade dit que lorsqu'il parlait, cette tumeur vibrait et lui occasionait un bourdonnement qui s'étendait à presque toute la tête. Du reste, la santé générale était fort bonne.

M. Dupuytren pratiqua l'opération de la

manière suivante : la tête fixée par un aide, la commissure gauche de la bouche tirée en bas, la langue portée au dehors de la bouche et renversée à droite, la tumeur, dans cette position, devint plus saillante. Elle fut incisée à son sommet; une grande quantité de liquide transparent, filant, s'écoula. La canule fut alors introduite, mais l'incision étant un peu trop grande, elle sortit de la plaie. De nouvelles tentatives l'y replacèrent, mais elle sortit de nouveau. Le professeur chargea alors l'élève interne de l'y introduire, mais il ne fut pas plus heureux, et pendant qu'il essayait cette introduction, le malade, on ne sait par quelle cause, eut une syncope. Bientôt il reprit l'usage de ses sens, mais il resta quatre heures sans pouvoir parler. On renvoya au lendemain l'introduction de l'instrument. Ce jour la plaie était déjà presque fermée, il fallut la dilater avec un stylet ; la canule introduite, on l'assujetit à l'aide d'un tampon de charpie, maintenu en place par le rapprochement des mâchoires.

M. Dupuytren a obtenu avec le petit instrument que nous avons fait connaître, un succès constant dans beaucoup d'autres cas.

qu'il serait superflu de rapporter. Cette méthode facile et ingénieuse ne ressemble en
rien à toutes celles qui ont été proposées,
sans en excepter les mèches, les bougies ou les
canules, les sétons, etc.; car, par tous ces
moyens dont l'usage était difficile, embarrassant, quelquefois même insupportable, on ne
cherchait qu'à opérer une fistule, tandis que
l'expérience démontrait qu'aussitôt que ces
corps étrangers étaient retirés, le pertuis fistuleux s'oblitérait et que la maladie récidivait.

Mais le professeur n'oublie pas plus dans
ces circonstances, que dans le traitement des
autres affections, que toute méthode cura-
tive doit être appropriée à la nature de la
cause qui a produit la maladie, et que pour
le praticien expérimenté, il n'est pas de méthode ni d'agens exclusifs. Nous avons fait
remarquer dans le cours de cet article, que
l'inflammation, en s'emparant des canaux
excréteurs des glandes sublinguales et maxillaires, peut aussi déterminer la ranule. Dans
ces cas, la formation de la tumeur est prompte,
son développement rapide, et la tension, la
douleur; ainsi que la rougeur des parties ne
permettent pas de confondre cette espèce avec

celle qui est produite par toute autre cause.
Ici, la rétention de la salive n'est qu'un
effet de l'état phlegmasique, et, la cause
enlevée, l'effet devra naturellement cesser.
C'est donc l'inflammation qu'il faut s'attacher à combattre. Les saignées locales, soit
par la lancette, comme le faisaient les anciens, soit par les sangsues, comme le font
les modernes, devront précéder l'opération
chirurgicale. La grenouillette est alors com-
parable à certaines rétentions d'urine déterminées par l'inflammation de la vessie ou de
ses annexes. L'évacuation du liquide n'est
qu'un moyen auxiliaire, et c'est aux antiphlogistiques généraux et locaux qu'il faut recourir. L'observation suivante vient à l'appui
de ces assertions.

VIᵉ Observation. — Engrot (Marie), âgée
de vingt-un ans, mal reglée, portait sous la
mâchoire inférieure du côté droit, une tumeur
dure formée par la glande sous-maxillaire.
Depuis six ans que cet engorgement avait
paru, il avait pris le volume d'un œuf de
poule. La tumeur était douloureuse au toucher, et la plus légère pression déterminait
dans la bouche le jet d'un liquide mêlé de

pus et de salive. D'un autre côté , depuis trois semaines il s'était formé sous la langue une autre tumeur due à l'accumulation de la salive dans le conduit de Warthon. Elle paraissait sensiblement divisée en deux parties égales par le frein de la langue; elle était dure, résistante ; la parole était gênée et présentait cette altération particulière qui a fait donner à la maladie le nom qu'elle porte. La respiration et la déglutition étaient difficiles.

M. Dupuytren ayant examiné la malade , jugea que la tumeur était de nature inflammatoire. La douleur, la rougeur, la résistance du conduit dilaté furent les raisons sur lesquelles il fonda son diagnostic. Il crut dès lors devoir s'écarter de sa méthode ordinaire , et , au lieu de songer à l'emploi du double bouton , il fit appliquer des sangsues , des émolliens et recourut aux dérivatifs. Ces moyens furent suivis d'un prompt succès : au bout de vingt-quatre heures il y eut une amélioration marquée, et le sixième jour la malade quitta l'hôpital , n'ayant plus ni douleur , ni tumeur dans la bouche, et la voix étant revenue à son état naturel.

Nous avons dit ailleurs que la grenouillette

pouvait être *simulée* par des tumeurs développées dans le lieu même ou dans le voisinage du
lieu qui en est le siége spécial. L'inflammation,
en effet, des tissus sous-linguaux et sous-
maxillaires, peut donner lieu à l'apparition
et au développement de tumeurs dont l'apparence extérieure ait quelque analogie avec
elle. Tels sont certains abcès, les kystes séreux dont nous avons parlé, les kystes séro-muqueux de la nature de ceux que portait le
jeune homme dont il a été fait mention au
commencement de cet article. Souvent le diagnostic offre des difficultés très-grandes. Le
fait par lequel nous allons terminer cet article
nous fera connaître comment le professeur est
parvenu à les vaincre dans un cas fort embarrassant.

VIIe. OBSERVATION. — Une femme de
soixante-neuf ans, lingère, est reçue dans
les salles de l'Hôtel-Dieu. Depuis quatre mois
elle avait éprouvé les accidens suivans : une
tumeur tout-à-fait indolente s'était manifestée
au-dessous et à gauche de la pointe de la langue;
peu à peu elle avait repoussé cet organe par son
développement; enfin, elle avait franchi le
plancher de la bouche et était venue faire

saillie à la partie supérieure et latérale gauche du cou. Plusieurs médecins avaient été consultés et avaient prononcé que la malade portait une grenouillette. Lorsqu'elle entra à l'hôpital, quatre mois après l'apparition de la maladie, la langue était fortement soulevée et repoussée à droite par une tumeur de la grosseur d'un œuf de pigeon, indolente, présentant de la mollesse et une fluctuation assez évidente. Elle se prolongeait, en traversant le plancher musculeux de la bouche, jusqu'à la partie supérieure du cou. Là, elle se renflait de nouveau et formait une nouvelle tumeur du volume d'une pomme ordinaire. Indolente comme la première, celle-ci offrait aussi une apparence de fluctuation. Du reste, l'état général de la malade était assez bon; seulement on remarquait chez elle une grande irritabilité physique et morale.

Le mode d'origine de la tumeur, sa forme, sa consistance, pouvaient en imposer sur sa véritable nature. On pouvait avoir affaire soit à une grenouillette, soit à un lypôme. Afin de lever toute espèce de doute, M. Dupuytren fit avec un bistouri droit une ponction dans la partie de la tumeur qui soulevait la langue. Le bistouri fut enfoncé assez profondément et ne donna issue à aucun liquide ; mais des flocons graisseux vinrent faire saillie entre les lèvres de la plaie et démontrer la nature lypomateuse de la tumeur. L'extirpation en fut décidée et pratiquée le 4 juillet. Nous ne parlerons pas de l'opération et de ses suites qui ne sont point de notre sujet.

Bien que ce cas offrît, comme on vient de le voir, un exemple des nombreuses difficultés que l'on rencontre dans le diagnostic des tumeurs en général, il existait cependant quelques particularités qui, indépendamment de la ponction explorative, pouvaient conduire à la vérité. Son volume dans l'intérieur de la bouche était moins considérable qu'il ne l'est ordinairement dans les grenouillettes anciennes qui descendent jusqu'à la partie supérieure du cou. Avant de refouler ainsi les muscles qui forment le plancher de la bouche, la tumeur formée par la distension du conduit de Warthon acquiert dans la cavité buccale un développement très considérable et d'autant plus facile, que la langue offre une résistance bien moins grande que les muscles de la région sus-hyoïdienne. Un second caractère de cette tumeur, lequel ne se remarque pas dans la grenouillette, c'est cette espèce d'étrangle-ment qu'elle présentait à sa partie moyenne et sur le point où de la bouche elle passait à la partie supérieure du cou. Lorsque la grenouillette s'étend jusque là, elle forme une tumeur plus arrondie qui se continue plus uniformément avec la partie d'elle-même qui soulève la pointe de la langue. Tels sont les caractères qui pouvaient *à priori* faire soupçonner sa véritable nature. On a vu que le moyen que M. Dupuytren emploie avec tant de succès dans beaucoup de cas divers, la ponction explorative, a dissipé toute espèce de doute.

ARTICLE XII.

DES ABCÈS DE LA FOSSE ILIAQUE DROITE.

L'année dernière (1832), on reçut dans les salles de M. le professeur Dupuytren un homme qui présentait les symptômes d'une maladie sur laquelle ce célèbre praticien a appelé l'atten-

lion, et qui depuis a été le sujet de très-bons
mémoires de MM. Husson, Dance et Meinière.

L'individu dont il est ici question était
âgé d'environ quarante ans : il avait une douleur et une tuméfaction circonscrite dans la
fosse iliaque droite ; des applications de sangsues ; des cataplasmes émolliens et de légers
laxatifs eurent les plus heureux résultats sur
le traitement de cette tumeur qui guérit parfaitement.

Il y a long-temps, dit M. Dupuytren, que
j'ai fait voir qu'il se développait des tumeurs
dans la fosse iliaque droite qui semblaient
être en connexion intime avec les parois
du cœcum. Ces tumeurs s'accompagnent fréquemment de troubles remarquables dans la
fonction du gros intestin ; dans un grand nombre de cas, elles se terminent par résolution ;
dans quelques circonstances, par une abondante suppuration ; quelquefois enfin elles
sont le point de départ d'une inflammation qui
s'étend à toute la surface du péritoine. Aussi,
sous ces différents points de vue, nous paraiss-
ent-elles devoir être étudiées avec soin. Une
des premières questions que doit naturelle-

ment suggérer l'étude de ces tumeurs est celle-ci : pourquoi se forment-elles presque toujours dans la fosse iliaque droite? Pourquoi la fosse gauche en est-elle si rarement le siége? On ne saurait en trouver la raison que dans la forme de l'intestin et des parties qui l'environnent. Plongé dans une masse de tissu cellulaire, le cœcum offre à son point d'union avec l'intestin grêle, un rétrécissement tellement marqué que, dans ce lieu (valvule iléo-cœcale), on voit fréquemment s'amasser des corps étrangers qui peuvent quelquefois devenir eux-mêmes la cause déterminante de ces abcès. C'est ainsi que s'engagent ou s'amassent au pylore, à l'extrémité inférieure du rectum, des esquilles, des arrêtes, des épingles, etc. Il n'en est pas de même du côté gauche : la portion sygmoïde du colon n'offre, dans ses points d'union, aucun rétrécissement, et la division des intestins est en ce point purement normale. S'il faut enfin expliquer les différences d'issues qu'affectent ces abcès, selon qu'ils existent du côté droit ou du côté gauche, que l'on se rappelle les dispositions anatomiques des parties, et l'on comprendra qu'à droite, le cœcum libre en arrière d'enveloppe péritonéale, offre, dans ce point, moins de résistance à l'effort du pus, et que ses parois amincies, usées, ulcérées, doivent céder avec facilité. A gauche, au contraire, hermétiquement enfermé dans le péritoine, garanti par cette membrane et par l'expansion aponévrotique du muscle iliaque, pour parvenir à l'intestin, le pus aurait à soulever le méso-colon, à déployer ses feuillets. Une issue plus facile lui est offerte: il fuse vers l'arcade crurale et l'anneau inguinal ; et dans ce cas, on éviterait difficilement une méprise, si l'on n'avait bien présens les signes distinctifs des hernies ou des abcès par congestion, avec lesquels on pourrait confondre cette maladie. — Ajoutons que c'est dans cette partie que les matières alimentaires prenant le caractère excrémentitiel, sont obligées de circuler contre les lois de la pesanteur ; que c'est enfin dans cette portion du canal intestinal, qu'on rencontre fréquemment des altérations phlegmasiques dans un grand nombre de maladies. Or, toutes ces dispositions, soit naturelles, soit morbides, ne sont-elles pas capables de favoriser la production de ces engorgemens à l'extérieur de l'intestin, et de nous expliquer leur fréquence dans la fosse iliaque droite?

L'apparition de ces tumeurs est souvent précédée de symptômes précurseurs qui annoncent le développement prochain de la maladie. A la suite de quelques erreurs de régime, d'une constipation ou d'une diarrhée plus ou moins prolongée, de coliques plus ou moins habituelles, quelquefois sans qu'aucune de ces causes ait paru, le malade éprouve des coliques plus violentes et des douleurs d'entrailles qui ont une tendance à se concentrer dans la fosse iliaque droite; elles peuvent aussi s'irradier dans la direction du gros intestin; ou bien être disséminées dans toute l'étendue de l'abdomen.—Ordinairement ces coliques sont accompagnées de constipation, et dans quelques cas, de vomissemens. — Tels sont les signes à l'aide desquels on peut prévoir l'apparition de la tumeur. Leur durée varie beaucoup, et l'on voit des malades qui en sont tourmentés pendant six semaines, deux mois et plus, tandis que d'autres ne les éprouvent que quelques jours avant l'invasion de la phlegmasie. On conçoit d'ailleurs qu'ils n'ont qu'une valeur relative, puisqu'ils se rencontrent chez beaucoup d'individus, sans pour cela qu'on observe de tumeur iliaque.

Les symptômes propres de la maladie, sont la fixité de la douleur dans un point très borné de la fosse iliaque, et la tuméfaction de ce point. Si l'on palpe alors cette région, on la trouve plus tendue, plus résistante, et l'on peut fréquemment arriver à circonscrire une tumeur de volume variable, d'une dureté assez grande, plus sensible au toucher que tout autre point du ventre et semblant reposer sur le cœcum. Le malade se plaint de constipation, de coliques ; l'émission des gaz stercoraux est difficile. Quelquefois la fièvre est assez intense; mais le plus souvent on n'observe point de symptômes généraux graves, à moins de complications. Ainsi la fièvre, l'anorexie, appartiennent à l'affection gastrique ; la constipation et la diarrhée sont de légers accidens qui dépendent, soit de la même cause, soit du volume plus ou moins considérable de la tumeur.

Les causes prédisposantes, dit M. Dupuytren, sont de différentes espèces. L'âge adulte a une influence incontestable. Sur seize malades dont les observations ont été recueillies avec soin, onze avaient moins de trente ans; plus des deux tiers appartenaient donc à une époque de la vie où les affections gastriques sont les plus nombreuses. La constitution ne présente rien de bien particulier. Il n'en est pas ainsi du sexe masculin. Les relevés de l'Hôtel-Dieu montrent, en effet, que les hommes sont beaucoup plus souvent atteints de cette affection. Il est sans doute difficile de se rendre compte de cette singularité, mais enfin elle existe, non-seulement dans les hôpitaux, où les hommes sont en effet plus nombreux que les femmes, mais également dans la pratique civile, où le contraire a lieu en général. La saison ne paraît pas influer bien directement sur l'apparition de ces tumeurs; cependant la fin de l'été et le commencement de l'automne, sont les époques de l'année où l'on en observe de plus fréquens exemples. Du reste, cela coïncide parfaitement avec la plus grande fréquence des affections abdominales, et semble venir à l'appui de l'opinion de ceux qui pensent qu'il préexiste une lésion de la muqueuse.

Les causes occasionelles sont nombreuses et importantes. La profession a été, pour beaucoup de malades, une cause directe qui, en produisant une lésion du tube digestif, entraînait comme conséquence, celle du tissu cellulaire de la fosse iliaque droite. Les peintres en bâtimens, les broyeurs de couleurs, les tourneurs en cuivre, sans cesse exposés à la poussière et aux émanations de certains métaux irritans, ont éprouvé des coliques, des diarrhées, qui, après un temps plus ou moins long, ont amené la formation de la tumeur. Plusieurs individus occupés de travaux de cabinet ont été affectés de la même manière, après avoir eu de grands troubles dans les fonctions digestives.

L'habitation ne peut être considérée comme une chose sans importance : aussi avons-nous vu plusieurs malades arrivés depuis peu à Paris, qui devaient évidemment leur état de souffrance au séjour dans cette ville. On conçoit aisément tout ce qu'il en peut résulter pour un habitant de la campagne qui quitte son pays pour la première fois. La nourriture des pauvres ouvriers, sur-tout pendant la belle saison, est tellement mauvaise, que la plus grande partie de ceux qui entrent dans les hôpitaux avec des gastro-entérites graves, doivent leur maladie au régime qu'ils sont contraints de suivre. Or, toutes les causes qui produisent l'irritation de la membrane muqueuse digestive, tendent également à développer le phlegmon de la fosse iliaque. Les boissons ne sont pas moins capables de déterminer des accidens analogues; et le relevé des observations prouve que la plupart des malades ont fait usage de liqueurs alcooliques rendues irritantes par l'addition de quelques substances âcres. Plusieurs autres ont pris des purgatifs à des doses immodérées.

La marche et la terminaison de ces tumeurs n'est pas toujours la même : la plus heureuse et la plus commune est la résolution. M. Meinière a fait un relevé de seize cas d'abcès de la fosse iliaque droite, et il a trouvé que onze fois ils s'étaient résolus sous l'influence d'une médication convenable. Cette résolution se fait ordinairement avec lenteur, et il reste pendant longtemps une dureté profonde qui indique encore le siége de l'engorgement.

Dans d'autres cas qui s'observent assez fréquemment, des douleurs pulsativesse font sentir dans l'intérieur des tumeurs; celles-ci s'accroissent, s'amollissent et finissent par s'ouvrir dans l'intestin. Cette terminaison favorable est annoncée par un pressant besoin d'aller à la selle, lequel est suivi d'évacuations alvines purulentes, coïncidant avec l'affaissement du volume de la tumeur. Sa guérison est ordinairement très prompte.—Ces abcès ne se terminent pas seulement par évacuation de la matière purulente dans le cœcum ; quelquefois ils s'ouvrent à la fois dans le cœcum et la vessie, ou dans le vagin ; mais d'autres fois, ainsi que je l'ai vu chez M. Malus, auprès duquel je fus appelé par M. Nacquart, et dans quelques autres cas, ils s'ouvrent à l'extérieur. Cette terminaison a presque toujours été fâcheuse, car la base de cet abcès et sa partie la plus déclive, reposant sur la fosse iliaque, tandis que l'ouverture a lieu en avant et vers le point le plus élevé, l'évacuation de la matière purulente ne peut se faire que lentement et incomplétement : de là, des fusées de pus et des clapiers nombreux ; d'ailleurs cette ouverture permet l'introduction de l'air, et par suite la décomposition de la matière purulente. Aussi conseillé-je dans ce cas de faire coucher les malades sur le ventre, de façon que l'ouverture de l'abcès en devienne le point le plus déclive.

Ces abcès présentent ceci de remarquable,

continue M. Dupuytren, que la matière purulente peut se faire jour dans l'intestin, sans que les matières fécales s'épanchent dans le foyer de l'abcès. Trois raisons peuvent en être données. La première, c'est que ces abcès se vident graduellement : la pression abdominale qui agit continuellement empêche qu'il se fasse un vide dans leur intérieur, à la faveur duquel les matières fécales pourraient s'y introduire. La seconde tient à l'obliquité de l'ouverture, et la troisième enfin, au décollement de l'intestin, qui fait office de soupape.

Enfin, dans quelques circonstances, heureusement assez rares, l'inflammation s'étend rapidement de l'engorgement iliaque au péritoine, quelquefois en même temps au tissu cellulaire post-péritonéal. Il est probable même que, dans quelques cas, l'inflammation attaquant primitivement le péritoine, mais localement, ne fait que se propager de la fosse iliaque au reste de cette membrane. La mort peut être le résultat de cette extension de la maladie; aussi cette terminaison doit-elle inspirer des inquiétudes.

Ces notions établies, citons maintenant

quelques faits propres à les mettre dans toute leur évidence.

IIe Observation. — Un jeune homme de vingt-trois ans, blond, peu robuste, d'aspect scrofuleux, travaillant beaucoup, éprouva dans le mois de décembre (1828), divers symptômes d'entéro-colite, qui furent d'abord abandonnés à eux-mêmes, puis plus tard traités par des purgatifs. Du reste, le malade ne voulut jamais s'astreindre à aucun régime. Une tumeur phlegmoneuse s'étant développée dans la fosse iliaque droite, elle fut traitée par les topiques émolliens. Le malade vint à l'Hôtel-Dieu, à une époque où l'abcès était sur le point de s'ouvrir ; la peau fut d'abord incisée en arrière de la crête iliaque, vers l'insertion du carré lombaire, là où l'on sentait une fluctuation qui correspondait avec celle de la tumeur antérieure. Le bistouri fut porté à une grande profondeur, et le pus s'écoula en abondance. Bien que la position déclive de la plaie dût empêcher la stagnation du pus dans le fond du foyer, celui-ci ne se vida pas complétement, et la tumeur située en dedans de l'arcade crurale, continua de se développer. La contre-ouverture fut pratiquée, et cette double issue, donnée à la suppuration, n'apporta pas de changemens favorables dans l'état du malade. Les forces diminuèrent, le membre abdominal droit s'infiltra il survint de la diarrhée, une fièvre hectique, et la mort enfin au bout de cinq mois de maladie.

L'ouverture du cadavre fit voir un large foyer ayant son siége dans le tissu cellulaire environnant le cœcum, avec des clapiers, s'étendant suivant la direction des muscles psoas et iliaque. En quelques points les surfaces osseuses étaient à nu. Le cœcum ne communiquait pas avec ce foyer, mais en arrière il était évidemment aminci; sa muqueuse offrait de l'épaisseur, une teinte ardoisée et plus de mollesse que dans l'état habituel. On trouva une pleurésie chronique et une hépatisation commençante dans les lobes inférieurs des poumons. Tous les autres organes étaient exempts d'altération.

IIIe OBSERVATION. — Un jeune tailleur, âgé de vingt-quatre ans, vint à l'Hôtel-Dieu (1829) portant dans la région iliaque droite plusieurs ouvertures fistuleuses, par lesquelles s'échappaient du pus, puis des matières fécales. La maladie primitive traitée à l'hôpital d'Orléans, consistait dans une tumeur phlegmoneuse, d'abord négligée par le malade, et sur laquelle, plus tard on fit des applications d'émolliens locaux. Il rendit du pus par les selles ; la santé se rétablit, du moins partiellement. Ce jeune homme vint à Paris pour achever sa guérison ; mais il vit sa maladie augmenter, l'engorgement faire des progrès et des abcès s'ouvrir au-dessus de l'arcade crurale. Ces accidens s'accompagnèrent d'un amaigrissement considérable, de toux, de diarrhée, d'œdème aux membres inférieurs ; et plusieurs fois, depuis son séjour à l'Hôtel-Dieu, il fut sur le point de succomber.

Enfin, après un traitement de quelques mois, l'état général s'améliora, la convalescence s'établit, et le malade, après avoir pris un grand nombre de douches et de bains, sortit guéri.

IVe Observation. — Le docteur Ouvrard a consigné le fait suivant : Un homme de 28 ans fut pris de vomissemens qui durèrent six jours : alors on s'aperçut de l'existence d'une tumeur phlegmoneuse dans la région du cœcum. Eméto-cathartique, qui augmente le mal ; sangsues, émolliens. Au bout de quinze jours ou trois semaines, le pus passe dans le cœcum et est rejeté par l'anus. La tumeur conserve du volume, et le chirurgien voulant donner issue au pus, ouvre la paroi abdominale sans trouver d'abcès, et arrive ainsi jusque dans le cœcum. La plaie fut réunie. La santé se détériora promptement : il y avait fièvre, diarrhée, émaciation générale. Au bout de six mois, à la suite d'un voyage dans une voiture très rude, un abcès se manifesta au-dessous de la cicatrice, et s'ouvrit bientôt de lui-même; il en sortit beaucoup de pus et de matières fécales. Des pansemens appropriés, le repos, la compression, un régime sévère parvinrent à guérir cette maladie, dans l'espace de huit mois.

Ve OBSERVATION. — Le même auteur rapporte une observation d'un homme de trente-trois ans, faible, d'aspect scrofuleux, qui eut une tumeur douloureuse dans la fosse iliaque droite, mais dont la marche fut lente : abandonnée à elle-même, elle s'ouvrit au bout de trois mois; cette ouverture externe fournissait chaque jour une petite quantité de pus. Deux ou trois mois plus tard, le malade trouva sur les pièces de l'appareil un pepin de raisin. La santé générale se soutenait. Bientôt des matières fécales liquides et jaunes s'échappèrent par la fistule, et l'affaiblissement fit de rapides progrès. La compression et le repos, aidés du régime le plus sévère, parvinrent à cicatriser la plaie. Elle se rouvrit, et un autre chirurgien agrandit son trajet, pénétra dans le cœcum et reproduisit tous les accidens. Les mêmes moyens amenèrent de nouveau la guérison.

VIe Observation. — *Engorgement inflammatoire dans la fosse iliaque droite, terminé par un abcès qui s'est ouvert dans le cœcum.*

Un jeune homme, âgé de vingt ans, entré à l'Hôtel-Dieu le 16 septembre 1827, éprouvait depuis quinze jours les symptômes suivans : Envies fréquentes d'aller à la selle, imitant le ténesme dysentérique, mais sans émission de matières fécales, ni de gaz intestinaux ; coliques passagères, accompagnées de borborygmes et de tourmens d'entrailles ; douleur avec tuméfaction circonscrite dans la fosse iliaque droite, sans fièvre et sans trouble général. Au début, quelques nausées, et plus tard, quelques ardeurs et difficultés en urinant. Aucune cause particulière n'avait précédé le développement de ces accidens; le malade n'était pas sujet à la constipation, il n'avait commis aucun excès, seulement il avait eu la diarrhée deux jours avant l'invasion de sa maladie. (Une saignée fut pratiquée en ville, et trente sangsues furent mises sur la région iliaque.)

Le jour même de son entrée à l'Hôtel-Dieu, le malade a rendu une selle purulente assez abondante; le 17 et le 18, il a eu plusieurs évacuations alvines de même nature; le 29 on voyait encore du pus mélangé avec quelques parcelles de matières fécales; la tumeur iliaque s'était affaissée en grande partie, les selles commençaient à reprendre leur cours ordinaire; les coliques avaient cessé, et le quatrième jour de l'ouverture de l'abcès, le malade était en pleine convalescence.

D'après les considérations tirées du siége de ces engorgemens, de leurs symptômes et de leurs terminaisons, on voit que ce sont de véritables phlegmons développés au voisinage du cœcum en dehors de la cavite du péritoine, mais susceptibles de communiquer l'inflammation à cette membrane.

Le diagnostic de ces engorgemens et abcès phlegmoneux, continue M. Dupuytren, nous

paraît assez important pour que nous lui con-
sacrions quelques réflexions.

Il n'est pas rare d'observer indistinctement
dans la fosse iliaque droite ou gauche, des
engorgemens inflammatoires paraissant avoir
le même siége que les précédens ; mais ils se
développent réellement dans le tissu cellulaire
qui réunit les faisceaux des muscles psoas et
iliaque et au-dessous de l'aponévrose qui a reçu
le nom de fascia iliaque. Cette maladie est
une des variétés de celles que les auteurs ont
désignées sous le nom de psoïtis.

Après l'accouchement, on voit se montrer
assez fréquemment des engorgemens dans l'une
et l'autre fosse iliaque, mais ils aparaissent
dans l'épaisseur des ligamens ronds dont ils
suivent la direction, ou bien ils prennent
naissance dans le tissu cellulaire interposé
entre les ligamens larges de l'utérus, et peuvent s'étendre de là à tout le tissu cellulaire
du voisinage et venir faire saillie dans les
fosses iliaques. Quelquefois ces abcès s'ouvrent
dans la matrice, dans d'autres cas, ils se font
jour à travers les parois du vagin.

Dans quelques circonstances, les fosses iliaques sont encore le siége de collections puru-

lentes, mais dont quelquefois la source est fort distante de ces régions ; tels sont les abcès symptomatiques d'une carie des os ou de l'inflammation des ligamens placés dans leur voisinage. Le pus fuse alors le long des muscles psoas et iliaque ; il est déposé à l'état liquide dans la fosse iliaque, et la tumeur à laquelle il donne lieu est molle et fluctuante dès son apparition. Cette remarque suffit pour distinguer ces collections purulentes de toutes celles que nous avons décrites précédemment.

Des erreurs de diagnostic peuvent encore être commises dans ce cas. C'est ainsi, ajoute M. Dupuytren, que j'ai vu cette inflammation faire croire à l'existence d'un étranglement interne, d'une hépatite, comme cela eut lieu chez le jeune B... fils du comte de B... auprès duquel j'avais été appelé par feu Jean Roy neveu ; ou bien à une métrite, à une péritonite, comme je l'ai observé chez madame B... bouchère à Pontoise. Dans ces deux cas, l'exacte circonscription du mal dans la fosse iliaque droite, la rétention des matières stercorales, l'appréciation comparative des autres symptômes, ont servi à redresser l'erreur ; et l'évacuation du pus par le fondement, prédite

presque à jour fixe, a confirmé la justesse de
ce diagnostic.

Le pronostic n'est pas en général très grave,
puisque, sur seize cas observés dans des circonstances très différentes, un seul individu
a succombé. Quand les symptômes cèdent
promptement à l'emploi des moyens curatifs,
que les selles se rétablissent, que la fièvre
disparaît, et que le volume de la tumeur diminue, on peut espérer une prompte guérison.
Quand, au contraire, les accidens persistent,
lorsque la tumeur qui s'est accrue plus ou
moins rapidement, malgré les moyens mis
en usage, devient le siége d'une fluctuation
obscure d'abord, ensuite plus apparente, et
de pulsations avec des élancemens, alors on
doit s'attendre à voir le pus rejeté par l'anus,
et dans ce cas encore le pronostic n'est pas
fâcheux, parce que l'expérience a démontré
un grand nombre de fois que la guérison
n'était ni moins solide, ni moins complète
que quand la maladie se termine par résolution. S'il survient une péritonite générale, on
doit redouter une terminaison fatale, parce
que le développement de cette maladie est le
signal de l'accroissement rapide de l'affection

III.   24

primitive , et que la réunion de ces deux lésions est au-dessus des ressources de l'art.

Le traitement doit d'abord être préservatif,
et l'on peut presque toujours, lorsqu'on est appelé à tems, sinon prévenir la formation de la
tumeur, du moins entraver sa marche et la
faire avorter. Lorsqu'une douleur occupant
la région iliaque est accompagnée de diarrhée
et de constipations alternatives , lorsque le
toucher fait déjà reconnaître un empâtement
profond et mal circonscrit, les saignées locales, les émolliens sous toutes les formes , et
de légers laxatifs en boissons ou en lavemens,
feront cesser les symptômes. Le repos absolu,
des bains nombreux et prolongés seront très
efficaces ; un régime sévère est également
indispensable. Si la tumeur a déjà pris un
certain volume , il faut se hâter de mettre
un terme à son accroissement , et, pour y
parvenir, les saignées locales et générales sont
nécessaires. Si le sujet est robuste et le mouvement fébrile assez vif, une saignée du bras
sera pratiquée de suite; on appliquera un grand
nombre de sangsues au-devant de la tumeur ,
que l'on couvrira plus tard d'un large cataplasme ; des lavemens émolliens seront admi-

nistrés matin et soir, et le malade boira plusieurs pots de bouillon de veau, dans lequel on aura dissous du sulfate de soude ou de magnésie. Les juleps huileux seront sur-tout employés pendant la nuit; on répétera les applications de sangsues aussi souvent que l'état du pouls, la vigueur du sujet, et le degré d'inflammation de la tumeur sembleront l'exiger.

La diminution de la douleur, le retour de la tumeur à un moindre volume, annonçant le commencement de la résolution, on se contentera de la favoriser par les applications émollientes, le repos et le régime. Si, au contraire, la tumeur conserve son volume et sa sensibilité, malgré les moyens mis en usage, la fluctuation ne tarde pas à se manifester, d'abord obscure, puis plus évidente. Le médecin doit alors favoriser la résorption, en continuant les antiphlogistiques, si l'état du malade ne s'y oppose pas, ou se borner aux topiques émolliens, jusqu'à ce que l'ouverture de l'abcès ait lieu. Dans ce cas, quelques malades se sont bien trouvés de l'usage des laxatifs, qui stimulent doucement les contractions de l'intestin, et provoquent l'évacuation du pus. Enfin, si la phlegmasie du péritoine paraît devoir se développer, on connaît les moyens de remédier à cette grave complication.

ARTICLE XIII.

CONSIDÉRATIONS PRATIQUES SUR L'EMPLOI DES CAUTÈRES ET DES MOXAS.

L'application des cautères et des moxas est suivie des plus heureux résultats dans les maladies des os et des articulations. Elle a pour effets immédiats, une douleur plus ou moins vive, et la formation d'une escharre sèche ou humide, qui est produite par les tissus désorganisés, combinés ou non à la matière cautérisante. Ses résultats secondaires sont une irritation révulsive produite par la douleur qu'elle détermine sur la peau. Bientôt après, une inflammation que j'ai appelée éliminatoire, suivie d'une perte de substance et d'une abondante suppuration provenant du tissu cellulaire sous-cutané. Après six ou sept heures, .

l'action du cautère est entièrement épuisée, et l'on peut lever l'appareil, l'escharre est formée. Celle-ci est d'un jaune foncé ou brunâtre, et le pourtour est médiocrement rouge, gonflé et douloureux. Au bout de quelques jours, on voit cesser ce gonflement, et la séparation de l'escharre qui se détache de la circonférence vers le centre est ordinairement terminée du huitième au vingtième jour, et la plaie qui en résulte peut être facilement entretenue.

Il n'est point de mon sujet, continue M. Dupuytren, de vous parler minutieusement des endroits où doit être établi le cautère ; il suffit de dire qu'on doit préférer pour son application, les parties abondamment pourvues de tissu cellulaire, éloignées des saillies osseuses, des tendons et du centre des muscles. Il est cependant quelques lieux d'élection dont je dois vous dire un mot. Ainsi, au bras, on choisit ordinairement le léger enfoncement qui existe entre l'attache inférieure du deltoïde, et l'insertion supérieure du brachial antérieur. A la cuisse, on place le cautère presque toujours à quelques travers de doigt au-dessus du condyle interne du fémur, sur la ligne celluleuse que bornent en avant, la portion interne du crural, et en arrière, les muscles troisième adducteur et grêle interne. Le lieu préférable pour la jambe, est l'espace compris entre le bord interne du tibia, et le côté correspondant du muscle jumeau, au-dessous de l'expansion tendineuse formée par les muscles couturier, grêle interne.

Il est utile, dans un grand nombre de cas, de déterminer lentement la formation des escharres sur la peau, afin que l'irritation qui est produite par une longue action du feu, soit plus vive, et pénètre plus profondément. Le moyen le plus convenable pour remplir cette indication, est le moxa.

Les deux variétés de cautère dont nous venons de parler, donnent lieu à une plaie ou ulcération qui suppure pendant un temps à peu près limité, avec plus ou moins d'abondance, et qui finit par se cicatriser. Pour prévenir cette terminaison et entretenir pendant long-temps la suppuration, on est dans l'habitude d'introduire des pois naturels d'iris, d'orange, ou tout autre corps étranger.

Cette méthode, dit M. Dupuytren, est quelquefois bonne, mais souvent aussi je l'ai vue déterminer des accidents graves, et augmenter ceux contre lesquels on l'avait dirigée. L'irritation extrême que cause la présence de ces corps étrangers, se propage à l'articulation ou aux parties malades des os. Les individus sont en proie à la fièvre, à la soif, à l'insomnie, et ces symptômes ne se dissipent que lorsqu'on a enlevé ces corps étrangers. Les praticiens, persuadés que ces phénomènes sont liés à la présence de ces exutoires, craignent de s'en servir de nouveau, et se privent ainsi d'une ressource précieuse. Convaincu que ces corps étrangers introduits dans ces plaies, sont les seules causes de ces inconvénients, j'ai pris le parti, depuis plusieurs années, de n'en plus faire usage. Après avoir appliqué le cautère et le moxa, je laisse tomber l'escharre et suppurer l'ulcération sans la stimuler. Quand l'ulcération est cicatrisée, je réapplique immédiatement de nouveaux cautères dans le voisinage des anciens, jusqu'à ce que j'aie obtenu l'amélioration désignée. De cette manière, j'ai tous les avantages de ces révulsifs puissants, sans en avoir les inconvéniens.

Un grand nombre de sujets atteints de maladies des articulations de l'épaule, de la hanche ou de la colonne vertébrale, ont été traités depuis plusieurs années à l'Hôtel-Dieu , par cette médication. La plupart ont éprouvé les plus heureux effets de ce mode de traitement, et beaucoup sont sortis complètement guéris.

ARTICLE XIV.

DES TUMEURS HYDATIQUES DÉVELOPPÉES DANS
LES MUSCLES ET DANS LES VISCÈRES.

J'ai quelquefois observé, dit M. Dupuytren, sur le trajet des muscles, des tumeurs
hydatiques dont le développement gênait plus
ou moins leurs fonctions. Les effets qu'ils
produisent varient singulièrement. En général, ces kystes paraissent agir sur les organes
de l'homme à la manière des corps étrangers,
c'est-à-dire en refoulant ou en comprimant les
parties au milieu desquelles ils sont situés :
aussi leurs signes sont-ils souvent confondus
avec ceux de plusieurs autres affections, et
notamment avec ceux des tumeurs enkystées
ordinaires, qui ne contiennent que de la sérosité, ou qu'une matière albumineuse dont
l'aspect varie.

Ce sont sur-tout les kystes des acéphalocis-
tes situés dans les membres ou dans les autres
parties de l'extrémité du corps, qu'il est difficile de distinguer, pendant la vie, des kystes

III.   25

simplement membraneux. L'observation suivante va nous en fournir la preuve.

Iʳᵉ Observation. — Un homme d'environ
vingt-sept ans, entra, vers les premiers jours
de janvier 1833, dans les salles de la clinique
de M. le baron Dupuytren, où il fut couché
salle Sainte Marthe, n° 34. Cet individu,
d'une assez bonne constitution, d'un tempérament lymphatique, et qui exerce la profession d'imprimeur, était occupé, il y a trois
semaines, à charger sa presse. Ayant été
obligé de faire un effort plus grand que de
coutume, il sentit, dit-il, une vive douleur
dans le bras gauche vis-à-vis le corps du biceps; il y porta la main et y découvrit pour
la première fois une tumeur. Lorsqu'il vint
à l'hôpital, quelques jours après, il avait
une tumeur développée à la partie antérieure
et moyenne du biceps sur le trajet de la bra-
chiale. Elle avait le volume d'un petit œuf
de poule; elle était sans chaleur, sans changement de couleur à la peau, immobile, et
cependant la flexion de l'avant-bras sur lebras
produisait sur elle un mouvement d'affaissement. Au dire du malade, cette tumeur datait de huit ou dix jours au plus. Mais elle

était assurément d'une époque beaucoup plus ancienne. Était-elle produite par une rupture de quelques fibres musculaires? mais le malade n'éprouvait aucune douleur sur le trajet du muscle.

Était-elle déterminée par un épanchement? mais la peau n'offrait point cette coloration violacée qui caractérise les ecchymoses. L'artère avait-elle été lésée? mais la tumeur ne présentait pas ces mouvemens d'expansion et de retrait, isochrônes aux battemens du cœur, qui sont le signe essentiel des anévrysmes.

Son existence était donc évidemment antérieure à l'accident que le malade avait récemment éprouvé. Or, pouvait-on la considérer comme une production squirrheuse? l'absence d'élancemens, l'existence d'une fluctuation obscure, venaient détruire cette supposition.

En l'examinant avec plus d'attention, je fus porté, ajoute M. Dupuytren, à soupçonner qu'elle était formée par un kyste hydatique; et cette opinion me parut d'autant plus probable, que je me rappelai un fait qui offrait de l'analogie avec celui-ci. Une jeune fille vint, il y a vingt ans, à ma consultation, avec une tumeur à la tempe, qu'on attribuait à un violent coup de fouet qui lui avait été donné par un voiturier. Je fis une ponction exploratrice, ce qu'on doit toujours pratiquer, quand la nature du mal n'est pas bien déterminée; un jet de liquide séreux s'élança aussitôt. En agrandissant l'ouverture, je pressai sur les deux côtés; il sortit un grand sac blanc : c'était une hydatide qui s'était développée dans le corps du temporal.

Mais avant d'employer ce moyen chez l'individu qui fait le sujet de notre observation, on appliqua, pendant quinze jours, des résolutifs et des astringens qui ne produisirent aucun changement. Le 15 janvier, la tumeur offrait une fluctuation des plus marquées; je pris le parti de faire une ponction exploratrice. Si, contre toute attente, nous devions rencontrer un anévrysme, une compression exercée avec la main aurait arrêté aussitôt l'hémorrhagie, et la ligature aurait été pratiquée immédiatement; s'il se fût agi d'un abcès, nous aurions donné issue à la collection purulente et le but aurait été atteint. Un bistouri fut donc introduit; il s'écoula une grande quantité de sérosité qui s'était à peine teinte de sang en passant à travers les bords de la plaie. En pressant sur les deux côtés de l'ouverture, nous avons fait sortir un petit corps blanchâtre, que nous avons reconnu pour être l'acéphalocyste musculaire ; il offrait un ovale à parois très minces, transparentes. Deux jours après l'opération, le malade était dans le meilleur état possible; il n'éprouvait aucune douleur ; le muscle était revenu sur lui-même. Il s'y manifesta cependant une légère inflammation qui se termina par une suppuration fort peu abondante. Huit jours après, tous les accidens étaient dissipés.

Les acéphalocystes ont été long-temps confondues avec toutes les autres vésicules morbifiques. Mais lorsque l'anatomie pathologique fut cultivée avec plus de soin, on s'aperçut qu'il existait une très grande différence de nature entre les tumeurs vésiculaires membraneuses, fermes et unies fortement au tissu des organes, et les vésicules plus molles, qui, libres de toute adhérence, roulent dans les cavités accidentelles ordinairement tapissées par les premières. Les unes sont des kystes membraneux dont la texture est analogue, tantôt à celle des membranes séreuses, tantôt à celle des membranes fibreuses, etc. Les autres, au contraire, sont de véritables vers vésiculaires. L'acéphalocyste est l'un des plus simples de tous les animaux. Il se présente sous l'aspect d'une vessie membraneuse, de consistance d'albumine à demi-concrète, et dans laquelle l'œil ne peut apercevoir, même à l'aide du microscope, aucun organe distinct.

La structure des kystes dans lesquels sont logés ces vers, est assez composée; leur existence est constante, et c'est à tort qu'on a prétendu qu'ils pouvaient manquer. On rencontre toujours dans ces kystes un tissu fibreux, de la nature de celui des ligamens articulaires et des tendons, mais composé de fibres entrecroisées dans divers sens, et souvent très irrégulièrement. L'intérieur des kystes est quelquefois blanc et assez lisse; mais jamais il n'offre une surface aussi unie que les kystes séreux. Son aspect, fibreux et fort ressemblant à celui des aponévroses, l'en distingue d'ailleurs beaucoup. Les acéphalocystes sont ordinairement réunies en grand nombre dans un même kyste. Ces vers nagent dans un liquide qui, quelquefois, de même que celui qui est contenu dans les cavités des acéphalocystes, est absolument semblable à de l'eau pure, mais qui, souvent aussi, est jaunâtre, bourbeux, puriforme, plus ou moins épais. Quelle que soit la nature du liquide contenu dans le kyste, celui de la cavité des acéphalocystes est presque toujours transparent et semblable à de l'eau.

Il est rare qu'un kyste ne contienne qu'un seul ver. L'acéphalocyste est ordinairement fort grosse, et en contient plusieurs autres dans sa cavité intérieure. Quelquefois cependant on trouve des kystes assez forts qui ne renferment qu'une seule acéphalocyste. Il est probable que les kystes qui sont dans cette condition, se sont formés depuis peu.

On ne connaît point d'observation authentique qui établisse que les acéphalocystes puissent se développer dans les cavités naturelles du corps. Elles naissent toujours dans un kyste plongé dans le tissu même des organes. Il est vrai qu'on en a vu sortir de diverses cavités naturelles ; mais il y a de fortes raisons de croire que cela n'a lieu qu'après que les kystes qui contenaient les vers se sont rompus dans ces cavités : tel était sans contredit le cas de cet individu dont nous avons parlé ailleurs. (Tom. 1er, *Leçons orales*, pag. 493.)

Lorsque cet homme sortit de l'Hôtel-Dieu, il avait une paralysie du côté gauche de la langue qui avait déterminé l'atrophie de cette partie ; mais il conservait le sentiment du goût, ce qui nous fit penser que la lésion portait sur le nerf grand hypoglosse. Près de deux ans se passèrent, sans entendre parler de lui, lorsque nous apprîmes qu'il était allé mourir à l'hôpital Cochin. M. le docteur Gendrin, qui a bien voulu nous communiquer quelques renseignemens sur ce malade, nous informa qu'il avait conservé ses facultés intellectuelles presque jusque dans les derniers momens de sa vie. La paralysie du côté gauche de la langue et l'atrophie étaient encore plus marquées que lorsqu'il quitta l'Hôtel-Dieu ; le goût avait un peu diminué du côté malade ; mais il s'était néanmoins conservé. Cet individu disait que ses fonctions génératrices étaient très affaiblies. Quelques jours avant de mourir, des symptômes de compression se manifestèrent, et le malade succomba. A l'autopsie, qui fut faite avec soin, on trouva beaucoup de sérosité dans les ventricules ; mais ce qu'il y a de plus remarquable, c'est qu'on découvrit un assez grand nombre d'hydatides à la base du cervelet ; l'une de ces hydatydes s'était introduite dans le trou condylien antérieur, et comprimait de la manière la plus évidente, le nerf grand hypoglosse. Ainsi se trouva confirmé le diagnostic que nous avions établi. Ce fait est d'autant plus curieux, qu'il vient à l'appui de l'opinion des physiologistes qui pensent que ce nerf est plus spécialement destiné au mouvement et à la nutrition. M. Gendrin a prétendu que ces hydatides n'étaient point enkystées ; mais il est probable que dans ce cas, il y a eu déchirure des enveloppes ; et ce qui le prouve, c'est que le foie contenait une assez grande quantité de ces acéphalocystes qui étaient renfermées dans un kyste.

On a observé les acéphalocystes dans presque toutes les parties du corps humain. On a trouvé des kystes remplis de ces vers, dans la glande thyroïde ; dans les duplicatures du péritoine ; dans les poumons ; dans les différentes parties du tissu cellulaire extérieur au péritoine ; entre les tuniques des intestins ; entre les lames de l'épiploon ; dans le tissu du foie ; dans les reins ; dans les ovaires ; dans la matrice, où elles forment la plupart des môles vésiculaires; dans la lèvre antérieure du museau de tanche; dans l'épaisseur des parois de l'abdomen; dans le tissu cellulaire intermusculaire du col, du dos, de la cuisse, de l'épaule, et dans plusieurs autres parties.

L'acéphalocyste n'est pas le seul ver qui se développe dans le corps de l'homme; j'ai rencontré, il y a un assez grand nombre d'années, le cysticerque ladrique dans le muscle grand péronier d'un individu, ainsi que j'en rapporterai bientôt l'observation. Ce ver est toujours renfermé dans un kyste ou vessie, et y vit solitaire. La cavité de ce kyste, recouvert d'une couche membraniforme, contient, outre le cysticerque, qui y est libre, une sérosité de même nature que celle qui est renfermée dans la vessie caudale du ver. Le cysticerque ladrique habite principalement le tissu des muscles, ou plutôt le tissu cellulaire qui unit entre eux les divers faisceaux qui composent les muscles.

Le développement du cysticerque ladrique chez le porc, y devient la cause d'une maladie très grave, connue vulgairement sous le nom de *ladrerie*.

IIe Observation. — Il y a environ trente
ans, je trouvai, dans le muscle grand péronier d'un homme, un ver vésiculaire. Ce
ver, qu'il était facile dereconnaître au premier
abord, pour le *cysticercus finnus*, présentait
quelques particularités remarquables, relativement à son corps et au kyste qui le renfermait.

Le kyste ovoïde, long d'environ huit lignes,
adhérait très fortement par sa face externe aux
fibres musculaires, à la graisse et au tissu
cellulaire environnant ; intérieurement, il
était tapissé, dans presque toute son étendue,
par une matière jaunâtre, peu abondante, assez
ferme, friable dans certains points, et dans
d'autres, plus ferme, blanchâtre, ou légèrement rougeâtre, et assez semblable à la fibrine
du sang. La membrane propre du kyste était
évidemment fibreuse, et offrait une texture
et une fermeté analogues à celles des ligamens
latéraux des articulations. Cependant les fibres étaient plus transparentes, plus intimement liées entre elles, et sous ce rapport, se
rapprochaient beaucoup de la teinte laiteuse
et de la texture homogène des cartilages,
dont elles différaient par leur souplesse. Cette

membrane propre du kyste avait une épaisseur inégale, et qui, dans quelques endroits, était de plus d'une demi-ligne. Ses fibres étaient teintes, dans une partie de son étendue, d'une couleur rougeâtre assez semblable à celle du sang.

Le ver vésiculaire contenu dans ce kyste, avait un corps renfermé dans la vessie caudale, qui était longue d'environ cinq lignes, et formée par une membrane mince, égale, sans fibres, plus ferme que le blanc d'œuf durci. Elle avait, dans la plus grande partie de son étendue, une teinte rougeâtre qui la rendait un peu plus opaque, et qui paraissait provenir du sang qui avait souillé une partie de son kyste. Je cherchai, à l'extérieur de cette vésicule, la petite ouverture par laquelle le corps sort, et se développe à l'extérieur. Je ne pus la distinguer; ce qui venait probablement de ce que le ver avait déjà passé quelques heures dans l'esprit-de-vin. J'ouvris alors la vessie caudale. Le corps qui y était renfermé, se présentait sous la forme d'un tubercule un peu alongé, d'un blanc jaunâtre, opaque, et de la grosseur d'un noyau de cerise. Il adhérait aux parois de la vésicule, par-

le moyen d'une substance blanche, opaque,
humide, et qui, quand on la pressait, laissait
suinter quelques gouttelettes d'un liquide d'un
blanc laiteux. Cette matière était informe,
tuberculeuse à l'extérieur, et avait un volume
à peu près égal à celui du corps auquel elle
adhérait par continuité de substance; elle paraissait être sortie du corps par une sorte d'é-
ventration analogue à celles que l'on voit quelquefois chez quelques vers longs, comme les
crinons et les ascarides lombricaux. Le corps,
développé entre deux lames de verre, avait
un pouce de longueur, une ligne et demie de
diamètre à sa base, et environ une demi-
ligne à sa tête. On distinguait très facilement
à la loupe, la couronne des crochets et les
quatre suçoirs.

On rencontre assez souvent les hydatides
dans la dissection, mais il est rare de les trouver sur le vivant; et lorsqu'on parvient à en
constater l'existence, on comprend combien
il est difficile de traiter une tumeur sans chaleur, sans rougeur, et que le malade attribue à une cause toute récente. Il faut, dans
ce cas, comme nous l'avons déjà si souvent
recommandé, s'assurer qu'elle ne présente

aucun mouvement d'expansion ni de retrait, et faire ensuite une ponction exploratrice : c'est le meilleur moyen d'éviter toute méprise.

On ne saurait confondre les hydatides musculaires avec celles qui se développent sous les ligamens annulaires du carpe et du tarse ; leur siége, leur nature et leurs symptômes établissent des différences assez tranchées. Quant aux hydatides viscérales, leurs caractères sont généralement si obscurs, qu'on ne les reconnaît pas pendant la vie. Il est cependant quelques cas où l'on a pu en établir le diagnostic. M. Récamier est même parvenu à obtenir la guérison d'un kyste hydatique du foie par une ponction exploratrice, l'application de la potasse caustique et des injections de liquide. Ce fait nous paraît assez curieux pour que nous en donnions ici un extrait.

IIIᵉ OBSERVATION. — Un individu, âgé de vingt ans, peintre en bâtiment, était à travailler dans une boutique, lorsque le plancher s'écroula ; il tomba dans une cave qui était environ à dix ou douze pieds de profondeur, et perdit connaissance sur le coup. Le lendemain, une légère teinte jaune commença à se développer sur la face, et envahit bientôt tout le corps.

Trois jours après, des douleurs gravatives se firent sentir dans la région de l'hypochondre droit ; le décubitus devint impossible sur l'un et l'autre côté.

Le 3 mai, septième jour de l'accident, le malade entra à l'Hôtel-Dieu. La région hypochondriaque droite était le siége d'une tumeur assez irrégulière, qui s'étendait de l'appendice xyphoïde, jusqu'à trois travers de doigt environ au-dessous de l'ombilic. On y reconnaissait une fluctuation assez obscure et plusieurs corps qui semblaient immobiles, assez durs, saillans et inégaux.

Afin de s'assurer de la nature de la tumeur, on y fait une ponction avec un trocart très fin ; une ventouse est appliquée sur la canule, et quelques gouttes d'un liquide fort limpide et en tout semblable à celui des hydatides s'écoulent par son ouverture. Les jours suivans, un large morceau de potasse caustique est mis sur le point le plus saillant de la tumeur et dans le voisinage des fausses côtes. Sous l'influence d'une nouvelle application de potasse, la tumeur contenue dans l'abdomen s'ouvrit spontanément et sans douleur à travers la plaie faite aux tégumens par le caustique, et des flots d'un liquide jaunâtre et limpide, mêlés d'un grand nombre d'hydatides, furent chassés avec force au dehors. Ce jour même, une injection avec de l'eau d'orge miellée fut faite dans le kyste, afin de prévenir l'entrée de l'air dans son intérieur. Cette injection fut successivement remplacée par de l'eau salée, une décoction d'orge et de quinquina, une solution de chlorure de chaux. Peu à peu le foyer du kyste revint sur lui-même; et lorsque le malade sortit de l'hôpital, il ne conservait, de sa maladie, qu'une fistule étroite qui donnait issue à une petite quantité de pus fétide et verdâtre. Quelques débris d'alimens et de matières stercorales étaient sorties par la plaie.

Le but que ce professeur s'était proposé en donnant à la potasse caustique la préférence sur l'instrument tranchant, était de déterminer une inflammation, et par suite des adhérences entre les parois du kyste et celles de l'abdomen, d'établir ainsi un canal continu de l'intérieur du kyste à l'extérieur et de prévenir tout épanchement dans la cavité abdominale. Aussi eut-il soin, pour arriver à ce but, d'entretenir les parois du kyste dans le plus grand état d'extension possible, afin qu'elles fussent en contact immédiat avec celles du ventre. Ces injections eurent encore pour effet de prévenir l'introduction de l'air dans sa cavité et les accidens inflammatoires qui en sont le résultat.

On voit, dans ce cas remarquable, que M. Récamier s'est conformé au précepte que nous n'avons cessé d'établir, que dans les tumeurs d'une nature douteuse, on doit toujours recourir à la ponction exploratrice qui éclaire singulièrement le diagnostic et n'entraîne après elle aucun accident. C'est la conduite qu'il faudrait également tenir dans des circonstances semblables.

Nous avons dit que les hydatides viscérales ne pouvaient, dans la grande majorité des cas, être reconnues sur le vivant; voici quelques symptômes qui ont été observés chez les individus qui présentaient cette affection : leur présence dans le tissu cellulaire extérieur du péritoine, ou dans celui qui unit entre elles les tuniques de l'estomac ou des intestins, occasione un trouble quelconque dans les fonctions digestives; quelquefois même elles compriment assez fortement le canal intestinal pour déterminer une véritable passion iliaque.

Les kystes, situés dans le tissu du foie, donnent lieu à des phénomènes morbifiques très variés, et qui sont d'autant plus graves, que leur volume est plus considérable. Les plus ordinaires sont : un sentiment de pesanteur rarement de douleur aiguë, et quelquefois une tumeur visible et plus ou moins circonscrite dans l'hypochondre droit; une gêne quelquefois très grande de la respiration; une anxiété, une sorte d'inquiétude qui forcent le malade à changer sans cesse de position; quelquefois l'ictère, des vomissemens, des hémorrhagies nasales, la diarrhée, ou une constipation opiniâtre. Il y a, dans quelques cas, un frémissement que l'on a comparé à la sensation que donnerait la gélatine mise en mouvement.

Les acéphalocystes des reins ne s'annoncent guère que par des douleurs dans cette région. Celles des ovaires occasionent absolument les mêmes effets que les kystes membraneux, ou l'hydropisie enkystée proprement dite de ces viscères.

Les effets produits par les hydatides de la matrice sont très différens, suivant la manière dont elles sont logées dans ce viscère : lorsqu'elles sont situées profondément dans l'épaisseur des parois de l'utérus, leur présence n'est guère annoncée que par un sentiment de pesanteur vers la région de cet organe ; mais lorsqu'elles se développent entre la membrane interne et la matrice, elles finissent par dilater cette dernière, son col s'aplatit en s'élargissant, et tous les phénomènes qui ont coutume d'accompagner la grossesse se manifestent : les acéphalocystes constituent alors l'affection connue sous le nom de môle vésiculaire.

Les hydatides des poumons occasionent une dyspnée plus ou moins grande, mais dont il est le plus souvent impossible de soupçonner la cause.

L'observation suivante est une de celles où la présence des acéphalocystes a été le mieux constatée dans les viscères et sur-tout dans les poumons.

IVe Observation. — Un jeune homme né de parens sains, avait eu, à dix-huit ans, une péripneumonie qui avait été guérie parfaite-

ment. A vingt-quatre ans, il avait éprouvé un
rhume très violent et très opiniâtre, accompagné de vives douleurs au côté gauche qui
l'empêchaient de pouvoir se coucher sur ce
point. Ces douleurs cessèrent avec le rhume;
mais la cause la plus légère les faisait reparaître.

Au mois de juillet 1800, ou du moins peu
de temps après, la douleur de côté et une toux
sèche reparurent, et avec tant de violence que
le malade ne pouvait faire le moindre mouvement. Bientôt il se plaignit d'une petite tumeur dont le siége était, selon lui, dans l'hypochondre droit. Cette tumeur peu sensible
d'abord, le devint bientôt davantage, et fut
parfaitement reconnue. A cette époque, la toux
sèche revint de nouveau accompagnée d'étouf-
femens momentanés.

Au mois de mai 1803, le malade se trouvait
dans l'état suivant : Il était fort maigre ; s'é-
tant couché pour faire palper sa tumeur, elle
parut d'un volume si considérable que la main
pouvait à peine en embrasser la moitié ; sa
dureté était telle qu'elle ne cédait pas sous le
doigt ; sa surface semblait très lisse ; elle était
mobile et pouvait être facilement déplacée,

soit à droite, soit à gauche. Les battemens du cœur étaient si violens dans la région épigastrique, qu'ils étaient sensibles même à l'œil.

Le malade se plaignait d'un étouffement continuel et d'une espèce d'étranglement lorsqu'il montait un escalier. Il éprouvait des faiblesses assez fréquentes, toussait de temps en temps, crachait par fois un peu de sang, et avait un tremblement presque continuel. Ces symptômes étaient plus prononcés dans les temps froids; ils diminuaient notablement lorsque la température était douce. Le pouls n'offrait point de dérangement notable.

Cet état fut à peu près le même jusqu'au mois de janvier 1804, époque à laquelle la gêne de la respiration augmenta considérablement, ainsi que tous les autres symptômes. Vers le commencement de juin, il éprouva deux accès très violens, à un jour de distance, qui faillirent le suffoquer. Voyant alors son état empirer, il revint à Paris pour prendre des conseils sur sa santé. Il avait fait dix lieues en voiture. Rendu chez lui, il se trouva assez bien et soupa légèrement. Quelques heures après, il fut pris d'un nouvel accès de strangulation dans lequel il périt.

L'ouverture du corps fut faite par M. Geoffroy et par moi. Nous trouvâmes dans le lobe gauche du foie, un kyste en partie caché dans la substance de ce viscère, en partie saillant dans la cavité abdominale, et semblable à une vessie qu'on pouvait mouvoir et déplacer à volonté. Les parois du kyste étaient minces et cependant fibreuses ; elles semblaient retirées sur elles-mêmes et comme racornies. La cavité contenait, 1.° une certaine quantité d'un liquide de couleur jaune ; 2.° un grand nombre de petites hydatides, la plupart de la grosseur d'un pois ; on en remarquait une ou deux qui pouvaient avoir celle d'un jaune d'œuf.

La partie du kyste hydatique qui était placée hors du foie, adhérait fortement à la petite courbure de l'estomac, et cependant il n'existait aucune trace de cicatrice sur la membrane externe de cet organe.

La poitrine avait une dimension considérable et était si exactement remplie, que le cœur, repoussé en bas, correspondait à la partie supérieure de l'épigastre. Les deux poumons comprimés, aplatis et réduits à un feuillet très mince, étaient refoulés vers la partie antérieure de la poitrine, derrière les cartilages des côtes. Le reste des cavités des plèvres était occupé par deux tumeurs très volumineuses, étendues l'une et l'autre depuis le sommet de la poitrine jusqu'au diaphragme; elles adhéraient intimement aux côtés et à la totalité du médiastin, et avaient repoussé le cœur hors de la cavité de la poitrine. Les deux tumeurs également tendues et fluctuantes, avaient une enveloppe blanche, fibreuse, assez mince, quoique fort résistante, et renfermaient chacune une énorme hydatide. Ces hydatides remplissaient exactement chaque kyste et semblaient y adhérer à l'aide d'une matière glutineuse. Le liquide parfaitement limpide qu'elles contenaient, fut évalué à cinq pintes et demie pour chacune. Leur longueur était d'environ onze pouces.

V° OBSERVATION. — Une femme, vint en 1811, à l'Hôtel-Dieu pour une tumeur inflammatoire à l'ombilic. M. Dupuytren ne voulut pas d'abord y toucher; mais la fluctuation étant devenue manifeste et la peau menaçant de s'ouvrir, une incision donna issue à une grande quantité de pus, et à quelques poches hydatiformes. Cette femme mourut, et à l'autopsie M. Dupuytren trouva une communication entre l'ouverture de l'ombilic et une cavité contenue dans le poumon, par une espèce de canal formé à travers le diaphragme, entre le foie et les parois abdominales. La cavité du poumon contenait encore une grande quantité de poches hydatiques. Il était évident que cet organe avait été le siége primitif de la maladie.

On voit, d'après ce qui précède, que les signes qui annoncent la présence des acéphalocystes dans les diverses parties des corps sont absolument semblables à ceux de beaucoup d'autres affections. L'absence des autres caractères de maladies mieux connues, est souvent le seul signe qui puisse permettre de soupçonner l'existence de ces vers ; mais quelquefois cependant on peut avoir sur ce point une certitude entière, c'est lorsque les kystes qui contiennent ces vers se rompent et s'ouvrent spontanément dans quelques-unes des cavités tapissées par les membranes muqueuses, ou même se font jour au dehors, comme lorsqu'elles sortent par un abcès formé dans les parois abdominales.

La rupture des kystes des acéphalocystes dans les cavités tapissées par des membranes

muqueuses a ordinairement des résultats très
heureux. L'art a même quelquefois imité
avec avantage ce procédé de la nature. Cependant le professeur Lassus, dans ses recherches
sur l'hydropisie enkystée du foie, a rapporté
plusieurs cas où l'incision, faite à des kystes
hydatiques de ce viscère, n'a pu sauver les malades, et a même quelquefois hâté la mort.
Notre expérience nous a appris que dans ceux
de ces kystes qui attaquent les parties externes du corps, l'incision a ordinairement des
résultats heureux.

Il paraîtrait que la maladie peut guérir sans
rupture naturelle ou artificielle; dans ce cas,
il est probable que les acéphalocystes périssent
spontanément : alors la partie la plus ténue
du liquide dans lequel elles nagent est absorbée. Le kyste se resserre sur lui-même,
comme un anévrysme après l'opération faite
suivant le procédé de Hunter; et au bout d'un
certain temps, il ne reste plus qu'une petite
masse de matière ordinairement trouble et
jaunâtre, dans laquelle on distingue des fragmens plus ou moins considérables d'acéphalocystes rangées par couches.

Les hydatides viscérales, développées dans

la cavité du bas-ventre, peuvent être confondues avec une foule de tumeurs dont il serait trop long de donner ici l'énumération, et qui d'ailleurs ont été étudiées un très grand nombre fois ; mais il en est une sur laquelle nous croyons devoir plus particulièrement appeler l'attention, parce qu'elle a été l'objet d'un excellent rapport de M. Dupuytren : nous voulons parler d'un kyste contenant un fœtus humain trouvé dans le mésentère d'un jeune homme de quatorze ans. Ce fait, qui a été consigné dans le recueil des mémoires de la Faculté de médecine de Paris, qu'il n'est pas toujours facile de se procurer, appartient d'ailleurs à cet ouvrage, uniquement destiné à faire connaître les travaux du célèbre chirurgien de l'Hôtel-Dieu.

Observation d'un kyste contenant un fœtus humain développé dans le mésentère d'un jeune homme de quatorze ans.

Amédée Bissieu, fils de M. Bissieu, propriétaire à Verneuil, département de l'Eure, naquit en 1790, d'une femme jeune, bien portante et déjà mère d'un autre enfant, bien conformé et d'une bonne constitution. Dans la nuit où sa mère présume qu'il fut conçu, une de ces alarmes, alors si fréquentes en France, causa une violente agitation dans la ville, et fit courir en tumulte les habitans aux armes. Pendant sa grossesse, madame Bissieu éprouva quelques chagrins et de fréquentes indispositions, néanmoins son accouchement fut heureux. On croit avoir remarqué que pendant le travail il s'écoula une grande quantité d'eau par le vagin. Immédiatement après sa naissance, le jeune Amédée fut remis entre les mains d'une nourrice qui, l'ayant trouvé faible et mal portant, parut désespérer, pendant quelque temps, de réussir à l'élever; ramené ensuite à la maison paternelle, cet enfant se plaignit, dès qu'il put balbutier, d'une douleur au côté gauche de la poitrine et du ventre. Il avait dès lors cette partie d'un volume qui fit craindre qu'il ne fût attaqué du carreau; mais ce volume était d'ailleurs tellement variable, qu'on se détermina par la suite à lacer sa culotte afin de l'accommoder plus aisément à ces variations. Cependant à mesure qu'il grandit, les craintes que l'on avait conçues du carreau se dissipèrent; mais l'habitude du corps du jeune Bissieu, resta grêle, sa figure maigre et blême;

et il est remarquable qu'il ne cessa de se plain-
dre de temps à autre, quoique faiblement, de
douleurs au côté, et qu'il fut toujours sujet à
des appétits fort irréguliers, souvent fantasti-
ques et à des indigestions fréquentes. Un jour
on s'aperçut, en l'habillant, qu'il avait les
deux dernières côtes gauches plus élevées, et
plus saillantes que les autres ; ce qu'on attribua à l'habitude qu'il avait de sucer le
pouce de la main droite en inclinant son corps
du même côté. On donna d'autant moins d'attention à cette circonstance, que le jeune Amédée se faisait alors remarquer par sa gaîté,
par sa vivacité et par une intelligence au-
dessus de son âge. Il fut envoyé dans une pen-
sion à Rouen. C'est là qu'après un séjour de
dix-huit mois environ, pendant lequel il ne
s'était plaint d'aucune indisposition nouvelle,
il fut subitement pris, le 13 nivose an 12 ,
d'une douleur aiguë au côté et dans l'hypochondre gauche, et de fièvre continue avec des
redoublemens et un sentiment d'oppression ;
à la douleur et à la fièvre se joignait une tuméfaction très grande du bas-ventre, dans le lieu
où existait auparavant l'élévation et le sentiment habituel de douleur. Le malade fut sai-

gné et même purgé. La fièvre continua, et la
tuméfaction fit des progrès ; au septième jour
de la maladie, M. Blanche, chirurgien, sentit
distinctement, dans l'abdomen, une tumeur
dure et très douloureuse, s'étendant en longueur des fausses-côtes à la crête de l'os des
îles, arrondie d'un côté à l'autre et du volume
d'un gros melon. On fit dès lors usage d'applications émollientes, de lavemens adoucissans
et de boissons délayantes; on employa même,
par la suite, de légers fondans. Cependant les
douleurs ne diminuèrent qu'après qu'il fut
survenu un dévoiement abondant de matières
puriformes et fétides. Le calme des souffrances
et l'affaissement de la tumeur n'empêchèrent
pas le jeune malade de dépérir et de tomber
dans le marasme, et au bout de plusieurs
mois d'un traitement inutile, il fut renvoyé
au sein de sa famille. A son arrivée, MM. Guérin et Bertin Desmardelles reconnurent la
tumeur dure et grosse placée dans l'hypochondre gauche; mais malgré leurs soins, le
mal ne continua pas moins de faire des progrès.
Bientôt à une toux continuelle et opiniâtre,
accompagnée de crachats purulens et infects,
se joignit un dévoiement de matières fétides,

au milieu desquelles on trouva, six semaines avant sa mort, un paquet de poils roulés sur eux-mêmes. Enfin cet infortuné jeune homme, parvenu au dernier degré de marasme, périt le 23 prairial an 12, dans la quatorzième année de son âge, et six mois après l'invasion des premiers symptômes de sa maladie.

La singularité de l'affection à laquelle il avait succombé, les poils qu'il avait rendus par les selles, et les soupçons vagues auxquels des circonstances aussi extraordinaires avaient donné lieu, faisaient vivement désirer, de ses parens mêmes, l'ouverture de son corps. Elle fut faite le lendemain, par MM. Guérin et Bertin Desmardelles. Ces médecins découvrirent dans l'hypochondre gauche, au-dessous de la rate, une très grande poche membraneuse, épaisse, adhérente à toutes les parties environnantes, et particulièrement à l'un des gros intestins, qu'ils présumèrent être le colon; et dans cette poche, au milieu d'une matière purulente, épaisse et jaunâtre, deux masses principales à peu près égales en volume, situées transversalement au-devant de la colonne vertébrale, appliquées l'une à l'autre, et néanmoins bien distinctes. De ces deux masses, l'une, placée inférieurement, était composée d'une forte poignée de cheveux entrelacés ou feutrés; autour de celle-ci, étaient deux petits pelotons de poils semblables en tout à celui que le malade avait rendu par les selles six semaines avant sa mort; l'autre, situé plus haut, consistait en une masse alongée, charnue et osseuse, et recouverte par de la peau. On voyait, à l'une de ses extrémités, une tête informe, avec des poils, des dents, une ébauche de nez, une sorte d'orbite d'un côté et d'oreille de l'autre; à l'extrémité opposée, on voyait un appendice en forme de membre, terminé par quelques languettes armées d'ongles. Enfin de la partie moyenne de cette masse, qui semblait tenir lieu de la poitrine et du ventre, partait un ligament épais est très court qui allait s'insérer aux parois du kyste. MM. Guérin et Bertin-Desmardelles, jugeant ce cas digne des recherches les plus attentives, enlevèrent, sans l'entamer, cette masse charnue du bas-ventre, et l'emportèrent avec l'estomac, la rate et une partie du gros intestin. Ils constatèrent ensuite qu'il n'existait, ni à l'extérieur ni à l'intérieur, aucune trace d'organes féminins, et que le sexe d'Amédée Bissieu était vraiment et exclusivement masculin. Enfin, ils trouvèrent, en poursuivant la dissection du reste du corps : 1° que le foie était très volumineux, bien qu'il eût été comprimé et repoussé par elle dans l'hypochondre droit ; 2° que les poumons étaient blanchâtres, et qu'ils contenaient du pus infiltré dans toute leur substance.

Vingt-deux jours après, on procéda à l'exhumation du cadavre, pour vérifier les faits qui viennent d'être racontés : MM. les docteurs Delzeuzes et Brouard, qui furent chargés de ce soin, ne trouvèrent aucun vestige d'organes sexuels étrangers, à ceux qui caractérisent le sexe masculin. La vessie fut séparée avec précaution ; les vésicules séminales furent mises à découvert et examinées avec attention ; le rectum lui-même fut vu tant à l'intérieur qu'à l'extérieur, et rien d'extraordinaire ne s'offrit aux regards. Enfin, les parties extérieures de la génération ayant été examinées avec soin, on trouva les testicules, les canaux déférens, ainsi que la verge, dans une parfaite intégrité et sans aucun vice de conformation, mais d'un développement très petit et relatif à la faiblesse du sujet, et l'état de souffrance dans lequel il avait vécu.

Un fait aussi extraordinaire méritait de fixer l'attention de tous les hommes de l'art, aussi M. Blanche s'empressa-t-il d'apporter la pièce à la Faculté de Médecine de Paris, où je fus chargé, dit M. Dupuytren, de faire un rapport sur cette grande anomalie des lois de la nature.

Le premier fait que je constatai relativement à la position du fœtus, c'est qu'il était dans un kyste du mésocolon transverse, lequel n'avait communiqué que fort tard avec la cavité de l'intestin, par l'effet de la destruction d'une cloison qui les séparait. En continuant cet examen, je constatai que la masse organisée contenue dans le mésocolon transverse, avait plusieurs traits de ressemblance avec un fœtus, mais qu'elle offrait une foule de dispositions particulières, dont les unes tenaient essentiellement à des vices de conformation, et dont les autres semblaient être liées à des déformations successivement amenées par le temps et par le séjour qu'elle avait fait dans le kyste du mésocolon.

Il était, au reste, un moyen plus sûr de déterminer le véritable caractère de cette production, c'était 'la dissection de cette masse. Je la fis avec un soin très grand, et je découvris la trace de quelques organes des sens : un cerveau, une moelle de l'épine, des nerfs très volumineux, des muscles dégénérés en une sorte de matière fibreuse, un squelette composé d'une colonne vertébrale, d'une tête, d'un bassin et de l'ébauche de presque tous les membres ; enfin, dans un cordon ombilical, fort court et inséré au mésocolon transverse, hors de la cavité de l'intestin, une artère et une veine ramifiées par chacune de leurs extrémités, du côté du fœtus et de l'individu auquel il tenait.

L'existence des organes précédens suffisait certainement pour établir l'individualité de cette masse organisée, quoique d'ailleurs elle fût dépourvue des organes de la digestion, de la respiration, de la sécrétion des urines et de la génération ; l'absence de ces parties pouvait tout au plus la faire regarder comme un de ces fœtus monstrueux, destinés à périr au moment de leur naissance.

Nous ne nous arrêterons point sur les suppositions plus ou moins hasardées qui ont été données de la présence de ce fœtus dans le corps du jeune Bissieu ; nous ferons seulement remarquer qu'il n'est pas rare de voir des jumeaux naître accolés par le dos, par le ventre, par la tête ou par plusieurs parties en même temps. Une compression plus ou moins forte, exercée par les organes de la mère sur des embryons extrêmement mous, pendant la conception ou peu de temps après, peut produire ces monstruosités. Dans d'autres cas, qui ne sont pas non plus très rares, les jumeaux sont tellement identifiés que plusieurs organes manquent à chacun d'eux, et sont remplacés par des organes communs qui servent à la fois à la vie des deux. Dans le premier cas, la monstruosité est due à une cause mécanique ; et dans la second, elle tient à un vice primitif dans l'organisation des germes.

L'une de ces explications étant admise, le sexe de l'individu, qui a si long-temps servi de mère à notre fœtus, devenait indifférent : ce fœtus s'est dès lors comporté comme tous les produits des conceptions extra-utérines. En effet, à quelques parties que s'attachent des germes fécondés, leur mode de nutrition est le même. Ils puisent dans toutes, à l'aide de vaisseaux qui leur sont propres, des liquides nourriciers; ils se développent et s'accroissent jusqu'au terme marqué par la nature pour leur expulsion; et s'ils ne peuvent être expulsés lorsque ce terme est arrivé, ils se putréfient et se convertissent en gras, se dessèchent, s'ossifient, ou bien ils végètent, jusqu'à ce que leur présence, en irritant les parties voisines, détermine la formation d'abcès et provoque leur sortie. C'est en effet ce qui paraît être arrivé dans le fait qui nous occupe.

Il serait nécessaire, pour compléter notre travail, de déterminer le degré d'importance de ce phénomène; mais on sent qu'il faudrait pour cela que sa véritable cause fût connue; alors seulement on pourrait juger de son importance par les lumières plus ou moins vives qu'il jeterait, tant sur l'œuvre naturel de la génération que sur les irrégularités de cette fonction. Au reste, en ne le considérant que comme un fait extraordinaire, il n'en mérite pas moins une grande attention, à cause de son extrême rareté.

ARTICLE XV.

DE LA FRACTURE DE L'EXTRÉMITÉ INFÉRIEURE DE L'HUMÉRUS SIMULANT LA LUXATION DU COUDE EN ARRIÈRE.

On ne saurait assez insister, dit M. Dupuytren, sur le diagnostic des fractures et des luxations, car on rencontre à chaque instant dans les hôpitaux beaucoup de cas qui ont échappé à la sagacité et à l'observation des grands maîtres. C'est ainsi que les affections de l'articulation coxo-fémorale, les luxations scapulo-humérales, les fractures de l'extrémité inférieure de l'humérus, celles de l'extrémité inférieure du radius, et en général toutes les solutions de continuité au voisinage des articles, sont les sources de nombreuses erreurs (1). Plusieurs de ces sujets ont été traités

---

(1) On peut consulter avec fruit, sur ce sujet, un très bon résumé des leçons cliniques de M. Dupuytren sur cette matière, fourni par M. le docteur Marx, au Répertoire d'anatomie pathologique de M. Breschet.

par nous dans les leçons précédentes ; nous allons aujourd'hui nous occuper des fractures de l'extrémité inférieure de l'humérus simulant les luxations de l'avant-bras en arrière.

Rien n'est si commun que de voir prendre la fracture de l'extrémité inférieure de l'humérus, immédiatement au-dessus de l'articulation cubito-humérale, pour une luxation en arrière de cette articulation ; il importe cependant de bien reconnaître cette maladie, puisque le défaut de traitement amène une infirmité désormais incurable.

Supposons la fracture transversale et placée immédiatement au-dessus des condyles : l'olécrâne est attiré en arrière et en haut par le muscle triceps brachial, le fragment supérieur est porté en avant, et simule la surface articulaire inférieure de l'humérus. La saillie formée par l'olécrâne est tellement forte, qu'en comparant les deux articulations, on voit cette apophyse du côté malade excéder celle du côté sain, de douze à dix-huit lignes. Enfin, le diamètre antéro-postérieur du bras près du coude est sensiblement augmenté : vous avez là en apparence tous les signes de la luxation. Si l'on admet cette dernière opinion, on fait des efforts d'extension et de contre-extension ; d'ordinaire, la réduction offre peu de difficulté. On applique un bandage, et l'on s'applaudit de la facilité avec laquelle on a remis les os en place. Mais bientôt le déplacement se reproduit ; au bout de cinq ou six jours, au milieu du gonflement on trouve quelque chose qui n'est point naturel. Cet accident est attribué le plus ordinairement au malade qu'on accuse d'indocilité. La réduction a de nouveau lieu, mais la difformité ne tarde pas à la suivre ; il survient alors un gonflement considérable. Le chirurgien reste dans la sécurité tant qu'il n'est point diminué ; lorsqu'il est disparu, au bout d'un mois, six semaines ou deux mois, il reconnaît l'erreur commise, mais il n'est plus temps de la réparer, le malade est estropié ; les mouvemens sont considérablement diminués, ou singulièrement gênés. En général, si douze ou quinze jours se sont écoulés depuis la fracture, et qu'elle ait été méconnue, on ne peut plus rien faire pour le malade : le gonflement des parties environnantes met un obstacle presque insurmontable à une réduction complète, et la difformité est incurable.

Ire OBSERVATION. — *Fracture de l'extrémité de l'humérus, prise pour une luxation. Cal difforme. Gêne des mouvemens de l'articulation huméro-cubitale.*

Dans les derniers jours du mois de décembre de l'année 1832, on amena à M. Dupuytren un jeune enfant, qui étant monté sur un âne, avait fait une chute un mois auparavant. Deux médecins successivement appelés, diagnostiquèrent une luxation, et la traitèrent en conséquence. Il paraît que le second médecin fut consulté pour une récidive de la difformité. Lorsque cet enfant fut examiné par M. Dupuytren. il y avait une tumeur en avant qui offrait des inégalités, c'était évidemment l'extrémité inférieure de l'humérus; l'olécrâne proéminait en arrière. Il est très probable, qu'en raison du jeune âge du sujet, il y avait seulement décollement de l'épiphyse; les deux fragmens étaient réunis vicieusement par un cal difforme. Quel parti prendre? La rupture du cal parut dangereuse à M. Dupuytren: remarquant que la principale incommodité était l'impossibilité d'étendre l'avant-bras, il fit appliquer une machine destinée à rétablir l'extension par degrés ; ce moyen a en partie réussi ; mais le professeur a lui-même annoncé qu'il y aurait toujours de la difformité, et une incapacité dans les mouvemens.

Le grand moyen de distinguer la fracture de la luxation, est la crépitation. Si donc le chirurgien est appelé peu de temps après l'accident, il doit, le bras étant saisi d'un côté, l'avant-bras de l'autre, imprimer aux deux portions du membre supérieur, des mouvemens de haut en bas et de bas en haut, ou d'avant en arrière et d'arrière en avant ; presque toujours alors il perçoit le bruit caractéristique des fractures ; ajoutez à cela que des efforts d'extension et de contre-extension modérées ramènent ordinairement très promptement les parties dans leurs rapports naturels. Néanmoins, il faut convenir que parmi les luxations, une des plus faciles à réduire, une de celles qui exigent le moins d'efforts, c'est celle du coude.

La crépitation, signe précieux de l'existence des fractures, ne s'obtient plus que d'une manière très obscure, si même elle n'échappe tout-à-fait, pour peu que le gonflement soit survenu. Alors, il est vrai, la ré-

duction du déplacement est toujours plus facile que dans la luxation, et la mobilité plus
grande. Mais qui oserait se prononcer sur de
pareils indices? Il est heureusement une ressource capitale, un signe pathognomonique
qui peut remplacer la crépitation. Saisissez
un fragment de chaque main, le pouce appliqué en avant et dirigé vers la fracture, et
tentez ainsi la réduction. Ce simple effort,
sans autre moyen, suffit le plus souvent, sur-
tout dans les vingt-quatre ou trente-six heures
qui suivent la fracture. Mais la réduction
ainsi parfaitement opérée, faites mouvoir
l'avant-bras en arrière : s'il y a luxation, la
réduction persiste ; s'il y a fracture, le déplacement reparaît immédiatement.

M. le docteur Malgaigne, qui a publié,
dans la *Gazette Médicale*, des observations
sur cette espèce de fracture, pense qu'on peut
ajouter d'autres moyens de diagnostic diffé-
rentiel à ceux qui viennent d'être signalés.
Dans la luxation, dit-il, l'articulation est détruite, et les mouvemens de flexion et d'extension sont impossibles ; dans la fracture,
elle est intacte, et probablement ces mouvemens sont en partie conservés. Ceci ne servi-

rait encore que dans les premiers temps de la fracture ; mais à quelque époque que ce soit, il y a un signe anatomique qui nous paraît infaillible, chaque fois qu'on parviendra à le reconnaître ; c'est que, quelle que soit la saillie de l'olécrâne en arrière, elle n'est jamais plus éloignée des tubérosités humérales que dans l'état naturel, s'il y a fracture ; elle l'est beaucoup s'il y a luxation. De même, dans ce dernier cas, la saillie antérieure est plus arrondie et moins étendue en largeur ; dans le premier cas, elle a la largeur de l'articulation elle-même. Nous ne prévoyons aucune chance d'erreur ; le diagnostic est aussi sûr que l'anatomie. Resteraient les cas où le gonflement des parties molles masqueraient assez les saillies naturelles des os, chose possible à toute force, quoique assez difficile à imaginer ; mais alors il ne s'agirait plus de déterminer la nature du déplacement, et il est bien probable que le déplacement même ne pourrait être reconnu.

IIᵉ Observation. — *Fracture de l'extrémité inférieure de l'humérus simulant une luxation du coude en arrière. Guérison sans difformité.*

D..., âgé de vingt-sept ans, d'une haute

stature et d'une constitution très forte, tombe dans un fossé sur le coude gauche, et est reçu presque immédiatement après, salle Saint-Côme, pour y être traité, d'après le dire du chirurgien qu'il a consulté, d'une luxation du coude.

A son entrée, l'articulation huméro-cubitale gauche est déformée; un gonflement énorme occupe l'extrémité inférieure du bras qui est tendu et très douloureux. L'avant-bras est dans un état de demi-flexion; les doigts, portés sur la tumeur, reconnaissent, malgré la tension des parties, une saillie dure, légèrement inégale, rugueuse, qui occupe le pli du coude et soulève les muscles brachial antérieur et biceps; en arrière, l'olécrâne fait saillie sous la peau, et est légèrement élevée au-dessus du niveau des condyles; les mouvemens de flexion et d'extension sont impossibles; si l'on cherche à les produire, le malade accuse une douleur excessivement vive. Certes, on ne peut disconvenir que jusque-là la maladie ne se présente avec tous les symptômes de la luxation du coude en arrière; aussi, à moins d'une grande habitude des fractures, est-il facile de s'en laisser imposer par ces signes, et de n'y voir, comme beaucoup l'on fait, qu'une luxation du coude. Cependant les mouvemens imprimés en sens contraire aux extrémités inférieure du bras et supérieure de l'avant-bras, font sentir une mobilité anormale et une crépitation distincte. Dès lors il ne peut plus exister aucun doute sur la nature de la lésion que M. Dupuytren annonce être une fracture de l'extrémité inférieure de l'humérus, à quelques travers de doigt au-dessus des condyles. Tous les symptômes qui avaient pu simuler la luxation du coude sont facilement expliqués par le siége de la fracture. On conçoit en effet très bien, comme l'a judicieusement indiqué le célèbre professeur, que la continuité de l'humérus étant interrompue, son extrémité articulaire inférieure n'offrant plus par cela même un appui solide, une espèce d'arc-boutant à l'extrémité supérieure du radius et du cubitus, l'apophyse olécrâne obéisse aux contractions du muscle triceps, qui tend sans cesse à l'attirer en haut; on conçoit encore que par suite de cette ascension (qui rend compte à la fois et de la saillie formée en arrière sous la peau par cette apophyse, et de la demi-flexion forcée de l'avant-bras), le fragment inférieur de l'humérus intimement uni au cubitus, participe à l'impulsion qui sollicite ce dernier ; par suite de leur direction réciproque, il éprouve nécessairement un mouvement de bascule en vertu duquel son extrémité supérieure est portée en avant, et vient faire saillie sous les muscles brachial antérieur et biceps qu'elle soulève.

Le jour de l'accident, la réduction parfaite n'avait pu être obtenue à cause des douleurs que déterminaient les tentatives pour l'effectuer, et sur-tout à cause du gonflement considérable des parties. On s'était borné à placer le membre dans un état de demi-flexion sur un plan horizontal d'oreillers, après l'avoir recouvert de compresses trempées dans de l'eau de Goulard. Une forte saignée est immédiatement pratiquée à l'autre bras (till., orang., potion diacodée, diète).

Le lendemain, M. Dupuytren achève la réduction ; il fait assujétir l'épaule du côté malade, et pendant qu'un aide exécute des tractions sur l'avant-bras demi-fléchi (de telle sorte que le membre est converti en un levier du troisième genre, dont le point d'appui est au poignet embrassé par une des mains de l'aide, la puissance dans le pli du bras où appuie l'autre main, et la résistance sur le fragment inférieur), il saisit de ses deux mains l'extrémité inférieure du bras au niveau de la fracture, repoussant fortement l'olécrâne en avant et le fragment inférieur en arrière.

La réduction étant parfaite, le bras toujours couché sus le plan d'oreillers, dans une position intermédiaire à la flexion et à l'extension, est placé, sur le bandage ordinaire de Scultet; quelques compresses graduées sont appliquées en circulaire sur l'extrémité inférieure du bras, de manière à correspondre aux deux saillies osseuses et à remplacer les doigts qui les ont fait disparaître. Elles sont aussi assujetties par deux compresses longuettes, et successivement, par les autres pièces de l'appareil, qui ont été préalablement arrosées d'eau froide, rendue plus sédative par l'addition d'une certaine quantité d'acétate de plomb. Enfin les deux coussins latéraux sont repliés sur eux-mêmes à leur extrémité inférieure, pour qu'en serrant l'appareil on puisse faire porter les attelles spécialement sur les compresses graduées, et leur faire pousser continuellement en sens contraire l'olécrâne et l'extrémité supérieure du fragment inférieur.

Le deuxième jour, état très satisfaisant; l'appareil un peu relâché par la diminution du gonflement est resserré (til., orang., un quart d'alimentation.)

Le sixième jour, D... se plaint d'éprouver de la douleur; l'appareil est défait; une légère saillie des fragmens s'est reproduite. Quelques efforts d'extension suffisent pour opérer une réduction complète, et l'appareil est immédiatement réappliqué.

Les jours suivans, aucune douleur; néanmoins, dans la crainte d'un nouveau déplacement, M. Dupuytren visite de temps en temps l'appareil, et toujours les parties sont trouvées parfaitement conformes, les saillies osseuses entièrement effacées. Chaque fois l'appareil est réappliqué avec la même précaution de refouler en haut le fragment inférieur et l'olécrâne en avant

Le trente-troisième jour, l'appareil est définitivement levé, la consolidation des parties est opérée, et cette consolidation est telle qu'il n'existe pas la moindre difformité.

Le quarante-cinquième jour, D... quitte la salle Saint-Côme, pouvant déjà exécuter des mouvemens assez étendus de flexion et d'extension.

L'histoire de cette fracture est digne du plus grand intérêt, et pour la nature insidieuse des symptômes qui en ont imposé à des praticiens pour une luxation du coude, et pour le mécanisme du déplacement qui a été si bien expliqué par M. Dupuytren, et pour les indications à remplir qu'il a si habilement posées, et enfin pour le succès du traitement qui a été tel qu'un des élèves de ce célèbre chirurgien ayant eu l'occasion de revoir le malade quelques semaines après sa sortie de l'hôpital, put se convaincre, qu'à l'exception de quelque gêne qui existait encore dans les mouvemens de l'articulation, il ne restait aucune trace visible de la fracture.

IIIe OBSERVATION. — *Fracture oblique de l'humérus gauche à sa partie inférieure, près de l'articulation du coude. Plaie. Signes de luxation du coude en arrière. Réduction. Sortie le cinquante-quatrième jour.*

P..., âgée de 23 ans, bien constituée, bien réglée, entra à l'Hôtel-Dieu le 18 octobre 1821, pour y être traitée d'une lésion à l'extrémité inférieure de l'humérus gauche , près de l'articulation du coude; il y avait déplacement considérable , et plaie au niveau de l'olécrâne.

Une chute en arrière sur le pavé avait déterminé l'accident. Au moment même , douleur extrêmement vive. Impossibilité d'exécuter aucun mouvement. Le membre fut examiné soigneusement peu de temps après.

Au déplacement qui existait, on eût cru d'abord avoir affaire à une luxation du coude. En effet, le fragment inférieur remontait très haut en arrière , et simulant ainsi la présence de l'extrémité supérieure des os de l'avant-bras, tandis que le fragment supérieur de l'humérus descendant fort bas au-devant de l'inférieur, formait là une saillie qui représentait l'extrémité inférieure de l'os du bras dans le cas de luxation du coude en arrière. Le membre était d'ailleurs raccourci , et toute espèce de mouvement impossible. Mais la mobilité des fragmens, leur crépitation, sur-tout l'intégrité de l'articulation du coude, firent bientôt reconnaître l'espèce de lésion qu'on avait à traiter.

La fracture était oblique et avait son siége

à un pouce environ de l'articulation. La plaie qui existait en arrière avait été produite par le sol; elle ne communiquait point avec le siége de la fracture. Le cas fut pourtant jugé grave. En effet, l'inflammation pouvait se propager jusqu'à l'articulation et donner lieu à des suites fâcheuses.

La réduction de la fracture fut opérée à l'aide de l'extension, de la contre-extension, et de la coaptation. Bientôt le membre eut repris sa bonne conformation.

La plaie du coude fut couverte d'un linge fin, enduit de cérat et percé de beaucoup de trous; un plumasseau de charpie fut placé par dessus; on procéda ensuite à l'application de l'appareil propre à maintenir la fracture réduite.

Tout le bras fut couvert de compresses trempées dans une liqueur résolutive; et pour s'opposer à la tendance qu'avaient les fragmens à se déplacer, on mit le membre sur le bandage ordinaire de Scultett et on plaça sur les faces antérieure et postérieure des compresses graduées, des coussins repliés à leur partie inférieure et par-dessus des attelles de la longueur du bras environ. Le pansement terminé, on coucha le membre demi-fléchi, sur un oreiller couvert d'un drap plié en plusieurs doubles. Une saignée abondante fut pratiquée, le repos absolu et une diète sévère furent recommandés, des boissons délayantes furent administrées; la malade se trouva bien. Le soir même, on lui fit prendre dans quatre onces de looch blanc, une demi-once de sirop diacode; ce remède produisit un très bon effet; il y eut plusieurs heures de sommeil pendant la nuit.

Le lendemain et jours suivans, la malade continue de bien aller; elle souffre peu, et n'a aucun symptôme qui puisse causer de l'inquiétude, on insiste sur la diète absolue et sur les boissons délayantes.

Le quatrième jour, on lève l'appareil pour la première fois, et tout est trouvé en très bon état : la plaie du coude commence à entrer en suppuration, ce qui oblige à renouveler chaque jour le pansement; heureusement, la cicatrisation ne se fait pas long-temps attendre, et dès-lors on ne renouvèle plus le pansement que de temps à autres.

Au bout de quarante jours, la consolidation de la fracture est entièrement opérée et sans difformité apparente.

Le cinquante-quatrième jour, la malade sort de l'hôpital parfaitement guérie, ayant déjà recouvré une partie des mouvemens de son membre.

On a dit, et le célèbre Cooper a lui-même remarqué que cette fracture était beaucoup plus fréquente chez les enfans que dans un âge plus avancé ; on voit cependant, par les deux exemples que nous venons de citer, et auxquels nous pourrions en ajouter plusieurs autres, qu'elle se rencontre à des époques plus avancées de la vie.

Ceci posé, voyons la conduite que doit tenir le chirurgien ? Si donc, il est appelé auprès d'un malade qui présente les signes d'une fracture de l'extrémité inférieure de l'humérus, ou d'une luxation de l'articulation huméro-cubitale, il prend l'avant-bras d'une main et le bras de l'autre, et remet ordinairement, dans le cas de fracture et lorsqu'il n'y a pas de gonflement, les parties en situation avec la plus grande facilité ; mais le malade fait-il le moindre mouvement, le déplacement est reproduit tant en avant qu'en arrière. Qu'il n'hésite plus alors à croire qu'il y a un déplacement consécutif par suite de fracture. Si dans ce cas, un médecin dit qu'il y a luxation, et qu'un autre affirme qu'il y a fracture, il ne doit pas balancer à se ranger à l'opinion de celui qui admet la fracture, parce que, dans cette opinion, il ne laisse courir aucune chance de déformation, d'impotence, de gonflement et de maladies consécutives. L'inconvénient d'ailleurs est fort léger, si l'on a à traiter une luxation; le malade sera, il est vrai, resté dans un appareil beaucoup plus long-temps que s'il n'y avait pas eu fracture; mais encore une fois cet inconvénient n'est pas à comparer aux résultats d'une méprise contraire.

Le diagnostic établi, quel appareil appliquerons-nous? vous le connaissez déjà par les observations que nous vous avons rapportées. Nous allons maintenant l'exposer plus en détail. L'extension, la contre-extension, la coaptation étant convenablement faites, et la réduction obtenue, on place le membre sur un plan d'oreillers préalablement recouvert du bandage ordinaire de Scultett; la position à donner au bras est celle qui est intermédiaire à la flexion et à l'extension, on met ensuite des compresses graduées, larges de trois travers de doigt environ, longues de trois à quatre pouces seulement, un peu plus épaisses vis-à-vis les fragmens, sur les faces antérieure et postérieure de l'humérus. Ces compresses sont ramenées en circulaire sur les deux fragmens et maintenues par deux compresses longuettes. Le bandage à bandelettes séparées est ensuite appliqué, puis on met un coussin dont on replie une des extrémités, afin de la doubler dans le point qui doit appuyer sur la partie inférieure de l'humérus. La même chose a lieu pour l'olécrâne. De cette manière, l'humérus est repoussé en arrière, et l'olécrâne en avant. Une attelle courte est placée sur chaque coussin, et on sert un peu fortement les liens, afin de donner plus d'action et de prise aux coussins. Douze ou quinze jours après l'application de cet appareil, les fragmens sont placés de manière à ne pouvoir plus se déranger. La tuméfaction qui s'est faite dans les parties environnantes, est un obstacle au déplacement consécutif. Ainsi, le gonflement qui, dans le cas de fracture, prise pour une luxation, ne permet plus au bout de quelques jours la réduction, devient, si l'on ne s'est pas trompé, un auxiliaire très utile pour la guérison.

ARTICLE XVI.

DE L'EXOSTOSE DE LA FACE SUPÉRIEURE DE LA DERNIÈRE PHALANGE DU GROS ORTEIL.

En vous entretenant, dans une de nos dernières leçons, de l'ongle rentré dans les chairs, nous avions omis, à dessein, de vous parler de l'exostose de la face supérieure de la dernière phalange du gros orteil, parce que nous attendions une occasion favorable de le faire. Elle s'est présentée ces jours derniers, et elle nous a convaincu en même temps que nos idées sur ce point n'étaient pas généralement répandues. Un médecin distingué de la capitale, qui avait servi autrefois en qualité de chirurgien dans les armées françaises, me vint consulter pour son enfant, qu'il croyait atteint d'un ongle rentré dans les chairs. J'examinai le petit malade avec soin, et je reconnus bientôt que le prétendu ongle incarné n'était qu'une exostose de la face supérieure de la phalange, et que la matrice de l'ongle n'était point altérée. Vous vous rappelez la jeune femme qui vint à la visite , il y a environ trois mois, avec une tumeur sur la face supérieure du gros orteil. Au premier coup d'œil, on eût pu croire qu'il y avait altération de l'ongle; une incision de chaque côté mit à nu le mal ; je l'enlevai ensuite; et cette femme fut, au bout de quelque temps , entièrement guérie de son exostose et de sa maladie apparente de l'ongle. Les trois observations suivantes vous donneront des notions plus étendues sur cette affection.

Ire OBSERVATION. — *Exostose située à l'extrémité du gros orteil.* Emery Louise, ouvrière en linge , âgée de vingt-deux ans, d'une bonne constitution , bien réglée , issue de parens sains et assurant n'avoir jamais eu d'affection vénérienne , vint consulter M. Dupuytren le 28 décembre 1821.

Depuis environ deux ans, cette fille porte, à l'extrémité de la dernière phalange du gros orteil et près de son bord externe, un tubercule osseux très dur, indolent, à moins d'une forte pression ; sa base large a déjeté en dehors l'ongle, qu'elle a en même temps usé , corrodé.

Cette fille n'assigne aucune cause à son mal;

il a commencé, il y a plus de deux ans, par quelques douleurs au bout de l'orteil, douleurs qui n'augmentaient pas la nuit, mais qui étaient exaspérées par la marche et la pression. Cette tumeur est peu à peu arrivée au volume qu'elle a maintenant. D'après le conseil de M. Dupuytren, elle s'est décidée à en faire pratiquer l'extirpation.

IIe OBSERVATION. — *Exostose de la dernière phalange du gros orteil.* Loury Catherine, âgée de vingt ans, couturière, demeurant rue des Arcis, n. 12, portait depuis dix-huit mois à la partie externe et inférieure du gros orteil du pied gauche une tumeur dure, osseuse, dont les progrès ont été fort lents, si l'on considère l'époque de son premier développement et son volume qui égalait tout au plus le volume d'une petite noix : la maladie ne pouvait se rapporter à aucune cause connue. Cette tumeur paraissait naître au devant de la première phalange du pouce, où elle soulevait un peu l'ongle. Du reste, elle n'était point douloureuse par elle-même, mais elle nuisait à la marche.

Le 8 janvier 1822, cette jeune fille se pré-

senta à la consultation , et M. Dupuytren lui
ayant proposé l'enlèvement de la tumeur,
elle y consentit et on y procéda de la manière
suivante : La malade , couchée sur un lit, et
son pied fixé par un aide , M. Dupuytren
cerna la tumeur par deux incisions demi-ovoï-
des et l'enleva en grande partie du premier
coup ; quelques portions encore furent ensuite extirpées à leur tour et l'on put se convaincre de ce que cet habile chirurgien avait
annoncé à sa leçon , c'est-à-dire que la tumeur
était de nature osseuse , et que deux substances entraient dans sa composition, à l'extérieur de la substance compacte et de la substance spongieuse à l'intérieur. La plaie fut
pansée simplement et la malade retourna chez
elle.

Le 12 janvier, la malade s'est présentée de
nouveau à nous, la plaie dont l'étendue est
diminuée, suppure et est en voie de guérison.

IIIᵉ Observation. — Une jeune femme,
âgée de vingt-cinq à vingt-six ans, était affectée, depuis deux ans, d'une tumeur sous
l'ongle du gros orteil : d'abord fort petite,
cette tumeur grossit de plus en plus, souleva,
déforma l'ongle, et rendit la marche très pé-

nible. La malade consulta alors un maréchal expert, qui crut reconnaître dans cette affection une verrue et la cautérisa. Loin de diminuer sous l'influence de cette médication, le mal ne fit que s'accroître ; la tumeur augmenta considérablement de volume, l'ongle se recourba de plus en plus, et son extrémité antérieure, renversée en arrière, touchait presque sa racine ; il était d'ailleurs rugueux, inégal, et d'une couleur jaune foncée. Les souffrances que la malade éprouvait la déterminèrent à entrer à l'Hôtel-Dieu, pour s'y faire traiter.

Le 3 juin, M. Dupuytren procéda à l'extirpation de cette exostose, à l'aide d'un bistouri ; il fit de chaque côté du gros orteil une incision semi-lunaire ; il mit ainsi à nu la tumeur osseuse située sous l'ongle, et avec le même bistouri la coupa complétement. Elle était d'une plus grande dureté qu'on ne l'aurait cru d'abord, et sa section avec cet instrument fut assez difficile. Néanmoins elle fut tout-à-fait enlevée : aucune autre circonstance ne se présenta durant cette opération, qui fut très simple et très promptement faite. (Communiquée par M. le docteur Paillard.)

Nous avons inséré dans le t. 3 des *Leçons orales*, p. 58, une observation fort curieuse, relative à une tumeur de ce genre.

Cette maladie n'a point été décrite, que je sache, par les auteurs. Elle consiste dans une exostose pyramidale, naissant de la face supérieure de la dernière phalange du gros orteil, qui soulève plus ou moins l'ongle, le déforme, et rend la marche douloureuse et quelquefois impossible.

Quoique peu dangereuse par elle-même, elle est très incommode, et a donné souvent lieu à des méprises qui ont conduit à des opérations douloureuses, et tout-à-fait inutiles au malade.

Dans son principe, l'exostose n'est point accompagnée de douleurs ; mais peu à peu celles-ci se déclarent à mesure que l'ongle est soulevé par la tumeur. Elles sont considérablement accrues, et deviennent quelquefois excessives, quand les malades heurtent dans la marche leur gros orteil contre un corps dur, tel qu'un pavé, par exemple.

Les causes de cette maladie sont ignorées ; le plus fréquemment elle survient chez des individus qui n'ont point reçu de coup sur cette région, qui n'ont point mis de chaussures trop étroites. Néanmoins, on la voit quelquefois se déclarer chez des personnes dont cette partie a été exposée à une violence extérieure quelconque. Le virus vénérien et le vice scrophuleux ne paraissent pas la déterminer plus que toute autre cause. Il semble peu probable en effet qu'une affection qui se présente toujours avec les mêmes symptômes, et dont les effets sont absolument identiques, puisse être produite par des causes si dissemblables.

Le plus ordinairement, les malades prennent cette tumeur pour une verrue, et cette erreur a souvent été partagée par les praticiens. Pénétrés de cette idée, ils ont employé contre cette maladie la cautérisation, qui, dans cette circonstance, produit toujours des effets fâcheux. Dans d'autres cas, on croit à une maladie de l'ongle, ainsi que cela est arrivé dernièrement ; et plusieurs fois on a fait l'extirpation de cet organe. Le mal augmentant de plus en plus, l'ongle se déforme davantage, se recourbe d'avant en arrière en forme de trompette, et on voit quelquefois son extrémité antérieure se reployer de manière à aller rejoindre sa racine.

Si l'on dissèque cette tumeur lorsqu'elle est parvenue à ce degré, on trouve qu'elle est formée par la peau, par du tissu fibreux et par une tumeur osseuse, pyramidale, née de la face supérieure de la dernière phalange. Cette exostose est constituée par du tissu spongieux, recouvert par une lame plus ou moins épaisse de tissu compacte. Ordinairement cette exostose n'est point très dure, et peut être facilement traversée, coupée, enlevée par un fort bistouri. Quelquefois cependant, elle est très dure, et dans certaines circonstances, il faut avoir recours à des instrumens plus solides pour pouvoir l'enlever, tels que la gouge et le maillet.

Laisse-t-on la maladie s'accroître continuellement, des ulcérations d'une nature plus ou moins mauvaise peuvent se déclarer, et contribuer encore à rendre la marche plus difficile et plus douloureuse. J'ai vu une fois, continue M. Dupuytren, un chirugien enlever la dernière phalange du gros orteil, pour une tumeur de cette nature, qui avait déterminé une affection ulcéreuse.

Le seul moyen de débarrasser les malades des incommodités auxquelles donne lieu cette

exostose, consiste dans son extirpation complète. L'enlèvement de l'ongle est quelquefois nécessaire ; dans le plus grand nombre de cas, il
est inutile. A l'aide d'un bistouri, on fait de
chaque côté de l'ongle une incision demi-circulaire. Ces incisions mettent à découvert et
cernent la tumeur osseuse ; alors avec le bistouri, ou avec la gouge et le maillet, on enlève l'exostose. Il ne faut pas se borner à retrancher le sommet, car alors le mal se re-
produirait. J'ai eu l'occasion, dit M. Dupuytren, d'extirper au moins une trentaine de ces
sortes de tumeurs, et j'ai toujours obtenu, par
ce moyen, la guérison complète des malades.

ARTICLE XVII.

DES TUMEURS FIBRO-CELLULEUSES DE L'UTÉRUS,

Vulgairement désignées sous le nom de polypes de la matrice.

Dans le courant de janvier dernier (1833), on reçut presque en même temps dans les salles de chirurgie de l'Hôtel-Dieu, deux femmes portant, dans la matrice, de ces productions anormales qu'on appelle encore vulgairement *polypes utérins*. L'une, âgée de quarante-six ans, se plaignait d'avoir, depuis un mois, un écoulement de sang par le vagin, auquel, depuis huit jours, avait succédé un écoulement en blanc, sanieux et légèrement fétide; elle prétendait n'avoir éprouvée jusque là aucun phénomène indiquant une lésion de la matrice. Nous ne pouvons, dit M. Dupuytren, ajouter foi à cette assertion : il est une classe de femmes qui, endurcies par des travaux pénibles, des fatigues de tous genres, et habituées pour ainsi dire à une foule d'incommodités, ne s'observent point et ne peuvent rendre compte de ce qu'elles éprouvent, que lorsqu'il survient une réaction générale ou quelque accident particulier qui les oblige à garder le lit ou à suspendre leurs occupations ordinaires. Touchée en ville, sa maladie avait été méconnue, et on lui avait annoncé qu'elle avait un cancer de l'utérus. Depuis quelque temps il existait une constipation opiniâtre, facilement explicable par la compression que la tumeur exerçait sur le rectum. Nous lui avons fait donner des lavemens légèrement purgatifs; les selles se sont rétablies, et la malade s'est trouvée tellement soulagée, que peu s'en faut qu'aujourd'hui elle ne se croie guérie et ne refuse l'opération. Mais le polype a le volume de plus de la moitié du poing; on trouve à sa surface quelques ulcérations superficielles; cependant l'écoulement ne présente pas cette fétidité repoussante, si ordinaire à une certaine époque de ces affections.

L'autre malade est âgée de quarante-huit ans. Remarquez cette coïncidence d'âge chez ces deux femmes : c'est en effet vers cette période de la vie, c'est-à-dire de trente-huit à cinquante ans que surviennent le plus généralement les maladies organiques de l'utérus. Depuis un an, celle-ci était affectée d'une perte en rouge, continuelle et fort abondante, qu'elle appelle ses règles et qu'elle explique, sans en être fort inquiète, en disant que ces pertes sont communes parmi les femmes arrivées à l'âge critique. Depuis un mois environ, cet écoulement sanguin s'est transformé en un écoulement sanieux, d'une horrible fétidité. Elle a éprouvé, dit-elle, fréquemment des douleurs dans les reins, des tiraillemens aux aînes et aux cuisses, un sentiment douloureux de pesanteur au fondement, et ce dernier symptôme est celui dont elle se plaint le plus aujourd'hui. Nous l'avons touchée et avons reconnu l'existence d'un polype qui a au moins le volume du poing. En le circonscrivant avec le doigt, on trouve que légèrement conoïde à son extrémité inférieure, il s'élargit, se renfle à son centre, puis se rétrécit, et présente, au lieu de son insertion à la matrice, un pédicule de la grosseur de deux doigts environ, qui prend racine dans l'intérieur de l'organe et se trouve embrassé, comprimé par le col de l'utérus, comme dans un anneau.

Faisons maintenant, dit le professeur, un

rapprochement entre ces deux cas. Les deux femmes sont du même âge ; chez l'une et l'autre, la tumeur présente, à quelque chose près, le même volume, occupe la même région utérine, et a donné lieu aux mêmes phénomènes extérieurs, un écoulement de sang, suivi d'un écoulement sanieux et fétide. Mais chez l'une, la surface de la tumeur est lisse, chez l'autre, elle est inégale ; chez la première, la substance est dense, résistante ; elle est molle, ramollie chez la seconde ; chez la première, l'écoulement sanguin n'existe que depuis un mois, et il y a peu de fétidité ; chez la seconde, il existe depuis un an, et il y a une fétidité horrible. D'où il faut conclure que la tumeur n'est point encore dégénérée chez la première malade, et que l'on pourrait, sans inconvéniens, retarder l'opération de quelques jours, tandis qu'il y a un commencement de dégénérescence dans le second cas ; qu'il est urgent de pratiquer le plus tôt possible l'opération, et même que celle-ci n'offre plus que des chances fort incertaines de succès.

Cependant, cette dernière malade paraît beaucoup souffrir : elle éprouve, dit-elle, des douleurs très fortes aux reins, une sensation pénible dans le vagin et dans le rectum. D'un autre côté, que les douleurs soient vraies ou simulées, l'opération lui répugne, nous n'avons pu l'y décider; par conséquent, elle se trouve dans des conditions physiques et morales très peu favorables, et le moment serait mal choisi pour l'opérer. L'autre, au contraire, ne souffre nullement; elle est parfaitement résignée; il n'existe aucune complication; nous n'avons point remarqué de contre-indication; les glandes des aînes et de l'abdomen ne sont point engorgées; l'état général est bon : tout se réunit donc pour faire espérer que l'opération aura un plein succès et nous n'hésitons pas à la pratiquer immédiatement.

Avant d'y procéder, le professeur expose dans tous leurs détails le procédé opératoire par lui adopté et les motifs qui, depuis fort long-temps, lui ont fait donner la préférence à la *section* sur la *ligature*, motifs que nous déduirons plus loin.

Le 21ᵉ janvier, la malade est conduite à l'amphithéâtre, placée sur le lit destiné aux opérations de la taille, les jambes et les cuisses fléchies, fortement écartées et soutenues par des aides. L'état des parties de nouveau exa-

miné, on introduit une pince de Museux,
dont les mors sont ancrés dans la substance
de la tumeur; on exerce des tractions modérées et continues, en recommandant à la malade de faire en même temps des efforts soutenus d'expulsion, comme pour aller à la selle
ou pour accoucher. Elle exécute avec intelligence cette prescription. La tumeur amenée
près de l'orifice externe, une seconde paire
de pinces est introduite et la saisit, des tractions douces sont continuées et secondées par
les efforts de la malade. La tumeur paraît d'a-
bord à l'orifice vulvaire, puis le franchit bientôt, et le col utérin lui-même est mis à découvert. Alors, au moyen de deux ou trois
coups de forts ciseaux courbes, l'opérateur
coupe le pédicule dans sa racine même et ne
laisse aucune trace des tissus malades.

La section ne fut accompagnée d'aucune
douleur, ni suivie d'aucun écoulement de sang.
Cependant on remarquait à la surface coupée
du pédicule les orifices d'un grand nombre
de vaisseaux sanguins. Après l'opération,
M. Dupuytren fit rester quelque temps la malade à l'amphithéâtre, afin que la foule considérable des spectateurs pût s'assurer par elle-

même s'il y aurait, ou non, une hémorrhagie: la malade, au bout de plus d'un quart-d'heure, n'avait pas perdu la plus petite quantité de sang.

Le lendemain, on pouvait évaluer à une ou deux cuillerées ce qui s'en était écoulé dans les vingt-quatre heures. Je vous avoue, dit le professeur, que, loin de me féliciter de cette circonstance qui, du reste, refute victorieusement l'une des principales objections faites au procédé opératoire que j'ai adopté, je regrette au contraire, qu'il n'y ait pas eu quelque légère hémorrhagie. Une perte de sang, plus ou moins considérable, est toujours utile après ces sortes d'opérations; elle rend beaucoup moins imminens les accidens inflammatoires consécutifs auxquels les malades sont exposées. Après ce que je vous avais dit hier sur l'innocuité de la section, il me tardait de voir cette malade aujourd'hui : et bien, elle n'a éprouvé aucune espèce d'accident ; elle n'a même pas eu de frissons ; il n'y a point de fièvre ; l'état général est des plus satisfaisans, et rien n'annonce jusqu'ici une réaction inflammatoire sur la matrice; elle sera surveillée de près, et au premier indice, on appliquerait avec énergie tout l'appareil des moyens antiphlogistiques, les saignées locales et générales, les topiques émolliens, les révulsifs, etc. Nous avons recommandé un régime sévère et, à moins de quelque imprudence grave, nous espérons que cette femme sera parfaitement guérie dans une douzaine de jours.

Le troisième jour de l'opération, on aurait dit la malade dans un état de santé parfait; elle n'avait pas eu le moindre mouvement fébrile; elle était gaie, contente de sa position, et demandait à manger. Ce n'est que par prudence que des alimens lui furent encore refusés. N'ayant pas été à la selle depuis plusieurs jours, on lui prescrivit un lavement et l'on continua les fomentations émollientes sur l'abdomen. Elle marcha rapidement vers la guérison, et sortit de l'hôpital dans les premiers jours de février.

La seconde malade, placée dans des conditions beaucoup moins favorables, encouragée par l'exemple de la précédente, se décida à l'opération qui fut pratiquée le lendemain, c'est-à-dire le 22 janvier.

Nous vous avons fait remarquer, dit M. Dupuytren, que chez cette dernière malade, un écoulement sanieux avait succédé depuis un mois environ à des pertes en rouge, et avait bientôt acquis une extrême fétidité; que la masse polypeuse était molle, fongueuse, ce qui indiquait un commencement de dégénérescence. En effet, la tumeur ayant été saisie avec les pinces, elle céda facilement sous les plus légères tractions et se déchirait. Amenée à l'orifice supérieur de la vulve, nous aperçûmes une masse grisâtre, gangrénée. Lorsqu'elle eut franchi dans son plus grand diamètre l'orifice externe, nous introduisîmes les doigts, et à peine arrivés au pédicule, nous reconnûmes qu'il était tellement mou, qu'il aurait été impossible de l'attirer au dehors sans qu'il se rompît sous l'effort des tractions. Pour éviter cet accident, nous nous sommes hâté d'en faire la section le plus près possible de son insertion, en portant les ciseaux dans l'intérieur du vagin; mais nous sommes persuadé qu'il en est resté quelque partie, et cette circonstance peut avoir des suites fâcheuses, ainsi que nous l'expliquerons bientôt.

Cette opération, comme la première, ne fut suivie d'aucune perte de sang. Le lendemain, il ne s'en était écoulé que quel-

ques cuillerées ; il n'y avait plus ni écoulement sanieux, ni fétidité ; la malade n'avait
point eu de frissons, ne présentait aucun
symptôme de métrite, ni de péritonite, ni
d'inflammation des veines. Cependant elle
avait conservé de la douleur dans l'hypogastre, et on lui appliqua une quinzaine de
sangsues aux cuisses.

Le quatrième jour, la malade est prise de
frissons et se plaint de fortes douleurs dans le
bas-ventre, vers l'ombilic, aux aînes, dans le
dos. On fait une seconde application de sangsues. Le cinquième jour, elle est dans un état
de malaise indicible, la gorge est douloureuse,
la fièvre forte, les frissons répétés, l'abattement général très prononcé. Cet état s'aggrave,
et elle succombe dans la nuit du 27 au 28,
c'est-à-dire le septième jour de l'opération.

L'opération, dit M. Dupuytren, a été
prompte, courte et sans douleur ; il n'y a eu,
depuis, aucun écoulement ni en blanc ni en
rouge. Mais les symptômes que la malade avait
auparavant ont persisté, ils ont même augmenté. Les douleurs, la fièvre sont devenues
plus fortes, la jauneur du teint plus prononc-
cée. Mais on n'a observé aucun symptôme que

l'on puisse considérer comme l'effet de l'opération ; il ne s'est manifesté aucun indice d'inflammation consécutive de la matrice ou de quelque autre organe : elle a donc succombé à la persistance et à l'accroissement des phénomènes primitifs, aux accidens déterminés par une résorption purulente, provenant des restes du pédicule que l'instrument n'avait pu emporter. Je suis porté à croire que nous trouverons aussi dans la matrice des traces d'une inflammation ancienne. Peut-être existera-t-il encore des dégénérescences carcinomateuses sur différens points.

L'ouverture du corps étant faite, on trouve l'épiploon dans un état d'intégrité parfaite. La matrice est très volumineuse. Entre elle et la vessie existe une assez grande quantité de matière purulente. Tous les organes du bassin, la matrice, les ovaires, la vessie, l'extrémité du gros intestin adhèrent entre eux par des productions organisées, c'est-à-dire de nature celluleuse et par conséquent produites par une inflammation ancienne, bien antérieure à l'opération. Elles devaient remonter à plusieurs semaines, et l'époque présumée de leur formation se rapporte assez bien à l'époque où la malade avait commencé à éprouver des douleurs dans le bassin.

Nous avons dit, continue le professeur, que la matrice présentait un volume trois ou quatre fois plus considérable que dans l'état naturel. Cet excès de volume tient-il à un épaississement de ses parois ou, comme on le dit, à une hypertrophie, ou à un second polype qui serait renfermé dans sa cavité? Cette dernière hypothèse n'est pas sans fondement: l'expérience a démontré que les polypes fibro-celluleux de la matrice sont rarement seuls et le plus souvent multiples. Il arrive fréquemment que l'un d'eux fait saillie hors du col utérin, et est accompagné d'un second renfermé dans la cavité de l'organe, dont on ne peut constater l'existence ou que l'on ne soupçonnait même pas. Le premier est enlevé, les malades se rétablissent plus ou moins bien; mais le second reste, dégénère et les malades périssent. Nous reviendrons sur ce sujet.

La membrane péritonéale étant enlevée, la surface de la matrice paraît d'un rouge foncé, fortement enflammée. On incise les parois de l'organe, et l'on voit qu'elles sont considérablement épaissies. Cet épaississement est évidemment la cause de son volume anormal, car il n'existe rien dans sa cavité, ni polype, ni liquide. Sa surface interne offre le même état de rougeur violacée qu'on a observé à l'extérieur. A sa face postérieure, près du col, on remarque sur un point circonscrit, de l'étendue d'une pièce de trente sous, des saillies, des inégalités fongueuses, putrescentes, qui se prolongent dans l'épaisseur de la paroi. On pense qu'elles sont les restes du pédicule et qu'elles indiquent le lieu de son implantation, comme dans les cadavres de femmes, récemment accouchées, on retrouve les traces de l'insertion du placenta.

Nous vous avons fait remarquer, ajoute le professeur, lorsque nous eûmes attiré à l'orifice vulvaire les tumeurs des deux femmes dont nous venons de vous faire l'histoire, l'aspect grisâtre, violacé, évidemment gangréné qu'elles offraient. Mais, chez l'une, cet état de gangrène se bornait encore à un petit espace et ne frappait que la surface inférieure du polype, tandis qu'il en avait envahi la plus grande partie chez la seconde. Chez celle-ci, le corps, aussi bien que le pédicule du polype, était mou, fongueux; cette mollesse, cette fongosité étaient encore très limitées, circonscrites à la surface frappée de gangrène dans le polype de la première opérée. Nous vous avons dit que ces circonstances étaient pour nous une preuve du passage de ces tumeurs à la dégénérescence carcinomateuse, mais à des degrés bien différents; à peine commencée chez l'une, elle devait être fort avancée et avoir envahi une grande partie de la tumeur chez l'autre. L'examen anatomique de ces corps a complètement justifié nos prévisions.

Ce qui s'est passé dans ces deux cas, nous l'avons observé dans tous les cas de polypes qui, abandonnés à eux-mêmes, étaient arrivés à un degré plus ou moins avancé de dégénérescence. Tant que les malades n'ont qu'un écoulement en rouge ou en blanc, il n'y a pas de fétidité; touchez : la tumeur vous offre partout une dureté égale ; introduisez le spéculum, vous voyez un corps blanc ou rosé, lisse, à surface polie, égale, etc. Survient-il un écoulement sanieux? il exhale une horrible fétidité, une odeur de gangrène insupportable; examinez les parties : vous rencontrez de la mollesse, de la fongosité dans une étendue relative au temps qui s'est écoulé depuis l'apparition de ces derniers symptômes.

Mais en même temps, c'est à cette époque que la constitution générale des malades commence à s'altérer d'une manière grave ; que le teint devient jaune-paille ; qu'il se développe une réaction générale, un mouvement fébrile continu ; que les malades maigrissent rapidement, perdent l'appétit et le sommeil : leur vie est dans un danger imminent.

Ainsi, un écoulement sanieux, d'une grande fétidité, est le signe certain du développement de la gangrène dans la tumeur utérine ; par conséquent, il est possible de préciser l'époque où cette gangrène a commencé. Nous avons une preuve de ces assertions dans les deux exemples qui sont sous nos yeux : l'une de ces femmes, celle qui a succombé, avait un écoulement sanieux et d'une extrême fétidité depuis vingt-huit ou trente jours, lorsqu'elle arriva à l'hôpital : déjà nous trouvâmes le polype ramolli, fongueux, et frappé de gangrène dans sa plus grande étendue; et à l'examen de la tumeur, vous avez vu que la gangrène et la dégénérescence squir-

rheuse avait fait de grands progrès. L'autre, celle qui est en voie de guérison,
n'avait un écoulement de même nature que
depuis quelques jours : nous l'examinons de
nouveau la veille de l'opération, et la tumeur
qui, jusque-là, était dure, résistante, lisse,
blanchâtre, présentait à sa face inférieure un
point grisâtre, ramolli, inégal; la dissection
de la tumeur vous a fait voir une dégénérescence à peine commencée.

Ainsi il paraîtrait qu'il y a coïncidence entre l'apparition de la gangrène et le début du
travail cancéreux. Nous allons voir quelle est
la cause de cette gangrène et l'erreur dans
laquelle on est tombé à ce sujet.

On a beaucoup parlé, dit le professeur, de
la chute spontanée des polypes par suite de
la gangrène, et de la guérison qui en résulte.
Dans les cas qui nous occupent, pouvait-elle
être un moyen de salut? Quelle est la cause de
ce phénomène? serait-ce la constriction exercée
par le col utérin sur le pédicule de la tumeur,
lorsque celle-ci a dépassé cet orifice? Mais généralement, la gangrène n'attaque pas à la fois le
polype dans sa totalité; elle le frappe partiellement, vers son sommet d'abord, puis elle

l'envahit d'une manière progressive pour en atteindre en entier le corps et le pédicule après un temps ordinairement fort long.

C'est donc par la face inférieure, par celle qui est directement exposée au contact de l'air que l'altération, le ramollissement commence. Le corps du polype est frappé le premier, le pédicule est atteint le dernier. Par conséquent ces phénomènes ne sauraient être attribués à la constriction du col, comme on l'a prétendu.

Mais croyez-vous que la réaction générale, les phénomènes d'infection qui se manifestent à cette période de la maladie, l'amaigrissement rapide que l'on observe, les douleurs, les insomnies qui se déclarent, etc., soient sans danger pour la vie des malades? Que celles-ci, épuisées par l'abondance de l'écoulement, par un état fébrile continuel, puissent impunément arriver à l'époque éloignée et incertaine où le pédicule de la masse polypeuse sera frappé de mort et détaché de l'utérus? La gangrène n'est donc un bien et un moyen probable de guérison, que lorsqu'elle est générale, c'est-à-dire qu'elle attaque la totalité de la tumeur; elle est un mal lorsqu'elle est partielle, et elle compromet la vie des malades.

D'ailleurs, il est rare que le pédicule soit détaché en totalité de son point d'insertion par suite de la gangrène; il en reste presque toujours quelques parties, et celles-ci fournissent les élémens d'une reproduction de la maladie, ou entretiennent les symptômes généraux préexistans et par conséquent l'état fâcheux où les malades se trouvaient. Et remarquez que celles-ci sont alors dans le même cas que si elles avaient été opérées par la ligature; c'est en effet en frappant la tumeur de gangrène que la ligature agit.

Du reste, les exemples de chute spontanée des polypes par gangrêne, sont très rares; nous n'en avons rencontré qu'un seul dans notre longue pratique : nous allons vous en donner l'histoire.

Ire OBSERVATION. — Pélégrini (Françoise), âgée de trente-deux ans, italienne, d'une constitution sèche, réglée à dix-huit ans, mère de quatre enfans, accoucha toujours heureusement; la première fois, à vingt-deux ans, la dernière, à vingt-huit. Depuis cette époque, la menstruation était assez régulière, seulement chaque époque était suivie d'un écoulement en blanc pendant quelques jours. Au mois d'août

1816, sans cause connue, elle est prise de pertes abondantes ; elle n'éprouve d'ailleurs aucune gêne aux parties génitales ; elle continue ses occupations qui sont peu fatigantes ; elle n'observe pas que la fatigue augmente la quantité de ses pertes. Celles-ci continuent pendant cinq mois, tantôt en rouge, tantôt en blanc, ne laissant guère qu'un ou deux jours d'intermittence. Vers le mois de février 1817, elle éprouve des douleurs aux reins et quelques tiraillemens aux aînes ; elle fait usage d'astringens à l'intérieur, ne croyant être affectée que d'une hémorrhagie utérine ordinaire, car on ne l'avait pas touchée.

Elle vint à l'Hôtel-Dieu le 18 mars 1817. Elle se plaignait de pertes continuelles assez abondantes, alternativement en rouge et en blanc, de quelques douleurs légères aux reins, de tiraillemens intermittens aux aînes ; la malade ne présentait point cette altération de la face, cette pâleur qui suit les pertes de sang abondantes et long-temps continuées. Nulle gêne dans l'excrétion des urines ou des matières fécales ; nul sentiment de pesanteur au périnée. Le toucher pouvait seul faire reconnaître la nature de la maladie ; le doigt porté dans le vagin ne tarde pas à rencontrer un corps cylindroïde, mollasse, légèrement bosselé, du volume de l'extrémité de l'indicateur, dépassant d'un pouce et demi à peu près le col de l'utérus, dans l'ouverture duquel il s'engageait ; l'orifice béant de celui-ci recevait facilement l'extrémité du doigt qui pouvait parcourir toute la circonférence du corps indiqué ; mais à quelque hauteur qu'on arrivât, on ne pouvait sentir le point de son insertion : cette affection était donc un polype. Comme il était peu volumineux, et qu'il n'avait pas la consistance qu'ont le plus souvent les polypes utérins, M. Dupuytren se proposa de l'arracher avec des pinces un peu fortes, garnies de cuillers assez larges : l'opération est remise au quatrième jour. La malade conduite à l'amphithéâtre est placée sur le bord d'un lit élevé ; le doigt introduit dans le vagin n'y rencontre plus la tumeur qu'on avait ressentie antérieurement ; la malade dit alors que la veille elle avait rendu un corps noirâtre, alongé, qu'elle avait pris pour un caillot et qu'elle n'avait pas conservé ; elle ne put donner de renseignemens précis sur sa forme ni son volume. Quant à sa consistance, elle la trouva plus grande

que celle d'un caillot qu'elle avait rendu précédemment ; le deuxième jour, les pertes en
rouge étaient diminuées ; au troisième, elles
avaient complétement disparu, un écoulement
en blanc leur avait succédé ; il était peu abondant et il cessa le sixième jour. Alors il restait
une légère douleur aux reins et à l'hypogastre.
Le 30 mars, huitième jour de la chute du polype, le col de l'utérus était revenu sur lui-
même, son orifice était fermé; la matrice elle-
même n'avait pas un volume sensiblement plus
considérable que de coutume. Le 2 avril, elle
sortit presque guérie ; la veille elle avait encore eu quelques écoulemens en rouge. Au
bout de six jours de sa sortie, elle rendit un
corps pareil à celui qu'elle avait rendu la première fois; dès lors les pertes cessèrent entièrement.

Quelle idée devait-on se former sur la disparition d'un polype, dont la présence avait
été constatée par plusieurs personnes ? Le polype était-il remonté dans l'utérus? la chose
était concevable pour qui connaît la manière
dont ces corps nés du fond de l'utérus descendent dans le vagin; car on sait qu'ils entraînent avec eux le fond de cet organe, et

vont même jusqu'à en déterminer un renversement plus ou moins considérable; on sait aussi qu'après la section du pédicule de la tumeur, l'utérus remonte au point qu'on ne tarde pas à ne plus sentir le lieu de l'insertion. D'ailleurs, on a vu dernièrement à l'Hôtel-Dieu une femme chez laquelle un polype utérin, assez volumineux, remontait dans la matrice et descendait dans le vagin alternativement.

Ce polype pouvait bien s'être détaché spontanément, comme on en a plusieurs exemples; non, comme le pense Levret, auteur d'un Mémoire sur ces affections, parce que le pédicule de la tumeur aurait été fortement comprimé par le col de l'utérus comme par une ligature, mais plutôt, comme le pense M. Dupuytren, parce que plusieurs personnes ayant touché la malade, auront imprimé à la tumeur des mouvemens peu mesurés par lesquels son pédicule aurait été déchiré. Tous les doutes auraient été levés par l'inspection de la tumeur, mais on n'a pu la retrouver. Cependant la dernière opinion paraît la plus probable, quelle qu'ait été la cause de cette chute spontanée.

Il est des polypes utérins, de nature fibreuse, qui se détachent spontanément sans que leur pédicule soit ramolli par la gangrène: ce sont ceux qui se développent presque immédiatement sous la membrane interne de la matrice; à peine ont-ils franchi le col, que leur couche extérieure étant très mince, se rompt facilement et ils tombent d'eux-mêmes, après avoir donné lieu à quelques pertes. On en trouve des exemples cités par divers auteurs, et, entre autres, par madame Boivin, dans son Traité des maladies de l'utérus, et dans un Mémoire sur les polypes de la matrice, publié dans le Journal Général de Médecine.

Deux procédés opératoires partagent aujourd'hui les hommes de l'art dans le traitement de ces tumeurs : la *ligature* adoptée par un grand nombre de chirurgiens recommandables, et la *section* à laquelle M. Dupuytren donne en général une préférence exclusive depuis de longues années. Les nombreux inconvéniens, dit le professeur, que nous avons reconnus au premier de ces procédés, nous ont fait adopter celui que vous nous avez vu appliquer si souvent avec succès, l'*excision*.

1° La ligature n'est pas aussi facile à appliquer qu'on l'a prétendu, et ce qui le prouve, c'est le grand nombre d'instrumens qui ont été successivement imaginés pour la pratiquer. Par suite de ces difficultés, elle n'embrasse presque jamais la totalité du pédicule; circonstance fâcheuse; de laquelle résulte, comme nous l'avons dit précédemment, ou la récidive de la maladie, ou la continuation des symptômes généraux.

2º. Ce qui nous a sur-tout décidé à abandonner la ligature, ce sont les accidens consécutifs. Les malades sont dans un état satisfaisant pendant deux ou trois jours, mais au bout de ce temps, il se fait un écoulement de la plus grande fétidité, résultant de la mortification de la tumeur; des symptômes d'infection par résorption purulente se déclarent, survient un état ataxique que l'on combat vainement par les toniques et les antiputrides; et les malades succombent. Après la mort, on trouve les traces d'une inflammation violente qui s'était emparée de la matrice, de ses annexes et même du péritoine; tantôt on ne trouve rien qui atteste l'existence de cette phlegmasie, mais l'on acquiert la conviction que les malades ont succombé à un véritable empoisonnement par résorption de pus. Je possède, ajoute le professeur, huit ou dix observations de femmes qui ont péri de cette manière à la suite de la ligature dans d'autres hôpitaux, observations que j'ai eu l'occasion de réunir dans les examens. Je n'ai jamais vu la section déterminer ces accidens, et, en fait, ils ne peuvent avoir lieu, puisqu'elle ne laisse aucune cause de suppuration.

3° La ligature est très douloureuse, et ces douleurs s'expliquent par l'existence d'une membrane charnue autour des polypes ; de plus, lorsque la ligature est faite, les malades éprouvent des douleurs très fortes dans les reins, dans les aînes et dans le bassin, jusqu'à ce qu'elle tombe et que la tumeur soit détachée. La section s'opère et n'est suivie d'aucune douleur. Bien plus, les malades sont instantanément soulagées de celles qu'elles éprouvaient auparavant.

4° On voit souvent les douleurs déterminées par la ligature, qui cessent en général aussitôt que la constriction est parfaite, continuer avec elle, s'étendre dans les fosses iliaque, c'est-à-dire aux annexes de la matrice, occasioner des vomissemens et, par l'action du fil sur l'enveloppe charnue du polype, développer une inflammation qui marche sourdement, envahit l'un et l'autre côtés et devient mortelle, après avoir laissé de l'espoir pendant quelques jours à cause de la légèreté apparente des symptômes qui l'accompagnaient. En voici un exemple des plus frappans.

IIe OBSERVATION. — Une blanchisseuse de quarante-trois ans, éprouvait depuis cinq ans des pertes qui prolongeaient ses règles jusqu'à douze jours et étaient remplacées par un écoulement blanc très abondant. Du reste, elle n'avait ni douleur, ni gêne, même dans la matrice ; mais elle maigrissait et s'affaiblissait tous les jours. Des pertes nouvelles et plus abondantes décidèrent à l'opérer sur-le-champ. On avait reconnu un polype d'une grosseur moyenne. Une ligature fut appliquée et serrée assez fortement. Une douleur vive se déclare presque aussitôt, persiste toute la journée, continue toute la nuit et ne permet pas un instant de sommeil. Le second jour, la douleur est moins violente derrière le pubis, mais le côté gauche du ventre dans la fosse iliaque est très sensible à la pression ; la malade a de la fièvre et des vomissemens, que l'on combat

par des antispasmodiques : on serre d'avantage
la ligature. Le troisième jour, les vomissemens
et la fièvre continuent, le ventre est toujours
douloureux ; il s'écoule par le vagin une matière roussâtre. Le quatrième jour, la malade
se dit moins souffrante ; mais le pouls est toujours fréquent : on serre de nouveau la ligature. Le cinquième jour, la malade est calme,
mais la région iliaque gauche est toujours très
douloureuse et le pouls très fréquent : petit-
lait, potion calmante. On arrive au huitième
jour sans autre accident que cette douleur dans
la région iliaque ; le reste du ventre est indolent. Le soir, la ligature, qu'on n'a pas serrée
depuis le quatrième jour, se détache d'elle-
même. Le neuvième jour, on extrait le polype,
et on y parvient avec peine, parce qu'au lieu
de forceps qu'on n'avait pas sous la main, on
se sert d'érignes et de petites tenettes. Le
soulagement apporté par l'extraction du corps
étranger, et suivi d'un peu de sommeil, n'est
pas de longue durée. La malade a voulu se
lever, mais des douleurs se sont manifestées
dans la fosse iliaque droite, sans que celles
du côté opposé aient diminué. Trois jours
s'écoulent encore dans cet état de douleurs

modérées, bornées aux fosses iliaques, mais le quatrième, quatorzième de l'opération et sixième après la chute du polype, tous les symptômes s'exaspèrent, le ventre entier devient dur, tendu, très douloureux, le pouls raide et d'une grande fréquence, la malade est près de tomber en syncope à chaque instant. Cependant elle n'éprouve ni hoquets, ni envies de vomir : bains entiers, soixante sangsues. Les douleurs continuent, la faiblesse augmente, les syncopes se renouvellent et la mort arrive le lendemain. (Journ. Génér. de Méd.).

Aucun fait n'est plus propre, ce nous semble, que cette observation, à prouver les dangers de la ligature en général, et, en particulier, d'une ligature dont on augmente successivement la constriction sans avoir égard aux accidens qu'elle détermine.

5° Une des suites fréquentes de la ligature, c'est l'inflammation consécutive des veines du bassin et spécialement de la matrice. Nous n'avons jamais eu l'occasion de constater ce résultat après la section chez les personnes dont les organes étaient libres de toute inflammation chronique.

6° La chute de la ligature est, d'ordinaire, suivie de la cicatrisation de la plaie, et les écoulemens cessent presque aussitôt, s'ils ne sont entretenus par une autre cause. Mais quelquefois aussi les accidens déterminés par la ligature continuent après qu'elle est tombée, et, quoique moins effrayans, suffisent pour amener la mort. Plusieurs auteurs en ont cité des exemples. M. le professeur Dubois a vu plusieurs fois (*Dict. des Sc. Méd.*, art. *Polype*) le sang jaillir en abondance après la chute de la ligature, et a perdu de cette manière plusieurs malades.

7° La ligature, de l'avis de tous et même de ses partisans les plus prononcés, doit toujours être exclue lorsque le polype est formé d'un tissu utérin presque pur, lorsque son pédicule est excessivement large ; elle est impossible lorsque le polype est adhérent ou très volumineux. Rien, dans ces cas, ne contre-indique l'excision ; bien plus, elle est le seul moyen applicable.

8° Ces dangers et ces inconvéniens réels et bien positifs, attachés à la ligature, étant évités par la section instantanée du pédicule et la soustraction du corps étranger, il reste, pour les balancer, la crainte de l'hémorrhagie que l'on a beaucoup exagérée, afin d'y trouver un argument plus redoutable contre l'excision. Or, une longue expérience et des faits très nombreux prouvent que cette hémorrhagie est infiniment rare. Le nombre d'excisions de polypes que M. Dupuytren a pratiqué *depuis vingt ans*, s'élève *annuellement* de 10 à 15. Prenons le chiffre le moins élevé, celui de 10. Multiplié par 20, il donne *deux cents* excisions de polypes fibro-celluleux. Et bien, sur un nombre aussi considérable, l'hémorrhagie n'a eu lieu que *deux fois*, l'une à l'hôpital et l'autre en ville. Chez l'une et l'autre malades, l'accident a été promptement et facilement arrêté par le tamponnement. L'une d'elles, qui portait le polype dans l'épaisseur du col utérin, opérée le 14 mars 1828, mourut, il est vrai, mais *vingt-cinq jours après* l'opération et par suite d'une péritonite complètement démontrée par l'autopsie, ainsi qu'il résulte de l'histoire qui en a été recueillie et qui nous a été communiquée par notre ami le docteur Fournier, d'Arras, alors attaché comme élève interne au service de M. Dupuytren. M. Velpeau, sur huit cas, ne l'a jamais vue. Voilà à quoi se réduisent les dangers si hautement proclamés de l'hémorrhagie. Il n'est pas inutile de remarquer que le professeur pratique constamment l'excision avec des ciseaux et jamais avec le bistouri. Les premiers qui coupent en *contondant*, exposent peut-être moins à l'hémorrhagie que la section franche et unie du second.

Nous résumerons ces réflexions sur la valeur comparative des deux procédés, par les considérations judicieuses que nous trouvons dans une Thèse présentée au concours pour l'agrégation en chirurgie par le docteur Malgaigne, travail excellent et le plus complet, dans sa concision, qui ait paru jusqu'à ce jour sur les polypes de l'utérus.

A comparer, dit-il, les accidens qui suivent l'excision et la ligature : pour celle-ci, les douleurs, les convulsions, les écoulemens fétides, les accidens consécutifs, inflammatoires et de résorption purulente, la lenteur et la difficulté d'action dans l'application du procédé, la nécessité de garder le serre-nœud dans le vagin, etc.; pour l'autre, la simplicité, la promptitude et la facilité de son exécution, l'absence presque toujours complète des symptômes que nous venons d'énumérer, la question entre l'un et l'autre procédé paraît résolue d'une manière non douteuse.... L'excision doit donc être envisagée désormais comme méthode générale, et les autres procédés comme méthodes d'exception. Et, en vérité, n'y aurait-il pas une contradiction flagrante à réserver le bistouri pour l'excision du col utérin pour lequel on proscrit généralement la ligature, et à le rejeter pour les polypes dont le pédicule est formé du même tissu que le col de l'utérus, seulement avec moins d'épaisseur et de vaisseaux ?

Nous ne parlons pas ici des diverses modifications que la section exige suivant les cas individuels : il en sera question lorsque nous arriverons au traitement général. Mais nous devons ajouter que le procédé de notre célèbre professeur est basé sur deux données importantes : la nature fibreuse de ces polypes et la mobilité de la matrice, la facilité avec laquelle on peut l'abaisser par une traction peu considérable jusqu'au niveau de la vulve.

Malgré les travaux de Levret, la plus grande confusion a régné dans les doctrines professées sur le sujet qui nous occupe, jusqu'à ce que

Bichat, cet immortel auteur trop tôt enlevé à la science, soit venu définir la véritable nature de ces tumeurs, étudier leur tissu, leur organisation, leur marche, leurs transformations successives, et enfin distinguer une foule de tumeurs utérines de natures diverses qui, jusque-là, avaient été confondues et désignées par des noms plus ou moins inexacts. Depuis, M. Dupuytren est un de ceux qui ont le plus contribué aux progrès de cette branche de la science chirurgicale, soit en répandant un grand nombre de notions nouvelles d'anatomie pathologique, soit en introduisant dans la thérapeutique une méthode de traitement qui ne tardera pas à triompher de la routine et à devenir générale parmi les praticiens.

Aussi, après avoir exposé dernièrement les considérations spéciales que lui fournissaient les deux cas que nous avons décrits, il n'a pu s'empêcher d'aborder les généralités de ce sujet de prédilection, et de résumer, dans une série de leçons brillantes que nous allons reproduire, les principes par lui professés depuis de longues années, d'abord dans des cours particuliers, et ensuite dans ses cours publics de clinique chirurgicale.

Les corps fibreux sont des tumeurs de formes variées, en général plus ou moins arrondies, composées d'un tissu accidentel, très analogue à celui des tendons des muscles ou des ligamens des articulations. Ils se développent dans toutes les régions du corps où l'élément organique fibreux abonde, où il offre une contexture plus ferme, et sur-tout où il se trouve immédiatement uni au tissu cellulaire. Mais l'utérus est une de celles où l'on en rencontre le plus fréquemment, et ils y occupent des siéges très divers, dont la distinction est d'une haute importance, car elle est pour ainsi dire la base de la curabilité ou de l'incurabilité de ces affections.

1° Les uns prennent naissance à la surface externe de la matrice, entre le tissu de cet organe et sa tunique péritonéale, par un pédicule quelquefois très grêle; ce pédicule, et quelques lames cellulaires paraissent alors le seul moyen d'union de ces corps avec la partie fibreuse de l'utérus. Ils font saillie dans l'abdomen, soulèvent le péritoine, et du plus petit volume arrivent jusqu'à celui de la tête d'un enfant, et acquièrent quelquefois un poids de dix, quinze et vingt livres.

2° D'autres se forment dans l'épaisseur même des parois de la matrice, à égale distance de la face externe et de la face interne. Mais le tissu propre de cet organe n'est pour rien dans leur composition ; ils se développent en écartant les fibres de ce dernier, et ne sont jamais unis avec lui par continuité de substance ; ils en sont quelquefois tellement isolés, qu'au premier abord on les croirait enkystés ; ils ne présentent point de pédicule. Leur accroissement est assez lent, bien qu'en général d'une grosseur moindre que les précédens ; ils acquièrent cependant quelquefois le volume de la tête d'un adulte. Tantôt ils se développent uniformément dans tous les sens ; tantôt leur accroissement se fait plutôt dans une direction que dans une autre, c'est-à-dire plutôt vers la cavité de la matrice que vers sa surface externe, ou *vice versá*. Les tumeurs de cette espèce sont très communes et presque toutes inopérables, car on n'aurait d'autre parti possible à prendre, que de fendre la matrice pour les énucléer.

31.

3° Il est de ces tumeurs qui se développent en effet dans l'épaisseur des parois de l'organe, mais dans un lieu plus rapproché de la surface interne ou externe, c'est-à-dire dans le tiers interne ou externe de cette épaisseur. Quelquefois alors elles sont pédiculées, d'autres fois elles ne le sont pas. Dans le second cas elles rentrent dans la classe des précédentes ; dans le premier, elles se rapprochent de celles dont nous allons parler.

4° Ces tumeurs sont souvent situées à la surface interne de la matrice, et sont, ou simplement protubérantes dans la cavité utérine, ou tout-à-fait pédiculées, ce qui est le plus ordinaire. Celles-ci constituent les polypes fibrocelluleux par excellence, et sont composées d'une racine, d'un col ou pédicule et d'une partie renflée qui en est le corps principal, et qui leur donne assez fréquemment la forme d'un champignon. Dans l'un et l'autre cas, elles sont recouvertes par une membrane fine très adhérente, formée aux dépens de la substance désignée par Bichat sous le nom de membrane muqueuse de la matrice.

Lorsque l'espèce de pavillon, dit le professeur, qui surmonte le corps du polype, est parfaitement arrondi, vous avez beau chercher le pédicule, vous ne pouvez le trouver, à moins qu'il ne soit très alongé, et que le polype, ayant franchi le col de l'utérus, ne fasse une saillie plus ou moins considérable dans le vagin. J'appelle racine du polype la partie par laquelle il s'insère dans le tissu de la matrice, et par laquelle le corps fibreux reçoit sa principale nourriture au moyen des vaisseaux qui la composent. Elle est formée de vaisseaux nourriciers, de veines, de vaisseaux lymphatiques, de tissu cellulaire et de tissu fibreux. Ce point est fort important à connaître; car si les polypes repullulent souvent, lors même qu'on les a coupés le plus près possible de la surface de la matrice, il faut, sans aucun doute, attribuer cette récidive à ce que quelques parties des tissus malades n'ont pas été emportées par la section. C'est aussi ce qui arrive souvent dans les cas d'extirpation de tumeurs érectiles fongueuses.

Vous avez vu que, tantôt les tumeurs fibreuses ont un pédicule, tantôt elles n'en ont pas, et que cette différence tient, en général du moins, au siége qu'elles occupent. Ainsi, il n'en existe pas dans les polypes développés dans l'intérieur du tissu de la matrice , dans ceux qui, faisant saillie à l'extérieur ou à l'intérieur, sont encore recouverts d'une couche de ce tissu. On pourrait par conséquent établir une division générale entre les polypes pédiculés et les polypes non pédiculés. Dans le langage convenu , les premiers constituent les *polypes fibreux* et les seconds les *tumeurs fibreuses de l'utérus.*

La longueur des pédicules est très variable; les uns sont à peine distincts du corps de la tumeur, d'autres présentent jusqu'à deux ou trois pouces de longueur; du reste, celle-ci est toujours relative à l'étendue, au prolongement de la tumeur même. Plus les polypes s'étendent , plus leurs pédicules s'alongent. Ainsi les plus longs qu'on rencontre sont ceux des polypes qui, ayant parcouru et franchi l'orifice utérin , descendent plus ou moins bas dans le vagin ; mais ils s'amincissent dans la même proportion, et souvent alors, sur-tout si le corps fibreux est quelque peu volumineux , ils se rompent, et ce dernier se détache spontanément. C'est ce qui est arrivé chez la femme dont nous vous avons parlé précédemment (observation 1re.).

Leur grosseur et leur consistance sont par conséquent en raison inverse de leur longueur. Néanmoins la consistance est en général assez grande pour qu'ils cèdent difficilement aux tractions les plus fortes. On les trouve communément formés de tissus fibreux très denses ; mais lorsqu'ils sont moins consistans et fort amincis ou amollis par quelque cause, on pourrait facilement les détacher par une simple torsion. J'ai préféré employer, même dans ces circonstances, la section, parce que par la torsion on laisse constamment des débris plus ou moins considérables du pédicule, et par conséquent on expose les malades à voir leur affection repulluler.

Ces pédicules sont formés d'artères, de veines, de vaisseaux lymphatiques, de tissu cellulaire et probablement de nerfs. Or, s'il y a des artères, comment la section n'amène-t-elle pas des hémorrhagies ? Voilà précisément le motif que l'on alléguait pour préférer la ligature à la section. Il est très vrai que les artères de ces pédicules sont quelquefois très volumineuses ; cependant, nous vous l'avons démontré, les hémorrhagies sont extrêmement rares. Nous avons enlevé plusieurs fois de ces tumeurs où les vaisseaux étaient d'un calibre assez grand, et aucune perte de sang n'avait eu lieu. M. Caillard, qui a succombé au choléra, avait préparé la pièce anatomique d'un polype, dans lequel nous avons remarqué une assez grosse artère, et cependant la section n'avait donné lieu à aucune hémorrhagie.

L'existence des vaisseaux lymphatiques ne saurait être contestée; quelquefois ils sont assez développés pour qu'on puisse très bien les distinguer. Quant aux nerfs, s'il en existe, ils doivent être extrêmement petits, d'une sensibilité très obtuse et purement nutritive ou organique; car jamais l'excision de la tumeur ne détermine la moindre douleur, jamais les malades n'ont le sentiment de l'action des pinces de Museux; et si quelquefois elles se plaignent et jettent des cris, c'est que par mégarde on a saisi entre les mors de ces dernières quelques parties de tissu sain, ou parce qu'on aura abaissé trop brusquement la matrice.

L'âge et les forces de la malade sont assurément pour quelque chose dans le développement des polypes et le degré de leur accroissement; mais cet accroissement est bien plus relatif au degré de compression exercée par le corps ou le col de la matrice; et en effet, l'expérience a démontré, ainsi que nous l'avons dit plus haut, que ceux qui parviennent à un plus grand volume, sont les polypes implantés à la surface externe de la matrice, dans une région qui n'offre aucun obstacle à leur développement. Mais ce volume varie extraordinairement. Il résulte de mes recherches, dit le professeur, que de la grosseur d'un grain de millet, ils peuvent acquérir celle de la tête d'un adulte, et du poids de quelques grains, arriver à celui de douze ou quinze livres. Le plus gros que j'aie rencontré sur le cadavre pesait vingt-cinq livres environ. Tel devait être aussi celui de la femme du concierge du Conservatoire des Arts et Métiers. Lorsqu'elle nous fut présentée, nous crûmes d'abord que nous avions affaire à une hydropisie enkystée; puis, nous tombâmes dans une autre erreur en croyant à une énorme hypertrophie de la matrice. Ce polype occupait toute la cavité de l'organe, qu'il avait extraordinairement agrandie, et celui-ci remplissait exactement toute la cavité du bassin. Bayle, parmi les plus petits qu'il a vus, en a trouvé qui pouvaient égaler une lentille; et M. Gaulthier de Claubry père a donné l'histoire d'une masse énorme, ayant trente-cinq pouces un quart de circonférence verticale, sur vingt-neuf pouces un quart d'horizontale, et pesant trente-neuf livres.

Tant que les polypes ne sont pas dégénérés, ils ont un aspect blanchâtre, une surface lisse, et ressemblant assez bien à la surface de la matrice dans l'état sain ; ils sont plus ou moins rougeâtres s'ils sont enflammés ; enfin, ils prennent une couleur brune, grisâtre ou noirâtre lorsqu'ils dégénèrent par eux-mêmes, ou qu'ils sont frappés de gangrène par l'effet de la ligature ou de toute autre cause.

Quant à leur consistance, quoiqu'elle présente des degrés assez variés, ils sont généralement très durs, d'une grande densité, et ne peuvent point être écrasés comme les polypes celluleux, vésiculeux ou muqueux. Cette dureté égale celle des fibro-cartilages intervertébraux ; aussi jouissent-ils d'une élasticité fort remarquable : en les jetant à terre, on les voit rebondir et s'élever à plusieurs pieds au-dessus du sol. Je me rappelle qu'ayant suspendu à des polypes volumineux un poids de plusieurs centaines de livres, ils n'ont point cédé et ne se sont pas déchirés.

Leur forme présente des diversités assez nombreuses : ordinairement globuleux ou ovoïdes, ils sont assez souvent anguleux, bosselés, quand ils plongent dans le vagin, et pour peu qu'ils soient d'un grand volume, presque toujours divisés en lobes par des scissures extérieures. Nous en avons vu, dit M. Dupuytren, en forme de champignons renversés, d'autres conoïdes, ayant la petite extrémité en bas, etc. Ces particularités ne sont pas sans importance ; il est en effet de la plus grande utilité, pour le diagnostic, de bien apprécier la disposition que présente l'ensemble de la tumeur. En voici une preuve :

IIIe Observation.— La femme d'un homme actuellement maire aux environs de Paris, consulta un des plus habiles chirurgiens de la capitale. Celui-ci la toucha, trouva une tumeur, remarqua l'odeur fétide, et annonça au mari que sa femme était atteinte d'une maladie cancéreuse, et n'avait pas trois mois à vivre. Cependant la malade fut conduite à M. Dupuytren. J'avais appris par expérience, dit le professeur, combien le toucher est trompeur et avec quel soin il faut le pratiquer avant de se prononcer sur la nature du mal.

Je touchai et trouvai une tumeur assez volumineuse, que je pus circonscrire dans toute sa circonférence avec le doigt. Je portai le doigt plus haut, et je rencontrai un pédicule ; enfin, ayant poussé le doigt plus haut encore, je pus reconnaître son insertion au col de l'utérus. J'annonçai donc au mari que sa femme portait un polype qu'il serait facile d'enlever, et que dans peu de temps elle serait guérie.

Cet homme, tout stupéfait, me demanda, après quelques instans de silence, si j'étais bien certain de ce que je lui disais, et me pria d'examiner sa femme une seconde fois. Je touchai donc de nouveau, et ce nouvel examen me confirma dans mon opinion. Alors il me fit part du jugement qui avait été porté par le chirurgien célèbre dont j'ai parlé. Une autorité aussi imposante me fit craindre, je l'avoue, quelque erreur de ma part ; je me livrai à un troisième examen, avec plus de soins peut-être qu'auparavant ; mais tout me démontra la justesse de mon diagnostic, et je proposai encore l'opération comme un moyen prompt et facile de guérison. Elle fut acceptée avec empressement, et, au bout de douze ou quinze jours, la malade était parfaitement rétablie.

C'est donc la connaissance anatomique de la forme et de la consistance de la tumeur, qui nous a fait éviter l'erreur.

Portons notre examen plus avant dans la structure anatomique de ces polypes : ils se composent donc d'un corps, d'un pédicule, d'une racine, le tout recouvert d'une membrane d'enveloppe à l'extérieur et formé de tissus fibro-celluleux à l'intérieur : cette membrane d'enveloppe va se confondre et se continuer avec celle, qu'à tort ou à raison on a appelée membrane muqueuse de la matrice. C'est elle qui donne aux polypes leur surface lisse et d'un blanc rosé.

Ce qui paraît démontrer sa nature muqueuse et par contre-coup la nature muqueuse de l'enveloppe interne de l'utérus, dont elle n'est que le prolongement, c'est sa susceptibilité à contracter toutes les altérations propres aux membranes de ce nom. Telles que affections inflammatoires, catarrhales, ulcéreuses, flux muqueux, séreux, sanguins, sanieux, etc.; elle est susceptible d'une turgescence analogue à celle qui donne lieu à l'écoulement menstruel, et de là naissent ou des suintemens ou un véritable écoulement de sang ; elle est susceptible encore d'exulcérations semblables à celles que l'on observe sur la membrane pituitaire dans l'ozène ; et ces exulcérations deviennent la source d'écoulemens puriformes, sanguinolens, sanieux.

On les rencontre fréquemment, ces *exulcérations*, sur le col de l'utérus et notamment sur le museau de tanche, et il est de la plus haute importance de ne pas les confondre avec les *ulcérations* cancéreuses, car cette méprise peut avoir de fâcheux résultats. J'ai vu des dames, dit M. Dupuytren, qui avaient été considérées, par des chirurgiens en renom, comme affectées de cancers, et qui n'ayant en réalité que de simples exulcérations, sont parfaitement guéries au moyen de quelques légères cautérisations. La conséquence de l'opinion contraire eût été la résection du col. On distingue les simples exulcérations de l'ulcération cancéreuse, à leur rougeur, à leur forme irrégulièrement arrondie, à leur fond blanchâtre, formé d'une couche de tissu cellulaire fibreux qu'il n'est pas facile de distinguer du tissu propre du polype.

Reprenons ces détails, dit le professeur, et tâchons de mieux vous faire comprendre encore nos idées et nos opinions sur ce sujet. Nous avons distingué dans les polypes une enveloppe, une racine, un pédicule et un corps. Il est bien entendu que par ce mot racine, nous n'admettons pas que les polypes s'insèrent dans les parois de la matrice au moyen de prolongemens, de ramifications qui pénètreraient plus ou moins profondément, à la manière dont un arbre est implanté dans le sol; mais nous nommons ainsi, et nous l'avons déjà fait remarquer, l'ensemble des tissus par lesquels ils tiennent à la matrice. Ces tissus sont des artères, des veines, des vaisseaux lymphatiques, probablement des nerfs, un élément fibreux, un élément celluleux, le tout recouvert par une membrane ou séreuse, ou muqueuse, suivant qu'il s'agit d'un polype de la cavité ou de la surface externe de l'utérus. Tous ces élémens divers concourent à la formation de cette partie des polypes, que nous appelons le pédicule. Voici comment ils procèdent dans leur développement, et comment se forme le pédicule : ces polypes prennent naissance dans un point très circonscrit de l'utérus, par un travail dont nous ignorons encore le mécanisme, et sous une forme à peine apparente ; nous en avons trouvé qui égalaient à peine un grain de millet ; ils s'accroissent incessamment, s'enveloppent peu à peu de la membrane séreuse ou muqueuse de la matrice, qui s'applique à leur surface, qu'ils poussent, qu'ils chassent au-devant d'eux à mesure qu'ils s'éloignent de leur origine ; mais à mesure aussi qu'ils s'éloignent et grossissent, ils s'alongent et laissent entre leur partie la plus développée, la plus forte et la matrice, une partie plus mince qui constitue le pédicule, et qui diminue de volume et de consistance en raison directe de sa longueur. Le pédicule se forme donc naturellement par le mode d'accroissement du corps fibreux et ne tient que rarement à des causes mécaniques. On a prétendu qu'il n'existait que dans les polypes qui avaient franchi le col utérin et que par conséquent il devait être attribué à la compression, à une espèce de strangulation exercée par les parois de cet orifice sur le polype : c'est une opinion erronée, basée sur des faits matériellement faux. En effet, on trouve des pédicules dans les po-

lypes qui sont encore renfermés dans la cavité de la matrice ; on en trouve dans ceux
qui se développent sur les diverses régions de
la surface externe du col; on en trouve enfin
dans ceux qui ont pris naissance à la surface
péritonéale du corps de la matrice. Dans ces
cas, et dans les deux derniers sur-tout, quelle
cause de constriction propre à produire un tel
résultat peut-on imaginer? Il n'en existe pas.
Enfin, la membrane d'enveloppe des polypes
de la cavité utérine est la même, avons-nous
dit, que celle qui revêt cette cavité. Ses caractères anatomiques, ses propriétés physiques et physiologiques que nous avons décrites,
sont prouvés jusqu'à l'évidence, et ce n'est que
par une conception bizarre et vraiment gothi-
que qu'on a pu croire qu'elle était formée aux
dépens du tissu propre de la matrice : en effet,
elle se continue et ne forme qu'un tout avec la
membrane interne de l'utérus; elle n'adhère au
corps fibreux que par un tissu cellulaire, facile
à détruire lorsqu'elle n'a pas été frappée d'inflammation ou de dégénération; elle est sujette
aux mêmes lésions et présente souvent des phénomènes physiologiques semblables à ceux des
membranes muqueuses. Jugeons, de plus, par

comparaison : les corps fibreux de la surface externe ont-ils d'autre enveloppe que la membrane péritonéale de la matrice, et ceux qui naissent dans l'épaisseur de ses parois ne sont-ils pas simplement recouverts d'une couche celluleuse qui les isole du tissu même de l'utérus? Cette opinion est donc aussi insoutenable que la première. Examinons maintenant la substance propre des corps fibreux.

Plus profondément on trouve ce tissu même que j'ai appelé fibro-celluleux dont la tumeur entière, moins son enveloppe, est composée. Ainsi ces tumeurs ont une nature toute différente des polypes dits celluleux, vasculaires, vésiculeux ou muqueux. Tandis qu'elles sont très communes à la matrice, ceux-ci y sont très rares ; mais les exemples en sont fort nombreux, comme on sait, dans les fosses nasales, à la marge de l'anus et sur la membrane muqueuse de quelques autres régions. J'en ai trouvé quelquefois à la matrice, mais seulement sur le col.

Coupés immédiatement après leur excision, les polypes fibreux présentent une couleur d'un blanc nacré. Nous avons dit que leur nature est éminemment fibreuse et tout-à-fait analogue aux tissus inter-vertébraux. Si l'on fait bouillir long-temps ceux-ci, ils se réduisent en une matière gélatineuse : il en est de même des polypes fibreux.

Ils se composent encore d'un autre élément : je veux dire de tissu celluleux, mais généralement plus dense, plus consistant que celui qui existe dans les autres régions. Souvent ces deux élémens s'y trouvent réunis par égales parts ; mais plus souvent il y a prédominance de l'un des deux, et c'est à cette prédominance que sont dues la plupart des transformations diverses qu'ils subissent.

Si l'élément fibreux prédomine, le polype ne dégénère pas, ou s'il dégénère à la longue, c'est pour passer, non à l'état cancéreux, mais à l'état osseux.

Si le tissu celluleux est au contraire plus abondant, les polypes dégénèrent en carcinôme. Cette tendance à l'état carcinomateux est constante et inévitable après un temps plus ou moins long. Leur substance s'enflamme, se ramollit ; leur surface devient inégale, bosselée, souvent elle s'ulcère. Alors commencent les écoulemens sanieux accompagnés d'une extrême fétidité , signe certain du travail désorganisateur. La constitution des malades s'altère; elles prennent un teint jaunâtre, elles s'*étiolent*, et maigrissent. Les polypes présentent alors leur tissu transformé en matière cérébriforme, dans laquelle on trouve des fongosités, des dépôts purulens, des épanchemens de sang, tous les produits, en un mot, d'une dégénérescence carcinomateuse.

L'observation a démontré que les polypes passent très rarement à l'état cartilagineux ou osseux, et presque toujours à l'état carcinomateux. Sur cent cas, dit le professeur, vous en trouverez à peine trois ou quatre qui subissent l'une des deux premières transformations.

Mais entre les deux tissus élémentaires des polypes, que nous venons de désigner, existe une plus ou moins grande quantité de sérosité, à l'état libre ou combiné. Si la sérosité est libre, la dégénérescence cancéreuse est moins à craindre; elle l'est davantage si le liquide se trouve combiné avec les élémens fibro-celluleux.

Telles sont les terminaisons diverses vers lesquelles les polypes fibreux tendent de leur propre nature, par suite de l'organisation qui leur est particulière. Mais leur dégénérescence est encore souvent l'effet d'une cause toute accidentelle, c'est-à-dire d'une inflammation qui se déclare sur leur enveloppe séreuse ou muqueuse. Dans le premier cas, quelquefois elle s'étend au loin sur le péritoine, donne lieu à une péritonite et à toutes les conséquences de cette grave phlegmasie; d'autres fois elle se circonscrit sur un point de la tumeur et détermine des adhérences entre elle et les parties voisines, ou bien elle gagne en profondeur et amène l'un ou l'autre des divers degrés de dégénérescence dont nous avons parlé. Si l'inflammation frappe l'enveloppe muqueuse, elle suit une marche analogue; il en résulte ou des catarrhes, ou des métrites, ou des ulcérations, des écoulemens muqueux, séreux, purulens, sanieux, et dans tous les cas la dégénérescence carcinomateuse. Mais ce qui distingue les effets de ces deux ordres de causes, c'est que la dégénérescence que j'appellerai spontanée, et qui est la suite nécessaire de l'organisation des polypes, procède du centre vers la circonférence; tandis que celle qui est le produit de l'inflammation, commence à la périphérie et gagne successivement toute la profondeur de la tumeur. Cette marche ne fait pas plus exception pour les dégénérescences osseuses que pour les autres : il y a cinq ou six ans, M. Loir nous fit voir une tumeur fibreuse qu'il avait recueillie à la Salpêtrière, et dont la surface était passée toute entière à l'état osseux, tandis que l'intérieur conservait encore son état fibreux primitif.

On rencontre quelquefois des cavités dans l'intérieur des tumeurs fibro-celluleuses de l'utérus. Ces cavités sont originelles et organisées, ou consécutives et résultant du ramollissement et de la dégénérescence du polype. Saviard et Boudou ont cité chacun un cas de la première espèce. En 1823, les chirurgiens de l'hôpital Saint-Louis enlevèrent une tumeur du volume de la tête d'un enfant, qui pendait depuis longues années à la vulve d'une femme, et qui, ayant été ouverte, offrit une cavité dans son centre et presque tous les autres caractères de l'utérus. On crut si bien avoir fait l'ablation de la matrice, qu'on s'appuya sur ce fait pour démontrer péremptoirement la possiblité de l'amputation de cet organe. Mais la femme mourut, et l'utérus entier fut trouvé dans sa position naturelle : on avait

tout simplement détaché un énorme polype.
Nous rapporterons plus loin l'observation de
la femme Tarcois, dont le polype, excisé par
M. Dupuytren, le 13 décembre de la même
année, présentait aussi à son centre une cavité
assez considérable. La surface interne de ces
sortes de cavités est tantôt lisse et polie, tantôt elle offre des faisceaux fibreux saillans
comme les colonnes charnues des ventricules
du cœur.

Les cavités de la deuxième espèce, provenant du ramollissement, de la dégénérescence
du polype, sont remplies de liquide sanieux,
sanguinolent, puriforme. Un chirurgien ayant
appliqué sur les côtés d'une tumeur fibreuse
d'un grand volume les deux branches d'un forceps afin d'en opérer l'abaissement, la pression
exercée par l'instrument ouvrit une cavité
qu'elle contenait, et il s'en écoula une certaine
quantité de matière noirâtre, filante, qui exha-
lait une odeur insupportable. Un chat en ayant
léché quelques cuillerées qui étaient tombées
sur le carreau, mourut le jour même avec des
symptômes semblables à ceux d'un choléra-
morbus. Le même chirurgien a extirpé deux
autres polypes chez deux femmes différentes,

dont l'un avait plusieurs cavités remplies de caillots de sang, et l'autre trois foyers contenant une matière brune et filante. (Journ. Génér. de Méd.)

D'après ces faits précieux d'anatomie pathologique, dont la connaissance est due aux travaux de notre célèbre professeur, l'opinion est définitivement fixée sur la nature et la marche de ces affections; et il reste prouvé que toutes ces substances fibreuses, cancéreuses, fongueuses, ou fibro-cartilagineuses, osseuses, pierreuses, etc., que l'on avait considérées comme autant de productions de nature et de cause différente, ne sont que des degrés divers, des transformations successives d'une même maladie. Mais il en résulte encore que si ces tumeurs sont enlevées dès l'origine et avant toute dégénérescence, il y a fort peu de chances de récidive; que cette récidive est fort à craindre, au contraire, si on attend plus tard, et que la dégénération cancéreuse soit manifeste. Et en voici la raison. D'abord, l'existence de cette tunique d'enveloppe dont nous venons de parler est démontrée jusqu'à l'évidence par la dissection. Vous l'avez parfaitement constatée par l'examen des deux polypes que nous ayons mis sous vos yeux. Cette enveloppe sert de véritable barrière à l'envahissement des tissus voisins par la maladie. Tant que la tumeur n'est pas dégénérée, la cause qui l'a développée ne peut avoir aucune action sur l'organe où elle siége ; mais une fois frappée de dégénérescence, la membrane d'enveloppe est atteinte elle-même, et le mal se communique aux tissus organiques voisins auxquels elle est unie par un tissu cellulaire filamenteux facile à détruire dans l'état sain. Tant que le travail morbide est circonscrit dans la tumeur, on peut l'enlever avec beaucoup de facilité par énucléation. Il faut au contraire une dissection longue, difficile, douloureuse dans le second cas, parce que ce n'est plus à un kyste, c'est-à-dire à une masse morbide, isolée au milieu de tissus sains que l'on a affaire, mais aux tissus de l'organe lui-même. Aussi on ne peut pas toujours extirper jusqu'aux derniers vestiges du mal. On comprend maintenant pourquoi, dans le premier cas, on a fort peu à craindre une récidive, tandis que dans le second cette récidive est très probable. Mais une troisième conséquence de ces faits, c'est que l'opération, très facile dans la première pé-riode, devient souvent impraticable lorsque le mal a dépassé la tunique d'enveloppe, parce qu'elle nécessiterait une perte de substance beaucoup trop étendue. Deux exemples s'of-frent actuellement à vous dans nos salles, comme preuve de nos assertions. Les malades portaient toutes les deux une tumeur fibreuse de la parotide ; mais chez l'une il n'y avait pas encore de dégénérescence cancéreuse ; le mal était encore limité dans l'enveloppe : la tu-meur a été extirpée par énucléation; la ma-lade va très bien et sera guérie sous peu de jours. L'autre qui était venue nous consulter il y a plus d'un an, était alors dans le même cas que la première : nous l'avions fortement engagée à se faire opérer en lui annonçant toutes les suites de son affection. Elle n'a point tenu compte de nos conseils. Une année s'est écoulée et elle revient ; mais la tumeur a passé à l'état carcinomateux, le mal a non-seulement envahi toute la parotide, mais en-core les tissus cellulaire et cutané voisins dans une grande étendue ; et il résulterait de l'opé-ration une plaie si considérable, que nous ne croyons pas pouvoir ni devoir la pratiquer.

Résumons, dit le professeur, les détails dans lesquels nous venons d'entrer sur les caractères anatomiques des polypes fibro-celluleux. De quoi sont-ils composés ? d'artères, de veines, de vaisseaux lymphatiques et peut-être de nerfs. Les artères ont un volume relatif au volume du polype ; elles sont quelquefois très grosses, et cependant elles fournissent bien rarement du sang ; elles sont toujours placées au centre du pédicule, et cette disposition explique un phénomène remarquable : c'est que la ligature empêche rarement la circulation du sang par les artères centrales.

Les vaisseaux lymphatiques y sont nombreux et souvent très apparens, ainsi que nous l'avons dit. J'en ai injecté plusieurs fois jadis, et rien n'est plus facile. Ont-ils des fonctions à remplir ? Leur existence même est une réponse suffisante à cette question. Ils exhalent des mucosités qui lubrifient le polype ; d'autres fois, il se fait une sécrétion séreuse, et les femmes rendent une sérosité inodore, etc. Existe-t-il des nerfs dans les polypes ? Nous avons déjà dit pour quels motifs nous pensions qu'il n'y a que des nerfs de vie organique et non des nerfs de vie de relation. Nous ajoute-

rons que souvent nous avons taillé de ces polypes sur le vivant, et que les femmes n'éprouvaient aucune douleur. Cependant il arrive
quelquefois que ces corps, étant pris d'inflammation, deviennent douloureux : c'est un
phénomène analogue à celui qu'on observe
dans les organes indépendans de la vie de relation, lorsqu'ils sont affectés de phlegmasie.

La maladie qui nous occupe était considérée
autrefois comme très rare. Lorsque Levret
commença à s'en occuper, il lui fallut sept
ans pour réunir trois cas auxquels il pût appliquer sa méthode. Herbiniaux dit être le
second qui en eût rencontré à Bruxelles, et
un professeur hollandais, qui n'en avait jamais vu, prétendait que les femme de son pays
en étaient exemptes. Mais, depuis, il a été
reconnu que les polypes fibro-celluleux de
l'utérus sont une des affections les plus communes des femmes. Bayle évalue à un cinquième le nombre des femmes âgées de plus
de trente-cinq ans, chez qui il a trouvé un ou
plusieurs corps fibreux. Portal, en 1770, avait
obtenu une proportion bien plus forte : sur
vingt matrices qu'il examina, treize lui offri-
rent des polypes dans leur cavité. Suivant

M. Dupuytren, il n'y a presque pas de matrices de vieilles femmes qui ne contiennent quelques tumeurs de ce genre.

Nous nous garderons bien, dit le professeur, de vous exposer, sans profit pour votre instruction, les hypothèses émises sur les causes éloignées et immédiates des polypes utérins : elles ne nous sont pas moins inconnues qu'elles ne l'étaient à nos devanciers. Ceux-là paraissent être nés à la suite d'un accouchement laborieux, qui a nécessité des manœuvres prolongées et douloureuses, ou l'emploi du forceps ; ceux-ci avoir succédé à une leucorrhée ancienne et abondante, ou à une suppression du flux sanguin périodique, sans qu'on puisse dire, si, dans ces deux cas, ils étaient la cause ou l'effet. Cependant il est deux faits relatifs aux causes prédisposantes sur lesquels l'expérience paraît s'être prononcée d'une manière positive. Il résulte d'un ensemble assez considérable d'observations que nous avons tirées de divers écrits, que l'âge de quarante à cinquante ans est celui qui fournit le plus grand nombre de polypes utérins, et d'un autre côté que l'assertion de Bayle, tant de fois répétée sans examen, sur l'influence du célibat et de la stérilité dans la production de ces maladies, est complétement erronée.

Le nombre d'observations que nous avons consultées s'élève à 62. M. le docteur Velpeau a bien voulu nous communiquer l'histoire des 11 malades qu'il a observées et traitées soit dans sa pratique civile, soit à l'hôpital dont il est chargé. Ces faits, qu'il a seulement indiqués dans ses *Nouveaux Élémens de médecine opératoire*, n'ont encore été publiés nulle part. Les ouvrages où nous en avons puisé un grand nombre, sont ceux de madame Boivin, de M. Récamier, le Mémoire de Bayle, le Journal Général de Médecine, tom. 101, divers autres journaux de médecine, et la Thèse de M. le docteur Marx, si riche en faits précieux. Enfin, nous en devons plusieurs à l'obligeance de notre confrère et ami M. le docteur Fournier, d'Arras.

1° Relativement à l'âge, on ne tient généralement compte dans les histoires de ces affections que de celui où la malade a été soumise à l'observation du praticien. Nous avons cru, nous, devoir chercher à établir deux époques dans la vie de ces malades : celle-là d'abord, et une autre bien plus importante, la seule, à notre avis, qu'il soit réellement utile de constater ; nous voulons parler de l'époque où les premiers symptômes de la maladie se sont manifestés. C'est par là, en effet, qu'on arrivera à connaître quelle est véritablement la période de la vie qui a le plus d'influence sur la production des polypes.

Age des malades lors de l'apparition des premiers symptômes de la maladie :

Sur les 62 faits, il en faut déduire 5, dont l'histoire n'indique point l'âge qu'avaient les malades lorsque l'affection a débuté. Restent 57.

Sur les 57, les premiers symptômes de la maladie se sont manifestés :

Chez   1 malade de 15 à 20 ans incl.
        10 :   de 20 à 29.
        19   de 30 à 39.
        23   de 40 à 49.
        3   de 50 à 59.
        1   de 60 et au-dessus.

Total égal 57.

Ainsi, la période qui en fournit le plus est celle de 40 à 50 ans ; vient ensuite celle de

30 à 40. Mais en consultant l'âge réel de chaque malade, on voit que c'est de 35 à 45 ou 48 que la maladie débute le plus fréquemment, c'est-à-dire à l'époque de la vie où la force de nutrition et de vitalité est le plus développée dans les organes.

Age des malades à l'époque où elles ont été observées et traitées :

De 20 à 29 ans inclusivement.   8 malades.
De 30 à 39 18
De 40 à 49.. 24
De 50 à 59.. 6
De 60 et au-dessus. . . . 5
Age non indiqué. 1
Total égal. . . . 62

2° Relativement au mariage ou au célibat, nous avons dû considérer comme mariées et classer comme telles toutes les malades, filles ou femmes, qui ont cohabité. Il serait vraiment ridicule de porter au nombre des célibataires des filles qui auraient usé ou abusé du coït et de venir dire ensuite que le célibat a une grande influence sur le développement des polypes : assurément l'acte municipal n'a que faire dans une telle question.

Sur 62 malades, il en est 4, dont l'état

civil ou la conduite n'a pas été notée par les auteurs des observations. Nous n'opérons donc que sur un nombre de 58.

Or, sur ces 58 malades, 54 étaient mariées, ou, étant filles, avaient cohabité; 4 seulement étaient filles et présumées n'avoir jamais cohabité.

Total égal. . . 58

3° Voyons maintenant si l'opinion de Bayle, à l'égard de la stérilité, est mieux fondée que la précédente : nous devons d'abord déduire du total de 62, les 4 filles du tableau précédent qui sont présumées n'avoir jamais cohabité, et 7 femmes ou filles dont la fécondité ou la stérilité n'a pas été constatée, et établir notre évaluation sur le nombre de 51.

Femmes mariées ayant eu de 1 à 10 enf. 39 ⎫
Filles ayant eu des enfans. . , . . 3 ⎬ 42
Femmes mariées n'ayant point eu d'enf. 8 ⎫
Filles ayant cohabité sans avoir eu d'enf. 1 ⎬ 9

Total égal. 51

Nous ferons remarquer que parmi les femmes

qui ont eu des enfans, la grande majorité en a eu plus de 3, beaucoup d'entre elles plus de 5, et plusieurs 7, 8 et 10.

4° État de la menstruation. Sur les 62 malades :

> 41 ont été bien réglées jusqu'au début de la maladie ;
>
> 5 étaient mal réglées depuis quelques années avant l'apparition des premiers symptômes ;
>
> 6 avaient été mal réglées de tout temps ;
>
> 1 âgée de 48 ans, quoique bien réglée, avait des pertes blanches très abondantes, depuis l'âge de 18 ans et avait fait néanmoins 6 enfans ;
>
> 9 dont l'état de la menstruation n'est pas connu.

—————

Total égal. 62.

Ces données sur la menstruation offrent peu d'intérêt, et nous n'avons cru devoir les présenter ici que pour rectifier les idées que l'on propage dans l'enseignement et dans

les livres. Quelles conséquences en effet peut-
on en tirer ? Sur les 41 femmes qui ont été
bien réglées jusqu'au début de la maladie,
nous en trouvons 26 qui étaient arrivées plus
ou moins près de l'âge critique, c'est-à-dire
à 38, 42, 45 ans et au-dessus. L'une d'elles,
réglée à 10 ans 3 mois, le fut parfaitement
bien jusqu'à 49 ans, et la maladie se déclare trois ans après ; un autre le fut constamment depuis 14 ans jusqu'à 56, et est atteinte
de l'affection à 65 ans. Ces résultats viennent
seulement confirmer ce qui est déjà établi,
savoir que la période de la vie où les tumeurs
fibro-celluleuses, ainsi que les autres affections de l'utérus, se développent le plus fréquemment, est celle de 35 ou de 40 à 50 ans.
Mais quel que soit l'âge auquel il survient un
dérangement dans les fonctions menstruelles,
faut-il considérer ce dérangement comme la
cause du polype, et la proposition inverse
ne se rapproche-t-elle pas davantage de la
vérité ?

Les inductions, au contraire, qu'on peut
tirer des faits qui précèdent rélativement à
l'âge, au mariage ou au célibat, à la fécondité
ou à la stérilité, sont positives et trop sensi-

bles pour être exposées. Nous ne prétendons pas qu'en réunissant d'autres faits pris au hasard, ou qu'en opérant sur un chiffre plus élevé, on obtienne des proportions semblables à celles que présentent nos tableaux ; mais nous ne doutons pas que les résultats ne soient toujours les mêmes.

On a placé aussi parmi les causes prédisposantes, le tempérament lymphatique : rien n'est démontré jusqu'ici sur ce sujet, et l'on a besoin également de consulter l'expérience. Quant à la profession, etc., et aux causes immédiates, nous ne trouvons rien de satisfaisant dans les auteurs.

Passons maintenant à d'autres parties non moins importantes de notre sujet, la Symptomatologie, le Diagnostic et le Traitement, sur lesquels néanmoins la nature et la forme de notre travail ne nous permettent pas d'entrer dans de longs détails. Aucun symptôme précurseur ne fait prévoir la naissance d'un polype ; il est même un certain nombre de cas où cette production organique anormale ne peut être reconnue que lorsqu'elle a acquis un volume assez considérable, et d'autres où il est impossible d'en constater positivement l'existence.

Si les polypes sont très petits et en même temps situés à la surface péritonéale de la matrice, ou enfoncés dans ses parois, ne donnant lieu à aucune espèce d'accident, rien ne peut les faire reconnaître pendant la vie ; et dans ces cas l'affection rentre complétement dans le domaine de l'anatomie pathologique.

Il n'en est pas ainsi lorsqu'ils sont volumineux ou saillans dans la cavité de la matrice ; ils déterminent alors des accidens très prononcés, par lesquels ils révèlent leur développement. Mais ces accidens ou ces signes sont loin d'être les mêmes dans tous les cas ; et ce qui établit sur-tout une grande différence à cet égard, non moins que pour le traitement, ainsi que nous vous le démontrerons bientôt, c'est le siége qu'ils occupent. Nous devons donc en étudier les symptômes et les signes, suivant qu'ils sont implantés à la surface interne de la matrice, dans l'épaisseur de ses parois ou à sa surface péritonéale.

1° Dans la cavité de la matrice. Lorsque le polype naît et s'accroît dans la cavité de cet organe, les premiers symptômes sont le sentiment d'un poids dans la région abdominale, un tiraillement douloureux dans les aînes, la région des reins et la partie interne des cuisses, des coliques plus ou moins fortes qui, lorsqu'elles se font sentir, s'accompagnent d'une tension douloureuse dans la région hypogastrique, et, si la tumeur a déjà pris un certain volume, un sentiment de pesanteur, de pression au fondement.

Les femmes qui sont encore réglées, éprouvent d'abord des irrégularités dans la menstruation ; les époques des règles sont plus ou moins rapprochées, leur durée est plus longue, ou elles reviennent plusieurs fois par mois et à intervalles inégaux. Souvent aussi elles ont des flueurs blanches très abondantes, et quelquefois, nous venons de le dire, des ménorrhagies. Mais tous ces symptômes n'indiquant qu'un trouble des fonctions utérines, peuvent tenir à toute autre cause qu'à l'existence d'un polype saillant dans la cavité de la matrice. Le médecin est par conséquent réduit, pour l'ordinaire, à des conjectures dans cette *première période* de la maladie.

Mais arrive l'époque d'une *deuxième période* beaucoup moins obscure et fournissant déjà quelques signes rationnels d'une grande importance : c'est celle où le polype ayant ac-

quis un volume plus ou moins considérable
et distendu par degrés la matrice, se présente à l'orifice interne du col, le presse,
cherche à le dilater, l'entrouvre, le franchit
et vient faire saillie dans le vagin. Il est de la
plus haute importance de se rappeler, qu'il
s'écoule d'ordinaire plusieurs mois et souvent
plus d'une année entre la première et la seconde période; et que par conséquent, lorsqu'on
a des raisons de soupçonner l'existence d'un
polype, il ne faut pas perdre de vue la malade, mais avoir soin de l'examiner au moins
tous les mois, afin d'être prêt à remédier aux
accidens fâcheux qui peuvent se manifester.
On a vu souvent des femmes périr, parce qu'on
avait négligé ces précautions.

La maladie arrivée à ce point, une série de
symptômes plus complets et plus constans se
présente : les douleurs des reins et des aînes
prennent le caractère de tiraillemens; il s'y
joint de la pesanteur au fondement et une tendance à la constipation. La marche est quelquefois gênée; enfin, la malade accuse une
pression, une gêne insolite à la partie supérieure du vagin. C'est alors enfin que commencent à se faire sentir ces mouvemens d'expul-

sion, ces contractions utérines, semblables aux douleurs de l'enfantement, qui se répètent à des intervalles variés, et offrent quelquefois l'inexplicable caractère d'une périodicité très régulière. En voici un exemple qui démontrera en même temps les difficultés de diagnostic que présente la maladie à cette période, et comment on est parvenu à l'établir au moyen du toucher. On pourra le rapprocher de celui rapporté précédemment. (3ᵉ Observation.)

VIᵉ OBSERVATION. — Une jeune femme de vingt-deux ans, appartenant à une famille opulente, vient des frontières du royaume à Paris pour se faire traiter d'une affection de l'utérus. Elle est confiée aux soins de deux médecins en grande renommée. Tous deux considèrent cette maladie comme un engorgement de l'organe et la traitent suivant cette indication erronée, pendant plus de deux mois. Sa position allant chaque jour de mal en pis, on se décida, au bout de ce temps, à appeler en consultation un chirurgien célèbre, que nous croyons inutile de nommer. Le médecin ordinaire lui fit d'abord observer qu'il existait un phénomène fort remarquable, savoir : que tous les jours, à la même heure, la malade éprouvait des douleurs comme pour accoucher. Ce premier indice lui donna l'éveil, et le mit sur la voie du diagnostic. C'est une circonstance, en effet, que l'on observe généralement dans les cas où un corps étranger est renfermé dans la cavité utérine; la matrice, irritée par sa présence, se contracte pour l'expulser, et ces contractions simulent les douleurs de l'accouchement, sur-tout lorsque l'expulsion rencontre des obstacles. Les mêmes phénomènes ont lieu lorsqu'il se développe dans cette cavité des excroissances anormales. Il n'y avait donc de remarquable, chez cette malade, que la périodicité des contractions utérines.

Le chirurgien touche la malade couchée : dans cette position, ses recherches n'offrent rien de satisfaisant. Il la fait mettre debout : l'orifice utérin présente une dilatation de la grandeur d'une pièce d'un franc environ; le doigt indicateur porté à l'entrée de cette ouverture et en parcourant la circonférence, fait reconnaître une dureté assez considérable qui paraît appartenir aux parois, de l'organe et se confondre avec elles. On avait alors

la sensation d'une tuméfaction, d'un épaississement des parois du col, et en ne portant pas
plus loin son examen, on pouvait facilement
croire à un engorgement. Telle avait été la
cause de l'erreur des premiers consultans,
erreur, du reste, très facile dans cette circonstance, nous le répétons, ainsi qu'il fut démontré d'abord par une nouvelle exploration et
plus tard par l'ouverture du cadavre : en effet,
le polype développé à la face interne de l'organe, venait s'appliquer exactement contre
son orifice et n'en dépassait point les bords ;
sa consistance n'avait rien de particulier, si
ce n'est une dureté un peu plus prononcée
que celle qui existe dans un simple engorgement. Le doigt rencontrait cette dureté, qui
ne se distinguait point des parois du col quelque peu amincies par la dilatation. Ce surcroît
de consistance pouvait faire penser à l'existence de quelque tubercule : le chirurgien
poussa fortement le doigt et pénétra dans l'in-
terieur avec beaucoup de difficultés ; mais
alors il rencontra une tumeur assez volumineuse, qu'il put aisément circonscrire et apprécier, et il annonça l'existence certaine d'un
polype. L'extirpation en fut décidée ; mais la

malade devant avoir ses règles le lendemain ou le surlendemain, on ne jugea pas convenable de pratiquer cette opération avant qu'elles ne fussent passées. Elles surviennent, en effet ; mais aussitôt une violente péritonite se déclare, et la malheureuse succombe en peu de temps à cette phlegmasie. La pièce anatomique que nous avons examinée a démontré la justesse du diagnostic : on avait affaire à un polype fibreux. (Journ. Comp. des Sc. Méd.)

Cette marche des polypes de la cavité utérine n'appartient, comme vous le pensez bien, qu'à ceux qui sont pédiculés. Mais lorsqu'ils ne sont pas pédiculés et qu'ils sont seulement saillans dans la cavité de la matrice, les symptômes sont ceux de la première période, c'est-à-dire très incertains. Le toucher n'est presque d'aucune utilité pour apprécier la véritable nature du mal, dont l'existence ne peut être constatée avant la mort.

Quelquefois cependant le col utérin est tellement rigide, le polype tellement accru dans l'intérieur de la matrice, que, bien qu'il soit pédiculé, il ne peut s'ouvrir un passage à travers l'orifice et que la maladie reste à sa seconde période. Mais les phénomènes qu'elle présente sont alors et bien plus graves et bien plus fâcheux. La matrice se dilate de plus en plus, à mesure que le polype grossit, l'hypogastre est soulevé par la tumeur, les douleurs d'expulsion sont violentes et peuvent déterminer une inflammation de l'organe; il y a des pertes abondantes et presque continuelles. De là, faiblesse générale, impossibilité de marcher et de se mouvoir, pâleur toujours croissante, bouffissure prononcée, hydropisie partielle ou générale, pouls petit, faible, précipité, syncopes fréquentes; et si l'on ne peut remédier à ces accidens, la mort arrive dans une anémie et une prostration complètes.

Lorsque le polype est descendu dans le vagin, ou est arrivé à sa *troisième période* de développement, les douleurs hypogastriques cessent ordinairement; mais la tumeur presse davantage sur la vessie, et, suivant sa position, donne de fréquens besoins d'uriner, ou met un obstacle à l'écoulement des urines; elle presse sur le rectum et s'oppose à la défécation; sur le périnée et la malade peut à peine s'asseoir; sur les parois du vagin et elle y détermine une irritation chronique, accompagnée de flueurs blanches abondantes ou d'un écoulement sanieux d'une odeur infecte. Il y a en même temps des pertes en rouge très fréquentes ou continues ; enfin surviennent tous les symptômes généraux et locaux que nous avons décrits ailleurs, lorsque le polype passe à la dégénérescence cancéreuse.

Les destinées d'une maladé portant un polype arrivé à ce terme, s'accomplissent ordinairement en cet état, soit qu'on l'opère, soit qu'elle succombe aux désordres généraux ; et il est assez rare que le corps fibreux s'engage dans l'orifice vulvaire et y séjourne, ou le franchisse et vienne se fixer entre les cuisses. Cependant on en a plus d'un exemple, et l'on conçoit que cela doive arriver spécialement chez les femmes qui ont la vulve très large. Du reste, la maladie, à cette *quatrième période*, ne donne lieu à aucun symptôme nouveau, digne d'attention ; mais la position de la malade est des plus pénibles et des plus dégoûtantes. Une chose mérite d'être notée, c'est que la masse toute entière étant exposée à l'action de l'air et irritée sans cesse par cette cause et par les frottemens qu'elle éprouve, passe rapidement, en général, à une dégénérescence fâcheuse. Les malades peuvent ordinairement la repousser dans le vagin, ou, si elle ne dépasse pas entièrement la vulve, elle rentre quelquefois spontanément pour se précipiter de nouveau à la première contraction musculaire de l'abdomen, à la moindre secousse de toux, au moindre faux pas, etc.

D'après la nature des faits que nous venons d'exposer, il est évident que chaque époque de la maladie présente des moyens de *Diagnostic* différens et des difficultés de jugement plus ou moins grandes. Lorsque les polypes fibreux sont totalement renfermés dans la matrice dont le col utérin n'est point dilaté, les symptômes rationnels ne laissent que des conjectures, et le toucher et la vue sont insuffisans.

Mais lorsqu'ils se présentent à l'orifice utérin et que le col est plus ou moins dilaté, les moyens de diagnostic sont plus nombreux et plus sûrs : au premier rang sont le *toucher* et l'inspection à l'aide du *spéculum*.

Par le toucher, on sent une tumeur qui se fait jour entre les lèvres de l'orifice, tumeur arrondie, lisse, d'une consistance variable, mais en général très ferme. Il s'agit alors de décider si on a affaire à un polype ou à un engorgement du col, si le polype prend naissance sur le rebord de ce col ou à sa face interne, ou s'il provient de la cavité de la matrice. La première question n'est pas toujours facile à résoudre, sur-tout lorsque la tumeur est à peine engagée dans l'orifice, ou que celui-ci n'est pas assez dilaté pour permettre la libre introduction du doigt, et l'erreur est imminente ; nous en avons cité une preuve précédemment (pag. 492).

Il faut alors, à l'exemple du chirurgien dont nous avons parlé dans cette observation, répéter l'exploration autant de fois qu'il est nécessaire, chercher à introduire le doigt dans le col, y pénétrer même avec effort, s'il y a dilatation suffisante. S'il existe un polype, on peut en parcourir la circonférence, reconnaître son pédicule à la dépression circulaire que l'on rencontre, et souvent arriver même jusqu'à son point d'insertion et désigner la région de la matrice où il prend racine. Dans un engorgement du col, ces caractères n'existent pas : on ne trouve ni dépression, ni pédicule ; le doigt ne peut circuler autour de la tumeur ; il n'en touche que la partie saillante à l'intérieur du col, parce qu'elle se continue uniformément avec ses parois, et l'on ne peut dire s'il existe un simple engorgement ou un polype de la deuxième espèce, c'est-à-dire de ceux qui se développent dans l'épaisseur des parois de l'organe. Les mêmes difficultés se présentent lorsqu'un polype adhère, par suite de l'inflammation de son enveloppe, avec la surface de la matrice ou du col utérin. Dans toutes ces circonstances, on a besoin de beaucoup d'habileté et d'une grande habitude du toucher pour éviter l'erreur. Si le polype est implanté sur le rebord du col, l'orifice est libre, et à côté de lui on sent une des lèvres occupée par une tumeur pédiculée ou non pédiculée.

Les polypes fibreux qui naissent du col de l'utérus déterminent une augmentation considérable du volume de la partie du col qui leur donne naissance. Cette partie semble alors se prolonger et même se confondre avec le polype. Il est quelquefois assez difficile de distinguer le point où commence la substance de l'un et où finit celle de l'autre. Dans ce cas, le col utérin est toujours déformé et dévié.

Lorsque le polype est descendu dans le vagin, s'il est d'un volume médiocre, on le reconnaît assez facilement par le toucher. Ce moyen d'exploration est plus difficile et plus délicat, s'il est volumineux et s'il remplit la cavité vaginale. Il faut circonscrire avec la pulpe du doigt le pédicule de la tumeur; si l'on sent tout autour une rainure circulaire où le doigt ou bien un instrument, puisse pénétrer, et autour de cette rainure le col utérin dilaté et dont les bords sont libres, on peut affirmer que la tumeur vient de l'utérus. Si, au contraire, l'orifice est libre, mais qu'une de ses lèvres soit continue au pédicule, on a affaire à un polype du col.

Quelquefois le polype remplit tellement le vagin, que le doigt ne peut pas tourner à volonté autour du pédicule; il faut alors, comme l'a pratiqué M. Dupuytren, dans un cas que nous allons citer, introduire tour à tour les deux doigts indicateurs de chaque côté de la tumeur, afin de pouvoir s'assurer de son origine en arrivant jusqu'au col de l'utérus. Mais il est des polypes qui, figurés en champignons ou de toute autre manière, mettent même l'opérateur dans l'impossibilité de porter le doigt à cette hauteur. On n'a, dans ces circonstances, d'autre parti à prendre que celui conseillé par Levret, de saisir la tumeur avec des pinces, de la faire descendre jusqu'à

la vulve, et de procéder ainsi en même temps
au diagnostic et à l'opération.

Ve OBSERVATION. — Jeanne Moncouteau,
âgée de cinquante ans, veuve, journalière,
d'un tempérament bilioso-nerveux, d'une faible constitution, ayant cessé d'être menstruée
à quarante-six ans, fut prise d'un écoulement
en blanc très abondant, avec de vives coliques,
douleurs lombaires et inguinales. Quelques
bains tièdes, dont la malade fit alors usage,
lui procurèrent un peu de soulagement. Une
année après, pertes en rouge, qui se répétè-
rent deux et trois fois par mois, quelquefois à
des distances plus éloignées; elles étaient accompagnées de faiblesse, d'un état de langueur
générale. Elle vint à l'Hôtel-Dieu, dans une
salle de médecine, le 18 avril 1818, où le
toucher fit reconnaître dans le vagin la présence d'une tumeur volumineuse, lisse, égale
à sa surface, remplissant en totalité la cavité
du vagin, dont elle avait distendu les parois;
on ne pouvait que très difficilement, et en
causant de vives douleurs à la malade, arriver jusqu'au col de l'utérus pour s'assurer
de l'origine de la tumeur; avec le même doigt
il était impossible d'en parcourir la circonfé-

rence. Pour y parvenir, le médecin fut obligé de se placer au côté gauche de la malade, d'insinuer le doigt indicateur de la main du même côté entre la tumeur et le vagin. Arrivé au col del'utérus, il put explorer tout le côté droit de la circonférence et se convaincre que la tumeur ne s'implantait point sur cette partie ; il en fit de même pour le côté gauche, se plaçant à droite de la malade. Plusieurs praticiens explorèrent de la même manière et eurent tous la même idée de la maladie.

Amenée dans les salles de chirurgie, le 21 avril 1818, elle était dans l'état suivant : face pâle, jaunâtre, triste ; yeux ternes ; peau sèche et terreuse ; parole faible ; pouls petit et lent ; peu d'appétit ; digestions mauvaises et laborieuses ; lassitudes et pesanteurs dans les lombes et dans les cuisses ; coliques fréquentes ; écoulement en blanc par le vagin : on sentait dans cette cavité une tumeur lisse à sa surface, dure, résistante, qui la remplissait complétement, et en avait distendu les parois. M. Dupuytren, malgré sa grande habitude et son habileté, eut la même difficulté à explorer cette tumeur, pour en connaître le point d'insertion, qu'avaient eue les médecins des autres salles : il y parvint par la même conduite qu'ils avaient tenue.

Le professeur procéda à l'opération suivant sa méthode. Mais ayant amené la tumeur à la vulve, et cherchant à lui faire franchir cet orifice, il ne put y parvenir à cause de son étroitesse, la malade n'ayant jamais eu d'enfans. Il fut obligé de pratiquer une incision d'un demi-pouce à la commissure postérieure. Ayant appliqué ensuite une troisième pince de Museux sur la tumeur, il l'attira au dehors. Avec des ciseaux courbés sur le plat, il la coupa en contondant le pédicule ; il n'y eut point d'hémorrhagie.

La première journée qui suivit l'opération, la malade était assez bien ; le soir, elle n'éprouvait aucune douleur.

Le deuxième jour, elle se plaignait de quelques douleurs dans l'hypogastre ; le sommeil avait été tranquille, le pouls était petit, il y avait eu un léger frisson le matin. On la fit repasser dans la salle de médecine, d'où elle venait ; elle y resta quelques jours, et en sortit parfaitement guérie.

Dans la quatrième période de la maladie, lorsque le polype se présente à la vulve, ou

qu'il l'a même franchie, le toucher est en général facile et la vue vient à son secours. Cependant il est encore des cas qui offrent de
grandes difficultés. La base capitale du diagnostic est toujours l'exploration du col, de son
orifice central et du cul-de-sac circulaire qui
le sépare du vagin. Or, lors même que le polype est sorti de la vulve, si la matrice n'a pas
été entraînée, mais est restée à sa hauteur ordinaire, si le pédicule est très long, et sur-tout
s'il est très gros, on peut assurément reconnaître au premier aspect la nature de la tumeur;
mais souvent il sera impossible de savoir d'où
elle est partie, où finit le pédicule, quel est
le lieu de son implantation.

VIe Observation. — M. L. Tellier, fruitière, âgée de cinquante-un ans, mère de deux
enfans, dont le plus jeune a dix ans, bien réglée et d'une bonne santé, jusqu'au moment
de l'invasion de sa maladie actuelle, commença, il y a neuf ans et demi, à éprouver des
dérangemens dans la menstruation. L'écoulement sanguin avait lieu, tantôt à quinze jours,
tantôt à un mois, tantôt même à deux mois de
distance du précédent, et était chaque fois suivi
d'un écoulement muqueux qui durait quelques jours.

Au bout de six ans, elle sentit dans le fond du conduit vulvo-utérin une tumeur qui, lorsqu'elle faisait des efforts, s'abaissait et se rapprochait de la vulve. Il s'établit un écoulement continuel d'un liquide roussâtre, fétide ; la santé générale de la malade s'altéra ; elle devint maigre et pâle.

La tumeur, par ses progrès, finit par atteindre le niveau de l'orifice inférieur du vagin, et la compression qu'elle exerçait sur le rectum gênait considérablement la défécation. Lorsque la malade voulait satisfaire à ce besoin, il fallait qu'elle la soutînt fortement.

Le 14 mai 1826, dans un de ces efforts, la tumeur sortit tout-à-coup, accompagnée de l'écoulement d'une assez grande quantité de sang et d'une douleur dans la région lombaire. Le 18 mai, elle entra à l'Hôtel-Dieu. Embonpoint médiocre, teint pâle, peau d'une couleur jaune-paille, yeux cernés, pouls faible et un peu fréquent, faiblesse assez grande. La partie supérieure de l'intervalle que laissent entre elles les cuisses était occupée par une masse polypeuse arrondie en forme de champignon renversé, ayant un demi-pied de diamètre et trois pouces d'épaisseur, offrant une surface bosselée. Sa face supérieure offrait une espèce d'ombilic, d'où s'élevait un pédicule d'un pouce de diamètre, apparent au dehors de deux pouces et occupant toute la longueur du vagin. Le doigt introduit dans ce canal ne pouvait l'explorer qu'avec beaucoup de difficultés, vu le volume de ce pédicule ; il s'enfonçait à deux ou trois pouces de profondeur, et rencontrait un cul-de-sac circulaire embrassant la partie la plus reculée de ce pédicule, sans qu'il fût possible de distinguer les lèvres du col de l'utérus.

Le caractère de cette tumeur était évident. Mais où finissait le pédicule du polype ? Quel était le lieu de son implantation ? Quels changemens de rapports avait subi l'utérus ? Toutes ces questions importantes ne pouvaient être résolues.

Le lendemain, M. Dupuytren en fit l'ablation à sa manière ordinaire ; mais à cause de la disposition des parties, il jugea convenable de porter une anse de fil sur son pédicule, aussi haut que possible ; les deux chefs en furent engagés dans l'anneau du serre-nœud de Desault, sans exercer aucune constriction sur le pédicule. Celui-ci fut coupé au niveau de

l'orifice inférieur du vagin, avec de gros ciseaux courbes sur leur plat. Un léger écoulement de sang, fourni par deux artérioles, ne
tarda pas à s'arrêter. La malade fut reportée à
son lit, et surveillée attentivement, afin que,
si l'écoulement sanguin reparaissait, la ligature fût serrée.

Dans la journée, il ne survint aucun écoulement de sang; mais la malade fut continuellement dans un état voisin de la syncope. (Inf.
de fl. de tilleul et d'oranger.)

L'examen du polype fit reconnaître au centre de la tumeur un tissu fibreux et squirrheux,
offrant un faisceau central qui se continuait
avec le pédicule; à la circonférence, dans un
pouce d'épaisseur, un tissu rouge très vasculaire, où se voyaient beaucoup de veines.
Quelques-unes avaient le volume d'une plume
de corbeau. La consistance de ce tissu allait en
diminuant du centre à la circonférence. Quelques portions extérieures étaient très molles
et sur le point de s'ulcérer.

La surface extérieure de la tumeur offrait
une membrane mince, floconneuse et formée
par du tissu muqueux. Le pédicule avait la
même organisation, si ce n'est que le tissu

squirrheux y prédominait beaucoup plus. Son centre était traversé par une artériole d'un assez fort calibre, qui, dans son trajet, donnait beaucoup de rameaux latéraux, et finissait par se perdre dans le corps du polype.

Revenons à la malade. Pendant les quinze jours qui suivirent l'opération, elle fut toujours pâle, faible, ayant le pouls petit et fréquent, pas de sommeil, un peu de dévoiement; le pédicule du polype devint le siége d'un gonflement inflammatoire qui doubla son volume; sa surface était le siége d'une suppuration peu abondante, mais dont la continuité incommodait beaucoup la malade, excoriait la partie supérieure des cuisses et le périnée, malgré les lotions fréquentes que l'on pratiquait afin d'empêcher son séjour sur la peau.

Le vingt-unième jour, le volume du pédicule commençant à diminuer, on put, sans causer de douleur, établir un bandage compressif qui le disposait peu à peu à remonter dans le vagin. Deux jours après, la malade ayant essayé de repousser un peu fortement le pédicule, il remonta tout-à-coup et se plaça à une hauteur telle qu'on ne le trouvait plus en introduisant l'indicateur dans le

vagin. La suppuration diminua progressivement, l'appétit se fit sentir, les forces se ré-
tablirent, et la malade demanda à sortir de
l'hôpital le vingt-sixième jour de son entrée,
vingt-cinquième de l'opération. Il nous fut
impossible d'avoir sur son compte des renseignemens depuis cette époque. Ce pédicule
aura-t-il été la cause d'une inflammation de la
matrice, d'une récidive de la maladie, d'une
dégénérescence ? C'est ce que nous ignorons.

Dans la plupart des circonstances que nous
venons d'indiquer, le *spéculum* peut être fort
utile ; mais lorsqu'on a affaire à des tumeurs
très volumineuses, on n'en obtient guère d'autres avantages que de pouvoir constater leur
aspect, leur couleur, la présence ou l'absence
d'ulcérations, leurs diverses dégénérescences.
Dans les polypes très petits, au contraire,
quelle qu'en soit la nature, ce moyen décide
la question lorsque le toucher ne suffit pas.

C'est ainsi que M. Dupuytren constata l'existence d'un grand nombre de petits polypes
rouges, vasculaires, réunis en grappe et remplissant le col de la matrice chez une dame
âgée de trente ans, dont la maladie avait été
méconnue par une foule de médecins qu'elle

avait consultés, et qui lui avaient donné des soins sans aucun succès. Ils furent excisés à l'aide de longs ciseaux coudés à angle aigu. La plaie résultant de l'enlèvement du pédicule fut cautérisée au moyen d'un gros cylindre de nitrate d'argent monté sur un porte-caustique. Il n'y eut aucun accident, et cette dame, qui n'avait jamais conçu, devint enceinte deux mois après l'opération. (Docteur Marx, thèse inaugurale, dixième observation.)

Cependant, malgré tous les moyens de diagnostic que l'on possède, les difficultés sont nombreuses et l'erreur très fréquente. L'exemple le plus remarquable de la fragilité humaine que nous connaissions, est celui dont nous allons donner l'histoire ; on y voit figurer tour-à-tour des hommes du premier mérite, avec les opinions les plus contradictoires et les plus erronées. Il est une nouvelle preuve de l'excellence des préceptes donnés par M. Dupuytren pour les cas où un polype très volumineux occupe toute la cavité du vagin.

VIIe Observation.—Madame L..., âgée de trente-sept ans, d'une constitution lymphatique, détériorée par plusieurs années de souffrances, fut réglée à quatorze ans.

Au bout de ce temps, à la suite d'un effort, un écoulement en blanc, d'abord léger et irrégulier, mais bientôt abondant et continu, parut ; plus tard, il survint des tiraillemens dans la région épigastrique et un sentiment de pesanteur vers le périnée. Plusieurs années de sa vie se passèrent ainsi ; les menstrues devinrent moins abondantes et un peu irrégulières. Mariée à vingt-deux ans, madame L... devint mère un an après ; la grossesse fit un peu diminuer le flux muqueux, qui reparut très abondant après l'accouchement. Elle conserva une assez bonne santé pendant les dix ou douze premières années de son mariage.

Au mois de décembre 1816, elle consulta M. Cavalan ; celui-ci toucha, et crut reconnaître un prolapsus de la matrice ; il prescrivit un pessaire, qui ne put être supporté : on en cessa l'usage au bout de trois jours.

Au mois de février 1817, M. Forestier fut appelé. La malade éprouvait toujours des tiraillemens vers les organes génitaux ; les écoulemens en blanc étaient très abondans, les règles assez périodiques, mais elles étaient précédées par d'affreux maux de reins. Les menstrues étaient si abondantes, que madame L... les appelait des pertes. Le traitement se composait de demi-bains, d'injections, du repos au lit, moyens qui ne furent suivis d'aucune amélioration.

M. Dubois ayant été consulté, toucha la malade, dit qu'elle n'avait rien du tout; qu'il était inutile de rester au lit, et qu'elle pouvait marcher.

A M. Forestier succéda M. Gauthier de Sancy, qui fit prendre des pilules d'assa-fœtida, de ciguë, et prescrivit ensuite un régime adoucissant, sans amener aucune amélioration. Après une année de traitement, M. Gauthier reconnut l'existence d'un polype, proposa la ligature, et demanda M. Boyer en consultation. Au mois de septembre 1818, ce chirurgien toucha, dit que M. Gauthier s'était trompé, et assura que madame L... était affectée d'un squirrhe ulcéré du corps même de la matrice, et qu'il était impossible de tenter une opération; qu'il fallait mettre en usage un régime tonique, et prolonger ainsi le plus possible l'existence de la malade, dont la perte était certaine et très prochaine, selon lui. M. Vareilliand, son neveu, fut chargé de lui donner des soins. Il partagea d'abord l'opinion de son oncle ; mais, au mois de février 1820, il reconnut que la maladie n'était autre chose qu'un énorme polype, et proposa d'appeler M. Dupuytren en consultation.

Ce fut donc au mois de mars, que M. Dupuytren alla, pour la première fois, chez madame L.... Il pratiqua le toucher, constata l'existence d'un énorme polype, indiqua sa nature, dit que son pédicule était assez étroit pour qu'on pût, avec beaucoup de chances de succès, en faire l'ablation ; mais qu'il était urgent de pratiquer le plus tôt possible cette opération.

M. Boyer, appelé de nouveau, pratiqua le toucher, et reconnut cette fois l'existence du polype, mais il fut d'avis qu'il fallait bien se garder d'y toucher.

Cependant l'opération fut acceptée et exécutée, le 3 avril 1820, par M. Dupuytren.

Il était survenu, quelques jours auparavant, une perte considérable qui avait jeté la malade dans une grande faiblesse ; elle était d'une pâleur extrême ; tout son corps était infiltré ; la voix était altérée.

Placée comme pour l'opération de la taille, deux aides maintenaient les genoux de la malade contre leur poitrine, d'une main, et écartaient de l'autre les parties génitales.

M. Dupuytren introduisit d'abord une main pour distendre le vagin ; une pince de Museux fut implantée dans la tumeur. On tira d'abord un peu dessus pour pouvoir la saisir plus facilement avec une autre pince ; on fit des efforts pour l'extraire, mais la tumeur s'arrêta dans le détroit inférieur, au moment de franchir le détroit ischiatique ; deux autres pinces la saisirent fortement à une assez grande hauteur ; on tira vigoureusement dans le sens du détroit inférieur ; la tumeur ne cédait guère ; deux doigts glissés entre elle et la commissure supérieure arrivèrent au pédicule, et parvinrent à l'amener au dehors, avec le secours des pinces. M. Dupuytren l'abaissant d'une main, fit la section de son pédicule à l'aide de forts ciseaux courbés sur le plat. L'opération se termina sans douleur et sans la moindre perte de sang.

La tumeur était inégale, fibreuse, lisse, non ulcérée, du volume de la tête d'un enfant d'un an, du poids d'une livre. Quelques minutes après l'opération, on s'aperçut que la commissure postérieure était déchirée. Il ne survint aucun accident, et madame L.. guérit malgré elle. Nous disons malgré elle, car depuis l'opération elle fut toujours d'une pusillanimité désespérante, et pensait qu'elle devait mourir. Enfin, au bout de quinze jours, elle était dans un état des plus satisfaisans.

2° Dans l'épaisseur des parois de la matrice. Nous avons dit que les corps fibreux, situés à la surface du museau de tanche, sont assez faciles à reconnaître, pourvu qu'ils égalent le volume d'un pois ou d'une noisette, parce qu'ils forment une tumeur dure, rénitente, indolente et plus ou moins saillante dans le vagin. Mais lorsque ces mêmes tumeurs ont leur siége plus profondément dans le col de la matrice ou dans le tissu propre des parois du corps de cet organe, rien ne décèle leur existence, s'ils sont peu volumineux ; ils peuvent grossir insensiblement et acquérir le volume d'un œuf ou même du poing sans produire aucun désordre sensible, pourvu qu'ils soient situés de manière à ne pas trop faire agrandir la cavité de la matrice. Bayle pense même que cette dernière circonstance entraîne ordinairement peu de danger après l'âge critique. Il a vu, dit-il, des femmes chez lesquelles des tumeurs fibreuses, plus grosses que les deux poings réunis, développées après l'âge de cinquante ans, n'avaient déterminé aucun accident fâcheux, quoiqu'elles eussent considérablement élargi la cavité de la matrice. Selon lui, les choses ne se passent pas ainsi chez les femmes encore réglées : celles-ci seraient prises de divers accidens plus ou moins graves, tels que des ménorrhagies, un amaigrissement extrême, bouffissure considérable, un cachectique bien prononcé, toutes choses de état peu de valeur, selon nous, pour faire juger la nature du mal.

Lorsqu'on examine avec soin les femmes qui ont un corps fibreux déjà un peu volumineux dans le tissu des parois de la matrice, on découvre communément une tumeur plus ou moins saillante au milieu de l'hypogastre. Fixez-y une main et introduisez l'indicateur de l'autre main dans le vagin : en repoussant en haut le col de la matrice, le mouvement est senti à l'hypogastre. Imprimez dans cette région des mouvemens de gauche à droite, ils sont répétés au museau de tanche. Dans ces sortes de cas, tantôt le col est dans l'état ordinaire, tantôt il est presque effacé ou légèrement déformé; et si la tumeur est très grosse, il est en général très élevé, comme dans une grossesse de six mois. Bayle a vu quelques cas où la tumeur remontait bien au-dessus du nombril et présentait la même forme que la matrice au huitième mois de la grossesse.

Or, comment distinguer, dans ces circonstances, si l'on a affaire à une tumeur fibreuse, ou à une grossesse, à une mole, à un accroissement spontané du volume de la matrice? Le temps et l'examen attentif de la marche de la maladie peuvent dissiper les doutes à l'égard de la grossesse et de la mole; mais rien ne peut différencier le premier cas du dernier, à moins que la tumeur ne vienne saillir plus ou moins dans la cavité ou à la surface péritonéale de la matrice. Du reste, l'incertitude n'entraîne anciens résultats fâcheux; car la maladie, quelle qu'elle soit, est également intraitable. Nous reviendrons sur ce sujet.

3° A la surface péritonéale de la matrice. Si les polypes qui se développent à cette région ne sont pas pédiculés, on rentre dans la plupart des difficultés présentées par les cas précédens. S'ils sont pédiculés, mais très petits, rien ne décèle leur existence. S'ils sont pédi-

culés et plus ou moins volumineux, on les découvre facilement. En palpant le bas-ventre
et en introduisant le doigt dans le vagin, on
trouve une tumeur plus ou moins arrondie,
mobile, non douloureuse par la pression,
tantôt enfoncée dans le bassin, tantôt saillante
dans le milieu de la région hypogastrique,
tantôt située dans l'une ou l'autre des régions
iliaques, suivant le lieu de la matrice où elle
a pris naissance. Cette différence de siége a
des conséquences très importantes, sous le
du traitement, ainsi que nous le verrons plus
loin.

4° Polypes développés en dehors et autour
du col de la matrice. Nous devons nous occuper d'une manière spéciale des polypes développés dans ces régions, parce que, à raison
de leurs siéges divers, de la nature et des dispositions anatomiques des parties, ils donnent lieu à des phénomènes remarquables et
deviennnent le sujet de considérations fort
intéressantes. Il y a bien long-temps, dit
M. Dupuytren, qu'ayant été consulté par une
dame qui se plaignait de malaise général,
de douleurs dans l'intérieur du vagin, et
sur-tout de n'avoir pas d'enfans, je l'exami-

35.

nai et trouvai autour du col utérin une espèce de colier ou de bourrelet renflé, composé de tubercules très rapprochés et saillans : il me fut facile de reconnaître la nature fibreuse de ces corps. Mais, instruit par l'expérience de la multiplicité presque constante des polypes nés sur ces régions, je cherchai à m'assurer s'il n'en existait pas d'autres ailleurs, et j'en trouvai en effet un situé plus haut sur le corps même de la matrice. Ce qu'il y avait de remarquable dans ce cas, c'est la disposition annulaire des corps fibreux du col, et leur coexistence avec un autre corps fibreux de la matrice.

Il y a plusieurs années, je fus consulté pour la femme d'un confrère. Elle avait été examinée par un grand nombre de médecins : les uns croyaient à l'existence d'une affection nerveuse hystérique ; d'autres soupçonnaient une lésion organique. Ce n'est qu'après l'avoir examinée et touchée à différentes reprises, que je découvris une tumeur sur le côté droit du col de la matrice. Je donnai des conseils en conséquence. La malade quitta Paris, et y revint après un temps assez long ; la tumeur était plus volumineuse et bien plus manifeste.

Je revis encore cette malade, il y a quinze ou dix-huit mois ; la tumeur était encore augmentée de volume. Il y eut plusieurs consultations de médecins, dont quelques-uns proposèrent une opération. Mais un nouvel examen me fit rejeter toute tentative de ce genre. Voici l'exemple d'une autre femme que j'ai été appelé hier (21 mars 1833) à examiner, et qui se trouve dans un cas analogue : elle porte une tumeur fibreuse sur le corps de l'utérus ; mais outre celle-là, il en existe une seconde située dans le tissu cellulaire épais qui unit le rectum aux parois du vagin. Je me suis prononcé formellement contre toute espèce d'opération. Nous en déduirons bientôt les motifs.

Nous pourrions citer un grand nombre d'autres exemples de ce genre. Il en résulte deux faits principaux : la fréquence et la multiplicité presque constante des polypes fibreux de ces régions et leur incurabilité dans un grand nombre de cas. Comment peut-on expliquer le premier ? C'est que l'élément fibro-celluleux est bien plus abondant et plus ferme autour du col utérin que dans le corps même de l'organe. Voyons les effets qu'ils produisent.

En général, dans ces sortes de polypes, les symptômes sont plus prononcés que dans ceux des trois premières catégories dont nous avons donné la description. Ils présentent des caractères particuliers suivant le lieu qu'ils occupent. Ils déterminent un sentiment de pesanteur au fondement, des douleurs d'abdomen, d'abord assez éloignées, puis revenant plus fréquemment à mesure qu'ils menacent de dégénérer, ou lorsque la femme a souvent des rapports avec un homme; douleurs plus fortes lorsqu'elle marche, se tient debout, lorsque le rectum est plein de matières fécales. Il y a quelques années, appelé par une dame habitant à la barrière du Mont-Parnasse, qui éprouvait des douleurs violentes dans le rectum, j'introduisis le doigt dans ce canal et trouvai une tumeur conoïde derrière la paroi antérieure. Etait-elle adhérente à cette paroi? non, car celle-ci était très mobile et glissait facilement sur la tumeur. Ayant introduit le doigt dans le vagin, je ne trouvai rien d'abord; mais l'ayant poussé plus haut entre le col et le vagin, je rencontrai la tumeur placée derrière la face postérieure du col, entre la paroi du vagin et le rectum. Qu'y avait-il à faire dans un cas de cette nature? Extirper la tumeur par le vagin? Elle était trop haut placée, le doigt pouvait à peine l'atteindre. Tenter l'opération par le rectum? Vous comprenez toutes les conséquences fâcheuses d'une telle entreprise.

Une autre dame avait une tuméfaction sur la face antérieure et latérale du col. Par sa position, elle pressait fortement sur le bas-fond de la vessie; la malade souffrait beaucoup et avait de très fréquens besoins d'uriner. Chez une sixième malade, la tumeur était située dans la paroi du vagin, entre le col utérin, le bas-fond de la vessie et la face postérieure de l'urètre : la malade éprouvait de fréquens besoins d'uriner, et cependant il y avait rétention d'urine, parce que la pression exercée sur le bas-fond de la vessie était contre-balancée par la pression que sa partie inférieure exerçait sur l'urètre. Il y eut une consultation : on fut d'avis de l'extirper et de l'attaquer par le vagin; mais je considérai cette extirpation comme impossible; tout ce que je crus convenable de faire, fut de pénétrer dans la tumeur par l'urètre et d'y pratiquer une ponction. Il en sortit une certaine quantité de matière cérébriforme.

Nous avons encore rencontré, dit M. Dupuytren, un cas bien remarquable, c'est une tumeur fibreuse développée entre l'urètre et la paroi antérieure du vagin; chose singulière, elle occasionait des pertes en blanc et en rouge et déterminait de très fortes douleurs. Je fis une incision entre l'urètre et le vagin. Je disséquai minutieusement et avec la plus grande prudence les parties et, sachant par expérience que la dissection intéresse nécessairement les vaisseaux qui sont très nombreux dans ces tissus, éminemment érectiles, et qu'il en résulte des hémorrhagies considérables, j'eus soin d'appliquer des ligatures à mesure que j'en coupais de quelque importance. J'arrivai à la tumeur et je pus l'enlever. Il y a deux ans, j'extirpai chez une jeune boulangère de la rue de la Michodière, une autre tumeur également située dans l'épaisseur des parties génitales qui entourent la matrice; il y eut une légère hémorrhagie qui fut aussitôt arrêtée. Nous n'en finirions pas si nous voulions citer tous les cas analogues que nous avons observés.

Résumons ces faits. Les tumeurs fibreuses qui se développent autour du col et dans l'épaisseur des tissus environnant la matrice, sont rarement isolées et plus souvent multiples; elles sont très communes, et la raison de leur fréquence est dans la nature des tissus qui leur donnent naissance ; on en rencontre dans toutes les régions du vagin, en avant, en arrière, sur les côtés du col, entre le vagin et le rectum, ou entre le vagin et l'urètre. Elles donnent lieu à des symptômes particuliers qui facilitent le diagnostic à raison des différens siéges qu'elles occupent. Ce n'est que dans un petit nombre de cas qu'il est possible d'en faire l'extraction, et si on juge qu'elle puisse être pratiquée, on ne doit pas hésiter, car l'art ne possède aucun autre moyen de guérison. Dans le plus grand nombre des cas, l'extirpation est impossible. Comment pourrait-on, en effet, enlever des tumeurs situées profondément dans le vagin, qui vont faire saillie, soit dans le rectum, soit dans la vessie ou au-dessus des pubis ? L'hémorrhagie est effrayante, difficile à arrêter; l'inflammation consécutive imminente et la péritonite mortelle.

Les développemens que nous avons présentés sur les symptômes et la marche de la maladie, fournissent de nombreux élémens pour le *Pronostic*, et nous dispensent d'entrer ici dans de longs détails sur ce sujet. Nous nous bornerons à quelques propositions générales, déduites des doctrines émises par le professeur.

Tant que les polypes fibreux ne donnent pas lieu à des symptômes généraux qui portent atteinte d'une manière notable à la constitution des malades, leur existence est sans danger.

Les désordres généraux résultant de la dégénérescence des polypes ou d'écoulemens très abondans, sont toujours fâcheux : le danger est imminent et l'opération urgente.

Un polype qui, né dans la cavité de la matrice, l'a considérablement agrandie par son volume, et qui ne peut ensuite franchir le col utérin, donnera lieu à des accidens graves qu'il importe de prévenir ou de faire cesser au plus tôt par des moyens efficaces.

Si l'existence du polype est compliquée d'une affection tuberculeuse ou squirrheuse de la matrice ou de quelque autre organe, d'une phlegmasie aiguë ou chronique de celle-ci ou de ses annexes, ou du péritoine, ou enfin de quelque lésion des viscères des principales cavités, le cas est fâcheux et l'opération offre peu ou point de chances de succès.

Dans les affections sujettes à récidive, le succès d'une opération étant essentiellement subordonné à l'enlèvement intégral des tissus malades, toutes les circonstances qui ne permettent pas d'atteindre le pédicule du polype jusque dans sa racine, sont autant de circonstances défavorables.

Bien que, dans ces sortes d'affections, on ne puisse jamais affirmer qu'il n'y aura pas de récidive, celle-ci est bien moins à craindre et infiniment plus rare, toutes choses égales d'ailleurs, lorsqu'on opère avant toute dégénération carcinomateuse, que lorsqu'elle existe, et que la malade est en proie à la fièvre de résorption, depuis un temps plus ou moins long.

La dégénérescence carcinomateuse est, en général, le partage des polypes de la cavité ou du col de l'utérus, sur-tout lorsqu'ils sont descendus dans le vagin. La dégénérescence fibro-cartilagineuse ou osseuse atteint assez fréquemment ceux qui se développent dans l'épaisseur des parois de l'organe où à sa surface.

Les polypes volumineux du corps de la matrice sont inopérables par leur position, ainsi que ceux de sa surface péritonéale, à cause des accidens mortels qui en résulteraient.

On ne peut rien préjuger de positif sur la marche et les suites des polypes qui se développent dans l'épaisseur des parois de la matrice ou à sa surface péritonéale. Les uns, quoique petits, occasionent des troubles graves, d'autres acquièrent un développement énorme sans causer aucun accident pendant de longues années. En voici un exemple remarquable que nous choisissons parmi les observations curieuses, rapportées par Bayle dans son Mémoire sur les corps fibreux.

VIIIe Observation. — Mademoiselle G.... douée d'une constitution robuste et habituellement d'une bonne santé, commença à éprouver, à l'âge de 35 ans, des douleurs fort légères dans l'abdomen. Elles persistèrent pendant plus d'une année. La malade s'aperçut alors qu'elle avait de fréquentes envies d'uriner, et qu'après avoir rendu ses urines, il lui restait au côté droit de l'abdomen une grosseur. Des médecins et des chirurgiens célèbres ayant été consultés, dirent reconnaître une *tumeur squir-rheuse* de la matrice ou de l'ovaire droit. Pendant plusieurs années ils lui prescrivirent des fondans sous toutes les formes, à l'intérieur et à l'extérieur. La tumeur continua à grossir, et au bout de deux années de traitement, elle cessa d'occasioner des douleurs dans l'hypogastre. Elle paraissait alors aussi grosse que les deux poings réunis.

Il fut enfin décidé que le *squirrhe étant parfait*, il fallait cesser tout traitement pour ne pas le faire *dégénérer en cancer*. Depuis l'âge de 37 ans jusqu'à celui de 80 ans, Mademoiselle G..., n'eut que très rarement des indispositions et elle ne fut jamais malade. Bayle la vit à cette époque, pour la première fois, à l'occasion d'une légère indigestion. Il reconnut la tumeur sur laquelle la malade lui donna tous les renseignemens qu'il pouvait désirer, et lui remit en même temps un mémoire à consulter et des consultations qui dataient de l'époque où la tumeur avait été traitée. Depuis cette époque jusqu'à la mort de cette demoiselle, il la revit à diverses reprises; elle jouissait d'une bonne santé. Enfin elle mourut d'une péritonite aiguë le 12 septembre 1807, étant âgée de 84 ans.

À l'ouverture de l'abdomen, Bayle trouva

la matrice dans l'état naturel, mais très petite.
Les ovaires étaient sains. La membrane hymen
était dans une parfaite intégrité. La tumeur
qui existait depuis 51 ans et qui, depuis l'âge
de 37 ans, n'avait pas occasioné la plus petite incommodité, était plus grosse que la tête
d'un enfant nouveau-né. Elle était pédiculée,
et le pédicule qui n'était guère plus gros qu'un
tuyau de plume à écrire, était implanté à la
face postérieure de la matrice, très près de
son bord supérieur. La tumeur était très pe-
sante et très dure, composée d'un tissu fibro-
cartilagineux; on y voyait, en outre, plus de dix
points d'ossification, dont le plus gros égalait
à peine le volume d'un pois; les plus petits
étaient de la grosseur d'un grain de blé.

Nous avons vu que les polypes, nés dans
l'épaisseur des parois de la matrice, peuvent
présenter tous les phénomènes d'une grossesse,
d'une mole, d'un accroissement spontané de
cet organe; que ceux qui se développent à sa
surface péritonéale, peuvent être confondus
avec des tumeurs chroniques des ovaires ou
d'autres lésions organiques, et qu'il est fort peu
de cas où l'on puisse constater, pendant la vie,
l'existence des uns ou des autres, d'une ma-

nière positive. On les a souvent pris pour des cancers, et cette erreur a porté tels praticiens à faire l'amputation du col à une époque où il n'existait point encore de dégénérescence carcinomateuse, où la maladie réclamait d'autres moyens de traitement. Il est enfin une foule d'affections avec lesquelles les polypes fibreux du col et de la cavité de la matrice ont plus ou moins d'analogie. Nous ne parlerons ici que des principales, la chute et le renversement de l'utérus, la chute et le renversement du vagin, les hernies vaginales.

Le développement d'un polype dans l'intérieur de la matrice détermine assez souvent des phénomènes analogues à ceux d'une grossesse commençante, tels que tuméfaction ou tension légère de l'hypogastre, pesanteur dans le bas-ventre, indispositions diverses, malaise général, sensibilité et augmentation du volume des seins, etc.

Nous avons vu plusieurs femmes affectées de polypes, dit M. Dupuytren, se croire enceintes de cinq, six, huit ou dix mois, d'autres d'un ou deux ans, et des médecins attribuer les phénomènes qu'elles présentaient à une grossesse extra-utérine. Lorsqu'ils ont ac quis un certain développement, il est rare qu'on ne puisse les reconnaître.

En général, le flux menstruel est supprimé dans la grossesse ; non-seulement il continue, mais encore il devient plus abondant et se répète souvent plusieurs fois par mois, dans les cas de polype. La matrice est globuleuse, d'une dureté très grande, tantôt égale, tantôt inégale ; il n'existe pas de balottement.

Mais s'il y avait doute ou erreur dans le principe, ils ne pourraient être de longue durée, et le volume du ventre, comparé à l'état général, viendra bientôt les dissiper. Ainsi, ce n'est que dans des cas infiniment rares, qu'un polype, enfermé dans la cavité de l'utérus, peut acquérir un volume assez considérable et par suite distendre assez la matrice pour donner au ventre une grosseur et prendre elle-même au-dessus des pubis une position qui représentent une grossesse de quatre à cinq mois, par exemple, sans qu'il en résulte des accidens locaux et généraux, propres à décider la question : ces accidens, nous les avons énumérés ailleurs. Souvent encore il se manifestera des symptômes particuliers, qui permettront de constater d'une manière positive la présence de la tumeur anormale dans la cavité utérine; symptômes précieux dont la connaissance est due à M. Dupuytren.

Certains polypes, dit le professeur, qui acquièrent, dans la cavité même de l'utérus, un très grand volume, occasionnent à l'approche des règles et pendant tout le temps qu'elles durent, des douleurs et des efforts d'expulsion tout-à-fait semblables à ceux de l'accouchement. Il en résulte un amollissement du col et, pendant que les douleurs expultrices se font sentir, la saillie de la tumeur qui s'ouvre un passage à travers son orifice. Dans ces conjonctures, touchez la malade hors le temps de l'évacuation menstruelle, vous ne trouvez qu'un accroissement du volume de l'utérus dont le col est fermé. Mais touchez-la pendant cette époque et sur-tout pendant une douleur, vous rencontrerez le polype engagé dans le col utérin. Vous croirez donc avoir affaire à un polype parvenu à la seconde période. C'est une erreur. Attendez que l'évacuation sanguine et les douleurs aient cessé, examinez de nouveau et vous ne trouvez plus ni polype, ni dilatation; le col est de nouveau fermé. C'est que le polype est remonté dans la cavité de l'utérus. Nous n'avons vu que dans un seul cas les efforts d'expulsion réussir à chasser de la matrice un polype volumineux dont nous avons aussitôt débarrassé la malade par une opération convenable.

Dans le renversement de l'utérus, celui-ci se présente sous la forme d'une tumeur piriforme, rougeâtre, compliquée d'écoulemens séro-purulens et même de pertes de sang, comme un polype; la malade se plaint et du même sentiment de pesanteur et des mêmes tiraillemens douloureux dans la région des aînes et des reins; elle éprouve la même difficulté à marcher, à se tenir debout, à rendre ses excrémens et ses urines. Mais le polype est indolent, à moins que sa membrane d'enveloppe ne soit frappée d'inflammation, tandis que la matrice jouit d'une certaine sensibilité. La matrice renversée est molle, dépressible, le polype est dur, rénittent. Le polype s'est développé lentement et avec l'appareil de symptômes que nous avons décrits; le renversement, au contraire, s'est opéré brusquement et sous l'influence de causes fort étrangères à la production des polypes.

Le renversement est complet ou incom-

plet. Dans le renversement incomplet, l'u-
térus représente une tumeur convexe, élastique, et conserve toujours cette forme et ce
caractère ; un polype utérin n'est point ainsi
conformé : son pédicule, que l'on suit jusqu'au
col de l'utérus, qui traverse cet orifice ou qui
est implanté sur lui, ne laisse aucun doute sur
la nature de la tumeur ; dans le cas de renversement incomplet, le doigt ne peut pénétrer
entre la tumeur et le col utérin qu'à quelques
lignes de profondeur ; le contraire a lieu dans
le cas de polype, si toutefois il existe une dilatation suffisante du col pour admettre le
doigt. Les auteurs ont encore cités une foule
d'autres symptômes différentiels, qui tous,
pris isolément, sont tout-à-fait insuffisans. Il
faut reconnaître que ce cas est le plus embarrassant pour le chirurgien, celui où l'erreur
est le plus difficile à éviter. M. Malgaigne,
dans l'excellent mémoire que nous avons déjà
cité, propose le moyen de diagnostic que
voici :

Dans le renversement incomplet, dit-il,
l'utérus fait une poche à ouverture supérieure,
dans laquelle, tantôt les intestins, tantôt la
vessie, souvent tous ces organes à la fois se

précipitent. Or, que l'on porté une sonde d'homme recourbée dans la vessie de la malade, qu'on en dirige ensuite le bec en arrière, sa concavité étant tournée en bas, et qu'on arrive ainsi à appuyer ce bec bien arrondi sur le fond de la poche utérine, le doigt porté d'autre part dans le vagin devra sentir la saillie de l'instrument avec autant de facilité qu'on peut la sentir à l'hypogastre dans le cathétérisme ordinaire. C'est à l'expérience à prononcer sur ce nouveau moyen.

Si le renversement est complet, la matrice est retournée toute entière comme un doigt de gant; la tumeur est piriforme et proémine tout-à-fait hors de la vulve; la partie vaginale du col utérin, seule soustraite au renversement, fait bourelet autour du pédicule; au-dessus, le vagin, renversé lui-même, fait un second pédicule, mais creux et inséré à la face interne des grandes lèvres; la cavité vaginale n'existe plus : le diagnostic est par conséquent facile à établir. D'ailleurs, nous l'avons déjà dit, le polype est insensible et la matrice a de la sensibilité. Le polype a cru lentement, et le renversement complet de l'utérus n'a jamais lieu que d'une manière brusque, le plus souvent après un accouchement.

La descente incomplète de l'utérus sans renversement se distingue facilement, dans la généralité des cas, d'un polype descendu dans le vagin : le cul-de-sac circulaire formé par celui-ci, l'orifice que l'on trouve au centre de la tumeur, représentant un cône dont la base est en haut et le sommet en bas, orifice par lequel on peut introduire un stylet ou une sonde, suffisent pour faire reconnaître que cette prétendue tumeur n'est autre chose que la matrice déplacée. On ne se laissera pas tromper par des crevasses, des inégalités ou des ulcérations survenues à la partie inférieure du polype, comme cela est arrivé plusieurs fois, si on se rappelle que la tumeur formée par la chute du viscère, est plus étroite en bas qu'en haut, qu'elle entraîne le vagin après elle, de manière que les parois de ce canal retournée sur elles-mêmes, comme dans le cas de renversement complet, ne laissent pas de cavité dans laquelle on puisse promener le doigt autour de la tumeur. Quelquefois, si le col utérin est affecté d'une dégénérescence cancéreuse, on éprouve quelques difficultés, que l'on pourra aplanir par l'inspection au moyen du spéculum.

Les polypes fibreux simulent tellement l'utérus par leur couleur, leur aspect extérieur, leur volume et leur forme, que plusieurs chirurgiens ont cru avoir extirpé un utérus cancéreux, tandis qu'ils n'avaient enlevé que des polypes dégénérés provenant de sa cavité. Les auteurs rapportent plusieurs exemples de ces sortes de méprises. Un polype fibreux non dégénéré offre aussi quelquefois, par sa couleur et sa forme, assez de ressemblance à une matrice saine, pour faire naître des doutes ; c'est ce qui est arrivé à M. Dupuytren lui-même. Ce professeur, procédant à l'extirpation d'un polype volumineux, implanté au col de l'utérus chez une femme âgée de quarante-deux ans, et l'ayant amené à la vulve, vit une tumeur lisse, blanche, fibreuse, convexe et tellement analogue à l'utérus, qu'il crut, avant d'exercer d'autres tractions pour lui faire franchir cet orifice, devoir s'assurer s'il n'avait pas affaire à l'utérus lui-même. Pour cela, il pratiqua sur la partie la plus saillante une incision profonde : cette incision n'ayant fait pénétrer le bistouri dans aucune cavité, il acheva l'extirpation (docteur Marx, thèse inaugurale, deuxième observation).

Dans la descente complète de l'utérus, c'est-à-dire lorsqu'il est tout entier hors de la vulve, le vagin lui - même étant aussi renversé en entier, et servant d'enveloppe externe à la tumeur, il n'y a plus de cavité vaginale; cette tumeur, comme dans le cas de renversement intégral de l'utérus, semble naître de la partie interne des grandes lèvres. On ne saurait donc se méprendre, sur-tout si on se rappelle qu'elle doit présenter à son centre un orifice que l'on ne rencontre point sur un polype.

Les polypes de l'utérus sont souvent confondus avec le cancer du col de cet organe. M. Dupuytren a souvent guéri en quelques jours, par l'excision, des malades qui avaient été jugées, par plusieurs des chirurgiens les plus célèbres de la capitale, atteintes d'une affection squirrheuse, tout-à-fait incurable. Nous en avons cité plusieurs exemples fort remarquables. L'erreur n'est pas toujours aussi facile à éviter qu'on l'a prétendu. Il est en effet des cancers qui sont pédiculés et des polypes qui n'ont pas de pédicule, ou des cancers d'un volume considérable et composés de plusieurs lobes. Comment, dans ces circonstances, distinguer la nature de la tumeur que l'on a à traiter? D'abord la tumeur formée par un cancer du museau de tanche est continue au col de la matrice; celui-ci, au contraire, forme un bourlet autour de la tumeur lorsqu'elle est un véritable polype. Une tumeur squirrheuse est irrégulière, bosselée, très dure; un polype fibreux non dégénéré est également d'une grande dureté, mais d'une dureté très élastique, et il présente une surface unie, une forme régulière, ovoïde. Dans le squirrhe, on observe des douleurs lancinantes, profondes; elles n'existent pas dans les cas de polypes. Dans le squirrhe, la pression exercée avec les doigts est très douloureuse; le polype peut être comprimé, gratté, pincé, etc., sans donner la moindre douleur.

La vessie, les intestins, l'épiploon déplacé, forment quelquefois, dans le vagin, une tumeur que l'on pourrait prendre pour un polype. Cependant, un examen attentif préservera de cette erreur. Lorsque la vessie fait une saillie contre nature dans le vagin, ce n'est jamais qu'à la partie antérieure de ce conduit. Cette saillie a une base large; elle diminue, disparaît même lorsque la malade vient d'uriner et augmente de volume lorsqu'elle n'a pas exercé cette fonction depuis long-temps. On ne peut d'ailleurs la comprimer sans réveiller l'irritabilité de la vessie et provoquer l'expulsion des urines : un polype du vagin ne présente aucun de ces caractères. Une tumeur formée dans ce canal par l'intestin ou l'épiploon déplacé, en occupe constamment les parois supérieures ou latérales ; elle augmente lorsque la malade se tient debout, tousse, crie ou retient son haleine : aucun de ces symptômes n'appartient aux polypes de l'utérus ou du vagin.

Le renversement du vagin ne peut être pris pour un polype que par des personnes qui n'auraient aucune notion sur la disposition des parties. En effet, le renversement du vagin forme un bourlet circulaire qui se montre entre les lèvres du pudendum et quelquefois au dehors. Le doigt porté au milieu de ce bourlet pénètre dans le reste du canal au fond duquel on trouve le col de la matrice. Ce viscère, entraîné par le vagin, est plus bas qu'il ne doit être. Dans le cas de polypes, au contraire, il garde sa position ordinaire, la tumeur est isolée des parois du canal vaginal, circonscrite, embrassée par le col, si elle vient de l'intérieur de la matrice, ou implantée à côté de l'orifice utérin, si elle prend naissance à l'extérieur.

Il nous reste, pour terminer cet article déjà fort étendu, à exposer les principes généraux du professeur sur le *Traitement*, c'est-à-dire sur les moyens thérapeutiques que réclament les symptômes locaux et généraux; sur les soins à donner aux malades, suivant les cas, pour les préparer à l'opération; sur les procédés opératoires et les circonstances diverses qu'on rencontre dans leur application; et enfin sur la surveillance qui doit entourer la malade après l'opération, les précautions à prendre pour prévenir les accidens consécutifs ou les moyens de les combattre lorsqu'ils se déclarent.

Nous avons fait remarquer, dit le professeur, dans le cours de nos leçons, que les polypes du corps et de la surface péritonéale de la matrice pouvaient parvenir à un grand développement sans causer, pendant de longues années, un trouble très sensible, dans l'économie, et plusieurs exemples l'ont démontré. Les polypes intra-utérins arrivent aussi chez beaucoup de femmes à leur deuxième et même troisième périodes, sans décéler leur existence par quelques symptômes bien tranchés. Dans ces cas, non-seulement la maladie reste inconnue, mais encore serait-il possible de la constater, toute intervention médicale est sans effet. Mais très fréquemment des polypes cachés dans la cavité utérine, inaccessibles à nos sens et aux instrumens, donnent lieu à des symptômes graves, dont on ne peut point encore apprécier la véritable cause, tels que des pertes de sang formidables, des leuchorées extrêmement abondantes, des douleurs violentes dans le bas-ventre, dans les reins, etc. : c'est alors le cas de faire la médecine des symptômes, qui, pour être simplement palliative, n'en est pas moins de première nécessité; car souvent la vie des malades se trouve immédiatement en danger. Les indications à remplir, dans ces circonstances, sont d'entretenir avec soin la liberté du ventre et, suivant la nature du symptôme prédominant, de pratiquer des saignées plus ou moins fréquentes, d'appliquer des sangsues, de prescrire des bains entiers, des injections émollientes, narcotiques ou astringentes, par le vagin ou par le rectum, des topiques de même espèce sur le bas-ventre, des calmans ou des toniques à l'intérieur, des révulsifs.

Tels sont encore les moyens que l'on devra mettre en usage avant de procéder à l'enlèvement d'un polype dont l'existence est constatée, si la malade est en proie à une réaction générale fâcheuse. On ne doit jamais négliger d'examiner si elle se trouve dans des conditions favorables tant au moral qu'au physique. Le repos, le régime, les calmans à l'intérieur et en injections, quelques toniques légers si la constitution a été fortement ébranlée, etc., la prépareront convenablement a supporter non pas les douleurs de l'opération qui sont très faibles, mais ses effets et les impressions qu'elle produit toujours sur l'esprit des malades. On l'y disposera moralement en dissipant ses craintes, en ranimant ses espérances et son courage; cependant il ne serait pas prudent de la forcer pour ainsi dire à l'accepter, ce qui du reste ne peut arriver que dans les hôpitaux; il vaudrait mieux attendre que la raison et l'instinct de la conservation lui eussent inspiré une résolution conforme à ses plus chers intérêts.

Mais n'y a-t-il donc d'autres moyens de gué-

rir ces maladies qu'une opération quelconque?
Nous le croyons et l'expérience l'a trop bien
prouvé. Que n'a-t-on pas imaginé pour obtenir la résolution de ces tumeurs développées
dans les régions extérieures? Tout a été sans
succès et l'on ne doit pas en espérer d'avantage
dans le traitement de celles de l'utérus. Il est
néanmoins des cas où les polypes ne pouvant
être extirpés parce qu'ils sont inaccessibles par
leur position, ou parce que leur extirpation en-
trainerait nécessairement des accidens mortels, il faut soumettre les malades à un traite-
tement quelconque afin de soutenir leur moral
et de ne pas les laisser soupçonner la position
incurable dans laquelle elles se trouvent. Mais
ici il y a une écueil à éviter : c'est de prendre
garde de hâter la marche de la maladie par
l'emploi des échauffans et des excitans ou des
narcotiques. Les fondans, les résolutifs dont on
fait souvent un usage si immodéré, appartiennent en général à cette classe de médicamens.
Cette dame dont je vous ai déjà parlé et qui
m'a été adressée par M. Gellibert notre confrère à Lyon, m'a assuré que ses douleurs ont
beaucoup augmenté, que sa constitution s'est
considérablement detériorée depuis qu'elle a

fait un usage assez prolongé d'iode à l'intérieur et à l'extérieur.

Il faut donc, toutes les fois que les polypes sont incurables, se borner au traitement des symptômes. Souvent lorsqu'ils ont acquis un certain volume, ils restent stationnaires, indolens et ne produisent plus que des effets *mécaniques*. J'insiste sur cette expression, parce qu'elle rend fidèlement l'action de ces corps sur les organes. Ces effets, nous les avons déjà décrits : les polypes pèsent par leur masse sur le rectum, dans le vagin, refoulent la vessie, l'urêtre, ou, dépassant les pubis, entrainent les parois du ventre en avant. De là des douleurs au fondement et des difficultés d'aller à la selle : on y rémédie par des douches ascendantes, émollientes et narcotiques dans le rectum ; une pesanteur très incommode dans le vagin, qui nécessite quelquefois le port d'un pessaire ; des rétentions d'urines, pour lesquelles il faut pratiquer le cathétérisme ; enfin on soutient le ventre, dans le dernier cas, par un bandage ventral.

Lorsque l'existence du polype est reconnue et qu'il n'y a pas d'autre indication à remplir que de l'enlever ou de le détruire, la détermination ou la conduite du chirurgien et la possibilité de remplir cette indication dépendront d'une foule de circonstances relatives 1° au siége qu'occupe la tumeur ; 2° à l'espèce à laquelle elle appartient (pédiculée ou non pédiculée); 3° à la période à laquelle elle est arrivée. Nous nous occuperons donc de l'opération sous ces trois rapports , après que nous vous aurons rappelé , en peu de mots , les différens procédés opératoires dont on a fait usage. Ces procédés sont la cautérisation , la torsion , le broiement , l'arrachement , la ligature et l'excision.

1° La cautérisation , que l'on a attribuée à Celse et que l'on pratiquait soit avec des caustiques , soit avec le cautère actuel , ne saurait convenir ni aux polypes fibreux développés dans l'épaisseur des parois de la matrice , ni à ceux qui , nés dans sa cavité ou à sa surface péritonéale , ont acquis un certain volume , qu'ils soient ou non pédiculés. Croirait-on , en effet , pouvoir porter sur des tumeurs de cette nature , et à la profondeur voulue , le fer incandescent ou des caustiques actifs sans qu'il en résultât de graves accidens ? Si l'on pratique des cautérisations légères , il faudra les renouveler souvent et pendant fort long-temps; or, l'expérience a démontré que l'action répétée d'un tel agent provoque et détermine la dégénérescence carcinomateuse de la tumeur. Si on fait des cautérisations profondes, il peut s'en suivre une inflammation intense qui s'étendra aux parties environnantes, et de là des métrites ou des métro-péritonites, souvent mortelles. Si, après avoir détruit la tumeur, on laisse quelques parcelles de son pédicule, pour n'avoir pas cautérisé assez profondément, la malade est exposée à une récidive presque certaine; si on cautérise assez profondément pour détruire jusqu'au dernier vestige des tissus affectés, on a à redouter les mêmes accidens inflammatoires que nous venons d'indiquer.

Cependant, quelque soit la gravité de ces inconvéniens, il ne s'en suit pas qu'on doive proscrire la cautérisation dans tous les cas. Elle a été appliquée avec succès aux polypes *vésiculaires* des narines; il est probable qu'elle pourrait l'être également à ceux de la matrice. Quelquefois aussi elle est d'une grande utilité après l'excision des polypes *cellulo-vasculaires*, ou des polypes *fongueux* que l'on a appelés *vivaces*, soit pour détruire les tissus malades que l'instrument n'a pu enlever, soit pour prévenir l'hémorrhagie. M. Dupuytren, consulté par madame F..., demeurant place Saint-Michel, dont la maladie avait été méconnue par beaucoup de médecins, constata, à l'aide du spéculum, l'existence d'un grand nombre de petits polypes rouges, vasculaires, réunis en grappe et remplissant le col de la matrice. Les ayant excisés avec de longs ciseaux coudés à angle aigu, il cautérisa la plaie résultant de l'enlèvement du pédicule, à l'aide d'un gros cylindre de nitrate d'argent monté sur un porte-caustique. Il ne survint aucun accident inflammatoire, nerveux ou autre ; les écoulemens, les douleurs cessèrent, et cette dame, qui n'avait jamais pu avoir d'enfans, devint enceinte deux mois après l'opération et accoucha à terme d'un enfant bien portant. La guérison ne s'est point démentie depuis cette époque.

2° Torsion. La rupture du polype par torsion a été préconisée par plusieurs chirurgiens ; elle a été employée avec succès par Boudou dans un cas où il n'avait pu appliquer une ligature, et où le pédicule, long d'un pouce, n'avait que cinq ou six lignes de diamètre ; l'opération réussit parfaitement. Ce n'est que dans le cas où le pédicule est mince et sa substance très peu ferme que ce procédé peut convenir. Mais la crainte de voir la torsion se propager à quelques parties du tissu même de la matrice et déterminer une déchirure, l'a fait généralement rejeter, malgré le conseil qu'on a donné, pour prévenir cet inconvénient, de ne tordre la tumeur que d'une manière douce et ménagée, et après avoir saisi son pédicule avec de fortes pinces.

3° Le broiement. C'est à M. Récamier qu'appartient ce procédé, si on doit ainsi nommer la manière dont il détruisit une fois un polype mou et vasculaire qui était inséré dans le col utérin et qui le dépassait en bas de six lignes. M. Récamier le pressa contre la paroi du col avec le doigt indicateur, le réduisit en pulpe et l'amena ainsi au dehors en deux minutes : il était du volume du gros orteil. Ce moyen ne saurait convenir dans les polypes fibrocelluleux, à moins qu'ils ne soient frappés d'un ramollissement considérable ; et alors le seul avantage qu'on puisse s'en promettre, c'est de diminuer le volume du corps fibreux et de rendre une autre opération plus facile.

4° L'arrachement ne doit être mis en usage que dans des circonstances particulières ; lorsque, par exemple, toute autre méthode est inapplicable, et que la femme se trouve dans un danger imminent, par suite des accidens que le polype occasione. Tel était le cas où M. Dupuytren pratiqua l'arrachement, conjointement avec M. Récamier. Le polype était encore dans la matrice, le col formait un anneau de douze à quinze lignes de diamètre ; la malade était épuisée par des pertes abondantes et près de succomber; la tumeur n'avait pu être ni extraite, ni liée, et le col refusait de lui livrer passage, même après avoir été incisé. Elle fut donc saisie et attirée avec les pinces à érignes qui ne réussirent qu'à la déchirer. Alors M. Dupuytren la broya impitoyablement avec les érignes et les doigts, et elle fut réduite en une espèce de filasse dont les filamens glissaient sans cesse entre les griffes de l'instrument. Les débris s'en allèrent plus tard en escarres et la guérison eut lieu. Ainsi, si on était réduit à recourir à l'arrachement, on saisirait le corps du polype avec des pinces de Museux, des tenettes ordinaires ou même les doigts, s'il est peu volumineux et s'ils peuvent l'atteindre, ou bien avec un forceps droit ou courbe. On exerce ensuite des tractions méthodiques soit simples, soit combinées avec de légers mouvemens de rotation, jusqu'à ce qu'on l'ait amené au dehors.

5° La ligature. Nous avons exposé les motifs qui nous ont fait abandonner ce procédé comme méthode générale; mais il est quelques cas exceptionnels où elle doit peut-être avoir la préférence ; il en est aussi où elle doit précéder l'excision ; nous devons donc en décrire le manuel opératoire.

Un très grand nombre d'instrumens a été imaginé, avons-nous dit, pour faire la ligature. Ceux de Desault sont les seuls actuellement en usage : ils consistent en deux porte-nœuds et un serre-nœud. Les deux porte-nœuds n'ont pas la même forme : l'un, que M. Boyer a appelé canule-porte-nœud, est une canule d'argent longue de sept pouces et droite, dans laquelle est renfermée une tige d'argent ou d'acier, plus longue qu'elle d'environ deux pouces. Celle-ci est fendue à l'une de ses extrémités, suivant sa longueur, en deux parties qui supportent chacune un demi-anneau.

Quand on fait glisser la canule vers l'extrémité opposée de la tige, ces deux parties s'é-
cartent par l'effet de leur élasticité, et les deux
demi-anneaux qu'elles supportent, s'éloignent
l'un de l'autre; quand on fait glisser la canule
en sens contraire, les deux demi-anneaux se
rapprochent et se joignent de manière à former un anneau complet. L'autre extrémité de
la tige présente une échancrure qui se termine
par une fente étroite. M. Boyer a appelé ce
second instrument, pince porte-nœud.

Le serre-nœud est une tige d'argent terminée à une de ses extrémités par un anneau
qui en part à angle droit, et dont l'autre extrémité, aplatie, porte une échancrure qui
dégénère en une fente étroite dirigée dans le
sens de la longueur de l'instrument.

Pour préparer l'appareil, on retire la tige
de la pince porte-nœud dans la canule qui la
contient, jusqu'à ce que le rapprochement des
demi-anneaux fasse un anneau complet, dans
lequel on passe un des chefs d'une ligature de
deux pieds de longueur, et l'on fixe ce chef
en le renversant dans l'échancrure que présente à l'autre bout la tige de la pince. On
passe ensuite le second chef du fil, qu'on laisse

beaucoup plus long que le précédent , dans la canule porte-nœud , et on l'arrête autour d'un des anneaux que présente cette canule à celle de ses extrémités par où sort le fil.

L'appareil étant ainsi préparé , et la malade couchée en travers sur le bord de son lit, garni d'alèzes, les cuisses relevées et écartées l'une de l'autre, et les pieds appuyés sur des chaises ou soutenus par des aides, on introduit les deux porte-nœuds parallèlement l'un à l'autre à l'entrée du vagin, vers le point où le toucher a appris que l'on rencontrerait le moins de difficultés, et on le fait glisser entre ce canal et le polype, jusqu'à la partie la plus élevée du pédicule de celui-ci, quel que soit le lieu d'où il tire son origine. On tient immobile la pince porte-nœud ; on détache le chef du fil fixé à l'un des anneaux de la canule porte-nœud et on fait décrire à celle-ci le tour du polype, de manière à jeter une anse de fil autour du pédicule de la tumeur. Quand elle a rejoint le porte-nœud , qui est resté immobile, on les change de main et on les croise de manière que le chef de l'anse qui sort de la canule porte-nœud, soit retenu par l'autre ; on retire alors cette canule sans crainte de déplacer le

fil qu'elle a conduit autour du polype. On détache le chef de fil fixé dans la fente que présente l'extrémité libre de la tige de la pince
porte-nœud, et les deux chefs de la ligature se
trouvant libres, on les engage tous deux dans
l'anneau du serre-nœud que l'on pousse aussi
haut que possible dans le vagin. Conduit par
ces deux chefs du fil, il arrive au point de leur
entre-croisement sur le pédicule du polype.
On retire alors un peu à soi la canule de la
pince porte-nœud en la faisant glisser sur la
tige : l'anneau s'ouvre, laisse échapper le fil
sans le déplacer, et on retire l'instrument.
Le serre-nœud est alors de nouveau poussé
contre le pédicule, en même temps que, par
un mouvement contraire, on tire à soi les fils;
et lorsque l'on sent qu'on exerce une constriction suffisante, on renverse les deux chefs de
la ligature dans l'échancrure du serre-nœud
que l'on abandonne dans le vagin.

La ligature étant placée, il faut, autant que
possible, serrer le fil assez pour interrompre
complétement la circulation dans la tumeur.
L'expérience a prouvé qu'en procédant de
cette manière, on a beaucoup moins à craindre les accidens consécutifs, et que la chute

du polype est beaucoup plus prompte. Mais souvent le volume du pédicule est trop considérable pour que la circulation puisse être interrompue du premier coup ; il faut alors la serrer chaque jour davantage, jusqu'à la chute du polype. Du reste, quant au degré de constriction qu'il faut exercer, il est de principe que l'on peut serrer jusqu'à ce que la malade se plaigne qu'on la pince et jamais au-delà ; car on a vu une striction trop forte causer des douleurs atroces, des convulsions, et des convulsions portées jusqu'à la mort. Si de pareils accidens survenaient, il faudrait à l'instant relâcher la ligature ; et si un second, un troisième essai réussissaient aussi mal, abandonner ce moyen. Lorsque la ligature est bien appliquée, la circulation et la vie étant interrompues dans la masse fibreuse, elle se décompose, elle est frappée de gangrène progressivement de la périphérie vers le centre, le fil en coupe peu à peu le pédicule, et elle tombe après un temps plus ou moins long et très variable, selon la force de constriction exercée, le volume du pédicule, la densité des tissus qui le composent. Assez fréquemment la chute se fait du cinquième au sixième jour ; dans un cas cité par Leblanc, elle se fit attendre pendant près de trois mois.

Le point le plus difficile de la ligature, alors même que le volume ou la situation du polype ne met pas d'obstacles particuliers à cette opération, est de la porter assez haut pour que le pédicule soit lié le plus près possible du lieu de son insertion à la matrice. Pour atteindre ce but, on a d'abord provoqué l'abaissement et le demi-renversement de la matrice, puis on a imaginé divers instrumens ; enfin on est venu à discuter l'utilité même du principe. L'abaissement et le demi-renversement de la matrice, qui semblent indiqués par la nature, proposés et employés par Herbiniaux et rejetés ensuite par d'autres chirurgiens, furent repris dans ces derniers temps par M. Dupuytren, qui en a fait la base de son procédé d'excision. Quant aux instrumens, ceux de M. Mayor nous paraissent les plus simples, les plus ingénieux et les plus faciles à appliquer. Ils consistent en tiges élastiques de baleine ou d'acier, terminées en pattes d'écrevisse à leur extrémité. La ligature s'y place comme dans la pince de Desault, et doit être portée avec les mêmes précautions autour du polype. Pour la dégager, il suffit de tirer un peu fort sur l'instrument conducteur dès que le serre-nœud est arrivé près du pédicule à étrangler. Du reste, que l'on se serve de ces derniers, ou de la tige échancrée comme un porte-mèche de Cullerier, ou des porte-nœuds de Desault, tous ces instrumens sont fort utiles lorsqu'on ne peut parvenir à abaisser et à renverser l'utérus; ce qui est arrivé quelquefois à M. Dupuytren, notamment chez la femme dont nous avons parlé précédemment et dont il fut obligé de broyer le polype.

Nous avons dit que pour se débarrasser des difficultés que présente l'application de la ligature, on avait fini par révoquer en doute la nécessité de la placer le plus près possible de la racine du pédicule. Levret et Segard pensaient, et récemment M. Gensoul a soutenu cette opinion, que le polype, comme le cordon ombilical, se détache de son point d'origine, quel que soit le lieu où la ligature l'a coupé. M. Dupuytren est bien loin de la partager : le pédicule ne se détache en entier, quelquefois, dit-il, que lorsqu'on le lie très près de sa racine; d'autres fois, et sur-tout s'il est lié un peu loin de son insertion, la partie située au-dessous de la ligature tombe, mais celle qui est au-dessus reste, continue à vivre, s'accroît et reproduit la tumeur : de là la source de nombreuses récidives et de là aussi les motifs de quelques-uns reproches des que nous faisons à ce procédé.

Les soins à donner aux malades après la ligature consistent à combattre, par des injections faites avec quelque liquide anti-septique, la malpropreté et les dangers résultant des écoulemens fétides qui ne manquent pas de survenir par l'effet de la mortification de la tumeur et dont l'abondance, toujours assez considérable, est proportionnée à son volume. On sait, en effet, que la matière de ces écoulemens doit irriter les parties sur lesquelles elle séjourne, et que, décomposée par la chaleur du corps, elle peut être absorbée et donner lieu, ce qui arrive fréquemment, aux symptômes d'empoisonnement par résorption purulente.

6° Passons maintenant au procédé définitivement adopté par M. Dupuytren, dans la généralité des cas, l'Excision, et examinons-en l'application dans les circonstances variées de la maladie. Nous croyons devoir établir, pour faciliter la description et aider l'intelligence, quatre divisions générales, purement arbitraires, mais déduites des indications particulières que chacune d'elles présente : les polypes intra-utérins ; les polypes extra-utérins ; les polypes intra ou extra – utérins pédiculés ; les polypes intra ou extra-utérins non pédiculés, mais de petit volume, on non pédiculés et de grand volume. Ceux qui naissent dans la cavité du corps ou du col de la matrice, et que nous appelons intra-utérins, présentent encore des indications diverses, suivant qu'ils sont enfermés dans l'intérieur de l'organe, qu'ils sont engagés dans le canal du col, qu'ils proéminent dans le vagin, ou qu'ils sont arrivés au dehors, après avoir franchi la vulve. Il est encore une distinction à faire entre les polypes extra-utérins qui siégent sur le col de la matrice, et ceux de même espèce qui sont insérés sur les diverses régions du corps de cet organe : on conçoit, en effet, que les premiers, qu'ils soient ou non pédiculés, de grand ou de petit volume, toutes choses égales d'ailleurs, sont bien plus accessibles aux ressources de l'art et aux instrumens, que les derniers.

Les polypes extra-utérins sont analogues,

par leur nature , aux polypes de la cavité ;
seulement les premiers sont retenus par la
membrane péritonéale , et les seconds par
l'enveloppe interne de la matrice ; mais on
ne saurait, dit M. Dupuytren , les comparer
entre eux, sous le rapport du traitement. Il
semblerait, au premier abord, qu'on peut couper les uns et les autres avec la même facilité
et sans plus d'inconvéniens. Il n'en est point
ainsi : pour opérer les derniers , il faut faire
une ouverture grande, souvent très grande,
puisqu'ils ont quelquefois le volume de la tête
d'un enfant ; il faut ouvrir la membrane séreuse la plus étendue de l'économie et la plus
susceptible d'inflammation. L'extirpation est
donc fort dangereuse ; il survient presque
constamment une péritonite promptement
mortelle. C'est ce qui est arrivé à l'hôpital
Beaujon, dans un cas dont l'histoire a été pu-
bliée : la malade n'a survécu que quarante-huit
heures. Je fus appelé, il y a quelques années,
dit M. Dupuytren, pour une dame qui portait
une tumeur volumineuse dans le bas-ventre :
elle était très mobile, on pouvait la faire passer,
avec la plus grande facilité de gauche à droite
et de droite à gauche, la relever vers l'ombilic

ou l'abaisser sous les pubis et la précipiter dans le bassin. Un examen attentif me fit juger qu'elle consistait en une tumeur fibro-celluleuse pédiculée de l'extérieur de la matrice. Cette dame ne croyait rien de plus facile que de lui enlever cette tumeur. Mais j'avais présent à la mémoire le fait qui s'était passé à Beaujon, et je ne voulus pas prendre sur moi la responsabilité d'une telle opération. Il n'en est pas de même des polypes de la cavité utérine ; leur extirpation est souvent très facile et toujours sans danger par elle-même.

Quant à ceux qui se développent dans l'épaisseur des parois de la matrice et qui font saillie tantôt au dedans, tantôt en dehors, à moins qu'ils ne soient très superficiels et d'un petit volume, ils sont tous et à bien plus forte raison que les précédens, inopérables ; car il faudrait fendre la matrice pour pouvoir les énucléer. Lorsqu'ils sont développés dans l'épaisseur du col, il y a généralement plus de ressources ; cependant il est des cas où l'on tente vainement l'énucléation. Je vis, il y a quelques années, une fille dans une petite rue de la Cité, qui portait une tumeur de ce genre. Je fendis le col pour la faire saillir davantage.

Elle saillit en effet, mais pas assez pour pouvoir être enlevée. En résumé, dans tous les cas de polypes externes du corps de la matrice où l'excision est possible, le procédé opératoire est le même que pour ceux de la cavité.

Les polypes développés à la surface péritonéale de la matrice sont, nous l'avons déjà fait remarquer, extrêmement communs ; mais une circonstance très défavorable, c'est qu'ils sont rarement isolés et le plus ordinairement multiples. Vous rencontrerez souvent dans votre pratique, dit **M.** Dupuytren, des femmes ayant le bas-ventre farci de tumeurs plus ou moins volumineuses. D'abord indolentes pendant un temps quelquefois assez long, elles finissent par devenir douloureuses, très sensibles au toucher. Les malades, dont la santé ne souffrait point jusque là de leur présence, y éprouvent des douleurs lancinantes, vives et profondes, leur constitution s'altère, leurs forces diminuent, elles maigrissent rapidement, leur teint devient jaune, une hydropisie de l'abdomen se forme, les extrémités s'infiltrent. Gardez-vous, dans de telles conjonctures, de faire la ponction : elle ne servirait à rien. Ces femmes succombent enfin, et vous trouvez des tumeurs de différent volume, fixées sur les diverses régions de la surface de l'utérus, sur les différentes portions du péritoine, et le ventre rempli d'une collection de liquide ou séreux, ou séro-purulent. Ouvrez ces tumeurs et vous verrez tous les degrés de la dégénérescence carcinomateuse. A leur centre resteront encore quelques traces d'élémens fibreux, dernière preuve de leur nature primitive. Arrivez à la matrice et vous rencontrerez, dans l'epaisseur de ses parois, ici un tubercule encore à l'état fibreux, là un autre tubercule commençant à se ramollir, ailleurs une dégénérescence qui, après avoir attaqué la tumeur, a envahi son enveloppe particulière et s'est étendue aux tissus environnans, et enfin la matrice elle-même, frappée d'une inflammation générale ou de dégénération dans une étendue plus ou moins grande, à une profondeur plus ou moins considérable.

Ces considérations nous conduisent à examiner une question de thérapeutique chirurgicale fort importante : un cas tout nouveau, qui vient de s'offrir à notre observation, nous fournit l'occasion de la résoudre.

Une femme de petite taille, bien constituée, maigre, âgée de quarante à quarante-cinq ans, se présente à la consultation de M. Dupuytren, le 26 de ce mois (mars 1833), se plaignant d'avoir des écoulemens en blanc très abondans et souvent des pertes en rouge, des tiraillemens dans les aînes et les cuisses, d'éprouver des douleurs fortes dans le bas-ventre, un sentiment de pesanteur très considérable sur le rectum et dans le vagin, etc. Je la touchai, dit le professeur, et je trouvai vers le tiers de la longueur du vagin, une tumeur qu'on peut appeler énorme, car elle remplit toute la cavité du détroit supérieur de ce canal. Cependant je pus faire circuler le doigt autour de sa circonférence, et je lui trouvai une surface lisse, une forme conoïde ; le doigt, porté plus haut, rencontra cette dépression circulaire particulière aux tumeurs pédiculées. Il ne restait pas de doute sur sa nature. Mais je palpai le bas-ventre, et je reconnus l'existence de plusieurs tumeurs implantées sur le corps même de l'utérus, et faisant saillie dans la cavité abdominale. Ainsi cette femme offre un exemple de la multiplicité des tumeurs fibreuses chez la même personne, et d'un polype volumineux de la cavité de la matrice, coexistant avec plusieurs autres tumeurs du corps même de cet organe. Mais ce n'est pas là le côté le plus remarquable de ce cas ; examinons les effets de cette multiplicité sous le rapport du traitement.

Il est bien évident que nous tomberions dans l'absurde, si nous nous rendions aux désirs de la malade en cherchant à la guérir par des moyens pharmaceutiques, internes ou appliqués localement, par des fondans etc. ; nous croyons, d'un autre côté, que l'extirpation du polype de la cavité, bien qu'il soit très volumineux, est possible ; mais cette opération n'est-elle point contre-indiquée, et devrons-nous la pratiquer ? telle est la question qu'il est important d'examiner.

D'abord l'enlèvement d'une tumeur principale, qui est accompagnée d'une ou de plusieurs autres, n'empêche point celles-ci, nous l'avons déjà fait remarquer plus d'une fois, de suivre leur développement, de continuer leur marche, et d'arriver à leur terminaison ordinaire. Bien plus, une tumeur fibreuse, unique, qui a été extirpée, peut être suivie du développement d'une autre ou même de plusieurs autres tumeurs de même nature; nous en avons observé plusieurs exemples. Mais ce qui est bien plus remarquable, et ce dont personne, que nous sachions, n'a encore fait mention jusqu'ici, c'est qu'un grand nombre de femmes qui ont été affectées de polypes utérins, sont prises au bout d'un temps plus ou moins long, de dégénérescence cancéreuse de l'utérus, lors même qu'il n'existait qu'une seule tumeur, que cette tumeur a été convenablement extirpée, et qu'aucune autre ne s'est développée ensuite. Il y a chez elles une disposition générale, organique sans doute, qui les rend éminemment susceptibles de contracter l'affection cancéreuse.

Notre malade actuelle est donc, de quelque manière qu'on l'envisage, exposée à une récidive plus ou moins éloignée, plus ou moins imminente; bien plus, à raison de la multiplicité de ses tumeurs, elle ne saurait être guérie radicalement par l'enlèvement du polype principal qui occupe le vagin. Mais sont-ce là des raisons suffisantes pour ne pas l'opérer? nous ne le pensons pas. Cette femme éprouve par la présence de cette tumeur des incommodités graves; ses écoulemens en blanc commençent à se changer en pertes rouges; celles-ci peuvent devenir très-abondantes , continues , et se transformer même en une véritable hémorrhagie; les douleurs abdominales sont très-fortes; le sentiment de pesanteur au fondement et dans le vagin extrêmement pénible ; le cours des matières fécales est mécaniquement interrompu par la pression que le polype exerce sur le rectum , et l'écoulement des urines incessamment sollicité par le refoulement de la vessie; enfin , la dégénérescense cancéreuse peut se développer à une époque plus ou moins rapprochée , et alors apparaîtrait cette série funeste de symptômes généraux que nous avons décrits ailleurs , et qui épuisent rapidement la constitution et la vie des malades. Et bien , par l'opération , non seulement nous faisons cesser tout-à-coup les symptômes actuels , mais encore nous prévenons tous ceux que les progrès du mal amèneraient nécessairement. Qu'en résultera-t-il ? que cette femme, tout en portant d'autres tumeurs fibreuses dans le bas-ventre, jouira du bien-être et du calme pendant un nombre d'années plus ou moins grand , jusqu'à ce que celles-ci déterminent quelques graves accidents. Et qui sait si cette époque n'est pas très éloignée pour elle! nous vous avons dit que les tumeurs fibreuses abdominales peuvent acquérir un volume considérable sans apporter un trouble très sensible dans les fonctions de l'économie, qu'elles dégénèrent beaucoup plus tardivement que celles de la cavité utérine, et qu'enfin, passant assez souvent à une dégénérescense cartilagineuse ou osseuse, elles peuvent, dans cette nouvelle condition, permettre aux malades de parcourir une longue carrière. Vous n'avez pas oublié l'exemple que nous vous avons cité, de cette demoiselle qui affectée à 35 ans des premiers symptômes d'un polype, arriva à l'age de 84 ans sans éprouver beaucoup d'incommodités, quoiqu'il eût acquis un volume énorme.

Les polypes de la cavité de l'utérus ne sont reconnaissables, avons-nous dit, que lorsqu'ils sont accessibles aux doigts, c'est-à-dire, lorsque l'orifice utérin est assez dilaté pour en permettre l'introductiou et une exploration suffisante. Une première question, qui se présente ici, est celle-ci : à quelle époque doit-on procéder à leur extirpation? L'opportunité ou l'urgence de cette opération est entièrement subordonnée aux accidens que la malade éprouve. S'il y a des pertes abondantes qui l'épuisent, des douleurs profondes qui déterminent une réaction générale, si la tumeur commence à dégénérer, ce qui est fort rare, du reste, lorsqu'elle ne proémine pas dans le vagin, si, en un mot, il existe quelque indication pressante, l'on doit se hâter d'opérer, quel que soit le lieu qu'occupe encore la tumeur. Dans les cas contraires, on peut attendre, sans inconvéniens, un moment plus propice.

Si la tumeur est encore enfermée dans l'utérus et que des accidens graves rendent l'opération nécessaire, comment parviendra-t-on à la pratiquer? Il existe nécessairement l'une des deux circonstances que voici : ou il y a une dilatation du col suffisante pour permettre le passage du polype, ou le col n'est que peu ou point dilaté. Dans le premier cas, M. Dupuytren, d'accord sur ce point avec Griffith, pense qu'on peut employer avec avantage le seigle ergoté comme moyen propre à en faciliter l'expulsion, mais bien entendu pour les cas seulement de polypes pédiculés ; car on conçoit que si la tumeur est à large base et implantée dans le tissu propre de la

matrice, les contractions de cet organe, déterminées par cette substance, seront sans aucun
effet utile. Il est superflu d'ajouter qu'elle
produirait même des accidens dangereux, si
on l'administrait sans qu'il y eût une dilatation proportionnée au volume de la tumeur.

Ces lignes étaient composées, lorsque nous
eûmes connaissance d'un fait tout récent qui
confirme pleinement ce que nous venons de
dire sur le seigle ergoté. Il y a deux jours,
le 19 de ce mois (mars 1833), M. Guersent
fils, appelé près de la femme du concierge du
Palais du Luxembourg, qui éprouvait diverses
indispositions, des coliques, des douleurs dans
les aînes, au fondement, à la matrice, accompagnées de pertes, la toucha, trouva le col de
la matrice largement entr'ouvert, et dans la
cavité de l'organe un corps arrondi, lisse, qu'il
reconnut bientôt pour un corps fibreux. L'ouverture du col lui paraissant assez grande pour
permettre le passage de la tumeur, il prescrivit,
comme M. Dupuytren le conseille, le seigle
ergoté. Les effets du médicament ne se firent
pas attendre. Les contractions de la matrice
chassèrent bientôt le polype jusque dans le

vagin, où il est encore en ce moment en attendant qu'on en fasse l'excision.

Dans le second cas, c'est-à-dire lorsque le col n'est que peu ou point dilaté, quelques écrivains ont conseillé et des praticiens ont tenté de produire une *dilatation mécanique*. Un essai de ce genre a démontré tout le danger de ces tentatives. Il y a quelques années, on vint prier M. Dupuytren de se rendre en toute hâte auprès de madame G****, femme d'un banquier de Paris, que l'on disait être à l'extrémité. Elle était en effet dans une position très fâcheuse. Le professeur apprit par le récit des antécédens, que la malade était affectée d'un polype de la matrice, que celui-ci se présentait au col; mais que l'orifice n'étant pas assez grand pour lui livrer passage, on avait cherché à obtenir la dilatation en introduisant des éponges et de la racine de gentiane préparée. Ces manœuvres avaient eu pour résultat le développement d'une métro-péritonite intense, dont les symptômes étaient portés à un très haut degré, lorsque M. Dupuytren fut appelé. Nous ne discuterons pas, dit le professeur, la question de savoir s'il y avait ou non urgence de pratiquer l'opération ; mais nous avons voulu vous faire comprendre le danger de ces tentatives de dilatation forcée du col de l'utérus, que l'on doit proscrire de nos moyens de traitement.

D'un autre côté, le seigle ergoté que nous avons dit pouvoir être utile lorsqu'il existe une dilatation suffisante, sera tout-à-fait impuissant dans une foule de circonstances ; car les choses ne se passent pas ici comme dans les accouchemens. Dans l'accouchement, le col s'amollit, s'amincit, se distend graduellement par un travail continu; dans les polypes il conserve toute son épaisseur; souvent même cette épaisseur a été augmentée par un travail morbide, et il offre une rigidité extrême qui est un obstacle presque invincible. Le moyen le plus sûr et qui présente le moins d'inconvéniens, dans tous les cas, consiste dans l'incision du col, que nous avons déjà eu quelques occasions de pratiquer. Après cette opération, rien n'empêche qu'on essaie de faire descendre le polype en administrant le seigle ergoté.

Cette incision du col peut se faire de deux manières : par débridement ou de dedans en dehors, avec un bistouri boutonné, ou avec le lithotome caché ; et par ponction, c'est-à-dire par un coup de pointe porté de dehors en dedans. Par ce débridement, M. Dupuytren a soumis à la puissance de l'art plusieurs cas de ces maladies qui, jusque-là, avaient été considérés comme incurables.

Après que l'on a pratiqué l'incision du col, de même que lorsqu'il existe une dilatation plus ou moins considérable de l'orifice utérin, on introduit les pinces de Museux, on saisit la tumeur et on l'attire au dehors pour en faire l'excision. Mais dans beaucoup de cas, soit que la tumeur soit adhérente, soit qu'elle ait un pédicule extrêmement court ou qu'elle n'en ait pas du tout, on ne peut parvenir à en faire l'abaissement, quelque bien dirigées que soient les manœuvres. Il ne reste alors d'autre parti à prendre que d'amener la matrice au détroit inférieur et d'en faire le demi-renversement dont nous avons parlé ailleurs ; enfin, si ce demi-renversement ne pouvait avoir lieu, ce serait encore le cas d'inciser largement le col et d'aller ensuite exciser la tumeur dans l'intérieur même de l'organe. Les mêmes indications se présentent lorsque le pédicule d'un polype descendu dans le vagin est étroitement embrassé par le col, et qu'il est impossible d'en faire la section au-dessus du museau de tanche.

IXe OBSERVATION. — Tarcois, âgée de quarante-neuf ans, couturière, n'ayant jamais eu d'enfant et bien réglée, entra à l'Hôtel-Dieu le 10 décembre 1823. Dans le courant du mois d'août précédent, elle avait eu une perte abondante qui dura plusieurs jours. Bientôt elle s'aperçut qu'elle avait une tumeur dans le vagin. Quelques jours après, cette tumeur se présenta à la vulve et fit bientôt saillie entre les grandes lèvres. Alors survinrent des douleurs dans le ventre, des tiraillemens dans les aînes, des écoulemens en blanc, de la pesanteur au fondement, des difficultés et des douleurs en allant à la garde-robe.

A l'époque de l'entrée de la malade à l'hôpital, la tumeur était rugueuse, rougeâtre, dure, ulcérée sur divers points. Le doigt, introduit dans le vagin, pouvait facilement en circonscrire le pédicule, qui était fortement embrassé par le col de la matrice. L'état général étant très satisfaisant, l'opération fut pratiquée le 13 décembre.

M. Dupuytren saisit le polype avec des pinces.

de Museux et l'attira au dehors. A mesure que la tumeur avançait, il la saisissait avec d'autres pinces et ainsi successivement, de sorte que bientôt le col de la matrice parut à la vulve. Mais, d'après la disposition des parties que nous venons d'indiquer, il était impossible de faire la section au-delà du col. L'opérateur incisa donc largement celui-ci de dedans en dehors à l'aide d'un bistouri boutonné, et ensuite, au moyen de forts ciseaux courbés sur le plat, il put aller couper dans l'utérus le pédicule du polype. Il n'y eut aucun écoulement de sang, et la matrice remonta aussitôt dans le vagin.

La tumeur, examinée, présentait un tissu dur, dense, élastique, grisâtre, criant sous le scalpel. Dans son centre existait une cavité assez grande, sur les parois de laquelle on remarquait des colonnes fibreuses, dont la disposition était en tout analogue à celles du cœur. Quelques points commençaient à dégénérer.

La malade, après l'opération, n'éprouva aucune espèce d'accident. Les douleurs dans les reins, les tiraillemens dans les aînes, les écoulemens en blanc, en rouge disparurent.

Seulement au neuvième jour, n'ayant pas été depuis long-temps à la garde-robe et pressée par le besoin, elle fit de violens efforts pour y satisfaire : il en résulta un léger écoulement de sang qui dura plusieurs jours. Le vingt-quatrième jour de l'opération, elle quitta l'hôpital, parfaitement guérie.

Lorsque le polype est descendu dans le vagin, le manuel opératoire est simple dans beaucoup de cas. Nous l'avons décrit dans le cours de nos leçons, rappelé plus d'une fois dans les observations citées, et nous n'y reviendrons pas. Mais il est plusieurs circonstances qui viennent souvent le compliquer. Quelquefois la matrice est peu mobile, difficile a être abaissée, ou le polype résiste, et son pédicule ne peut être amené à la vulve. Il faut alors qu'avec la pointe d'un bistouri droit dont la lame a été préalablement garnie d'une bandelette, ou avec les ciseaux courbes dont nous nous servons, le chirurgien, sans permettre au polype de remonter, aille le diviser à sa partie la plus rétrécie, en suivant toujours l'instrument avec les doigts de la main gauche restés dans le vagin. C'est aussi la conduite qu'il faudrait tenir, si, le pédicule étant fortement ramolli, on craignait de le rompre en continuant les tractions pour l'amener à la vulve. Ce cas vous a été offert par la deuxième malade que vous aviez sous les yeux. (Voyez le commencement de cet article.)

Avant de procéder à l'abaissement, le chirurgien doit toujours s'assurer si le polype a contracté, ou non, des adhérences avec les parties environnantes ; s'il est adhérent, ses attaches sont d'abord détruites successivement avec de très-longs et très forts ciseaux courbés sur leur plat et pourvus de tranchans mousses, à l'aide desquels ils ne divisent les parties qu'en les contondant et en froissant les vaisseaux qui pourraient fournir du sang. On doit mettre beaucoup de prudence et de ménagement dans cette dissection qui est extrêmement délicate.

Il est encore une circonstance que nous devons noter et qui se présente assez souvent au moment où la tumeur franchit avec plus ou moins de violence l'orifice externe du vagin. Comme dans l'accouchement, on voit alors un jet de sang s'échapper avec elle, et ce flot de sang, qui a lieu aussi après l'arrachement des polypes fibreux du nez , provient sans doute de la contusion, du déchirement de quelques-uns des vaisseaux du vagin. Il n'est que momentané et n'a aucune influence fâcheuse.

Les polypes utérins offrent quelquefois un volume si considérable, qu'on ne peut les attirer en dehors de la vulve quelles que soient les tractions que l'on exerce. Si l'obstacle dépend de l'étroitesse de cet orifice, M. Dupuytren n'hésite pas à en inciser largement la commissure postérieure. Mais, s'il provenait d'un défaut considérable de proportions entre le volume de la tumeur et les diamètres du détroit inférieur, il faudrait nécessairement recourir à la compression par le forceps, ou au broiement avec les érignes, ou, enfin, à la division en plusieurs fragmens avec le bistouri.

Il a été démontré, d'une manière péremptoire, combien était peu fondée la crainte de l'hémorrhagie après l'excision. Il est cependant quelques cas rares où le professeur croirait devoir appliquer préalablement une ligature ; ce sont ceux où le polype contiendrait des vaisseaux volumineux dont la présence se décèle par des battemens très forts ; nous ne sachions pas qu'il ait jamais eu l'occasion d'user de cette précaution. Plusieurs exemples, cités dans le cours de cet article, tendent même à en prouver l'inutilité.

Quant au traitement des polypes qui se développent autour et en dehors de la matrice, sur les parois du vagin, dans le tissu cellulaire post-vaginal, etc., nous renvoyons le lecteur à ce que nous avons dit ailleurs, en décrivant les caractères qui leur sont propres.

Dans tous les cas de tumeurs non pédiculées et enclavées dans le tissu propre de la matrice, où l'opération peut être tentée, voici comment M. Dupuytren y procède : Il fait d'abord, autour de la moitié antérieure de la base une incision semi-elliptique plus ou moins profonde. Aussitôt la rétraction des bords de la plaie fait saillir la tumeur, une incision pareille est pratiquée ensuite dans la moitié postérieure de la base, de manière à rencontrer de chaque côté les extrémités de la première incision. Les bords de cette plaie s'écartent largement aussi, et dès lors on peut avec le doigt ou le manche d'un scalpel la disséquer et la détacher, si elle naît seulement du tissu cellulaire sous-muqueux, ou bien quelques coups de bistouri seront nécessaires, si elle tire son origine du tissu cellulaire inter-lamelleux de la matrice.

Disons deux mots, en terminant, des suites de cette opération et du traitement consécutif qui est fort simple dans la généralité des cas. Aussitôt que le pédicule est coupé, la matrice remonte brusquement à sa place ordinaire ; l'écoulement de sang est presque toujours extrêmement modéré, et s'arrête de lui-même au bout de quelques heures. Les écoulem ensmorbides qui existaient avant, cessent immédiatement. Les malades sont délivrées aussitôt des incommodités ou des accidens dépendans de leur affection, et si elles n'étaient pas encore tombées dans un état d'épuisement, quelques jours suffisent pour qu'elles obtiennent une guérison parfaite. Celle-ci a lieu ordinairement en douze ou quinze jours. Une dame de Metz, à qui M. Dupuytren avait enlevé un polype plus gros que les deux poings réunis, put aller à l'Opéra le troisième jour. Quant aux soins consécutifs, il est prudent de soumettre les malades à un régime sévère pendant quelques jours, lors même qu'elles sont dans un état des plus satisfaisans. Il ne faut pas oublier qu'en l'absence même de toute complications elles sont toujours sous l'imminence d'une inflammation, qu'il faut par conséquent les surveiller de près et agir énergiquement aux premiers indices, par des saignées générales ou locales, des cataplasmes émolliens, des bains, etc. Des injections émollientes seront fort utiles dans tous les cas. Si l'opérée a été considérablement affaiblie par les accidens antérieurs, on ne la tiendra à la diète que le temps rigoureusement nécessaire, et on prescrira ensuite une alimentation légère, mais substantielle, qu'on augmentera par degrés et à laquelle on associera une médication tonique et fortifiante.

Nous avons omis de noter plus tôt, que M. Dupuytren a quelquefois rencontré des polypes ayant un renflement dans la cavité du vagin, et un autre renflement dans la cavité de la matrice, lequel est fixé à la surface interne de celle-ci par un pédicule. S'ils ne peuvent être altérés en entier dans le vagin, les polypes qui présentent cette disposition singulière, rentrent, sous le rapport du traitement, dans la classe de ceux qui ne peuvent franchir le col utérin et exigent la même conduite de la part du chirurgien (*voy.* pages 570 et suivantes). Le professeur a également signalé un phénomène particulier qu'il avait déjà observé après les suppressions brusques de pertes de sang habituelles, nous voulons parler de bourdonnemens d'oreilles très incommodes que beaucoup de malades éprouvent après l'extirpation du polype. On les fait cesser par des pédiluves sinapisés , l'application de la moutarde aux extrémités et en général par les révulsifs.

Il n'a été question, dans cet article, que des polypes fibreux de l'utérus. Le professeur nous fournira sans doute l'occasion de traiter un jour des diverses autres espèces de tumeurs qui se développent sur cet organe.

ARTICLE XVIII.

OBSERVATIONS DE TRACHÉOTOMIE.

L'introduction d'un corps étranger dans les voies respiratoires, est toujours un événement fâcheux. Si le malade, en effet, n'est point secouru, il peut rapidement périr. L'opération elle-même ne suffit pas toujours pour remédier aux accidens. Dans des circonstances plus heureuses, le corps étranger se présente à l'ouverture pratiquée, et sort dans une violente expiration; quelquefois on le saisit avec des pinces; enfin il peut se trouver plus tard entre les lèvres de la plaie. Mais, dans tous les cas, on ne saurait méconnaître l'utilité d'une opération que rien ne peut remplacer; car l'ouverture de la glotte qui se prête bien à l'introduction d'un haricot, par exemple, ne permet plus sa sortie dans l'immense majorité des cas, et l'on voit survenir des altérations du poumon qui entraînent toujours la perte du sujet.

Ire OBSERVATION. —Un de mes amis, dit M. Dupuytren, jouant avec des enfans, lançait en l'air une pièce de dix sols, et la recevait dans la bouche; dans l'un de ces mouvemens, la pièce tomba dans le pharynx au moment de l'inspiration et arriva dans la trachée artère. La toux et le bruit particulier qui l'accompagnait indiquaient assez la nature du mal; la pièce restait quelquefois immobile pendant plusieurs heures, et alors la respiration était régulière; quelquefois aussi elle était lancée vers le larynx, et alors de vives douleurs succédaient aux percussions de ces parties délicates. Le malade espérait toujours que le corps étranger serait rejeté ; en conséquence il se refusa à toute opération. Pendant cinq années, la pièce resta mobile et l'incommoda beaucoup ; après ce temps, elle se fixa dans un tuyau bronchique, et ne causa que fort peu de gêne. Des symptômes de phthysie se déclarèrent peu à peu dans l'Inde où le malade avait été appelé par ses affaires. Il succomba dix ans après l'introduction du corps étranger qui fut trouvé au milieu d'une caverne tuberculeuse. Le malade avait alors trente-six ans, et était doué d'une constitution très robuste.

On voit, par cette observation, qu'un corps étranger de petit volume et très dur, peut ne pas sortir par la glotte, après son introduction (et c'est même le cas le plus ordinaire), tout en présentant une forme qui rendrait cette sortie facile. Quelquefois cependant ce corps est lancé avec force au-dehors, ainsi que nous l'avons remarqué chez la femme d'un avocat. Cette observation montre encore que le séjour d'un corps de cette nature donne lieu à des accidens consécutifs, d'une gravité telle qu'il faut tout tenter pour les prévenir. Voici un fait fort curieux à l'appui de ce précepte.

IIe OBSERVATION. — *Haricot dans les voies aériennes d'un enfant. Trachéotomie. Expulsion du corps étranger. Faits analogues. Résultats.*

Une petite fille de huit ans, déroba chez un épicier un haricot rouge et l'avala précipitamment. La forme de ce corps, sa légèreté le rendent plus propre qu'aucun autre peut-être à franchir l'ouverture de la glotte, quand il est poussé par la colonne d'air inspiré. C'est ce qui arriva chez cette enfant, et aussitôt elle éprouva une toux violente avec des accès de suffocation. Cet accident eut lieu le jeudi, à trois heures après midi. M. Delens et plusieurs autres médecins qui virent la malade, prescrivirent un émétique qui occasiona des vomissemens; mais le corps étranger ne sortit pas. La nuit et une partie du jour suivant se passèrent dans des alternatives de calme et de suffocation. L'enfant fut amenée à l'Hôtel-Dieu dans la soirée du vendredi.

Pendant la nuit, les accidens se renouvellent souvent et avec une intensité effrayante. Le matin, à l'heure de la visite, M. Dupuytren constate leur nature ; il entend le choc du corps étranger dans la trachée (espèce de grelottement qu'on perçoit avec la plus grande facilité en appliquant l'oreille sur le haut du sternum de l'enfant, ou même simplement en écoutant de près le bruit respiratoire). Les efforts de toux sont violens ; ils s'accompagnent de nausées et même de vomissemens glaireux. L'indication à remplir est évidente, et l'enfant est conduit à l'amphithéâtre, le samedi 13 février (1830), à dix heures du matin.

A l'instant de l'opération, on cherche à constater de nouveau ce bruit de grelottement, signe pathognomonique de la présence du corps étranger dans la trachée ; mais il n'existe plus, sans doute parce qu'en ce moment le haricot est retenu à l'entrée d'un tuyau bronchique. Comme on a la certitude qu'il n'est pas sorti spontanément, on procède à l'ouverture de la trachée.

Une incision d'un pouce de hauteur est pratiquée exactement sur la ligne médiane du col, un peu au-dessus du rebord supérieur du sternum. La peau, le tissu cellulaire sont divisés avec précaution ; on écarte les muscles qui recouvrent la trachée, et l'on arrive enfin à ce tuyau cartilagineux sans avoir eu à lier aucun vaisseau artériel ou veineux. Un bistouri droit et pointu divise verticalement plusieurs cerceaux, ainsi que les membranes qui les unissent; l'incision agrandie en haut et en bas, les bords de la plaie sont tenus écartés au moyen des branches d'une pince à pansement, et après quelques efforts d'expiration assez violens, le haricot, enveloppé de mucosités sanguinolentes, sort par l'ouverture accidentelle, et tombe sur la poitrine de la petite malade.

La plaie est nettoyée avec soin du sang écumeux qui en recouvrait les bords; on place au-devant du col un linge fin enduit de cérat, qui est maintenu par quelques compresses et plusieurs tours de bande peu serrés. La malade a beaucoup crié, et sa voix s'est conservée, même lorsqu'une partie de l'air sortait par l'ouverture de la trachée. Du reste, il n'y a eu aucun accident dépendant de l'opération elle-même. Cependant nous devons signaler une difficulté qui peut se représenter : entre les muscles sterno-thyroïdiens, sterno-hyoïdiens et le devant de la trachée artère, se trouve un espace rempli de tissu cellulaire dans lequel les instrumens se logent, comme ils pourraient le faire dans la trachée elle-même. L'incision des cerceaux élastiques étant faite, on peut ne pas y engager le bout de la pince à anneaux, qui reste au milieu de cet espace celluleux, et l'opération n'est pas achevée. Un peu d'attention fera reconnaître cette fausse route.

Le haricot retiré a plus de cinq lignes de hauteur sur trois de largeur et autant d'épaisseur. Il est un peu bosselé par suite du gonflement des cotylédons. On en a vu qui offraient un commencement de germination. Le peu de temps que celui-ci est resté dans les voies aériennes explique le petit volume qu'il a conservé.

Dans la soirée, les symptômes de bronchite sont assez intenses pour exiger une saignée de bras d'environ deux palettes. La nuit est laborieuse. Le dimanche, alternative de calme et de dyspnée; la respiration se fait presque entière par la plaie, les mucosités qui s'y rattachent la rendent bruyante, Le soir du même jour, on applique quinze sangsues au-devant du col; elles fournissent beaucoup de sang, et la malade s'en trouve bien;

La toux devient rare; la nuit est assez bonne, il y a peu de fièvre.

Le 15, respiration facile, un peu de sifflement se fait entendre par la plaie; la peau conserve sa chaleur naturelle.

Les 16 et 17, état parfaitement bon, sommeil calme et paisible. La parole est facile, sans altération. L'air sort en très petite quantité par la plaie, ce qui peut être attribué en grande partie au gonflement de ses bords.

Le 20, on rapproche les lèvres de la plaie, l'emphysème n'est plus à craindre, parce que le tissu muqueux recouvre les bords de l'incision et rend imperméable le tissu cellulaire.

A partir de ce moment, aucun accident ne survient. Quelques jours après, les parents de la petite malade la reconduisent chez eux; la plaie est alors réduite des deux tiers. Ils la ramènent à l'Hôtel-Dieu le 12 mars un mois après l'opération. A cette époque il n'y a plus qu'une très petite ouverture par laquelle passe encore un filet d'air. La malade n'est plus revenue.

Cette observation présente plusieurs considérations intéressantes sur lesquelles j'appellerai votre attention. Et d'abord, disons quelques mots de la position à donner au malade pendant l'opération, pour l'incision des parties molles extérieures et de la trachée artère, et de celle qu'il faut lui faire tenir après l'ouverture de ce conduit, afin de favoriser l'issue du corps étranger qui s'y trouve.

Il est évident que le renversement de la tête en arrière est avantageux et rend facile l'incision des parties molles extérieures et de la trachée artère. Mais cette situation est défavorable pour la sortie de l'air par la trachée, et bien plus encore pour celle des corps étrangers. En effet, nous avons vu, dans l'observation que nous venons de rapporter, que l'incision faite d'abord à la trachée artère, ne donnait pas issue à l'air et encore moins aux corps étrangers. C'était probablement en grande partie à son peu d'étendue que cette circonstance était due; mais certainement aussi elle provenait du renversement de la tête en arrière. Ce renversement tend les bords de la plaie et les empêche de s'écarter. Dans la flexion de la tête, au contraire, ces bords peuvent plus facilement s'éloigner l'un de l'autre et permettre la sortie de l'air et des corps étrangers. C'est aussi pendant la flexion de la tête qu'a eu lieu spontanément la sortie du corps étranger. Ainsi, d'après les phénomènes que nous a présentés ce malade et d'autres individus qui étaient dans les mêmes conditions, on peut donner comme un précepte utile dans l'opération de la trachéotomie, de renverser la tête en arrière pour l'incision des parties molles extérieures et de la trachée artère, tandis que pour faciliter la sortie de l'air et l'expulsion spontanée du corps étranger libre dans la trachée, il convient de fléchir alors la tête, afin de produire un écartement plus grand des bords de la plaie.

Sous le rapport du diagnostic des corps étrangers dans la trachée, il est un signe que nous croyons devoir joindre à ceux qui ont été donnés comme caractéristiques de l'existence de ces corps : c'est celui de la sensation de leur choc contre les parois du canal, sensation qui peut être perçue par a main et par l'oreille. Il n'existe pas toujours d'une manière aussi distincte, chez tous les sujets, ni à toutes les époques du séjour du corps étranger. En effet, il peut être adhérent, et alors n'étant pas déplacé par l'air, il ne heurte point contre les parois du canal; ou bien enveloppé par des mucosités abondantes et épaisses, le choc qu'il peut produire est moins fort que lorsqu'il n'existe que très peu de ces mucosités.

Le mode de pansement qui a été suivi, mérite encore quelque attention. On n'a point rapproché de suite les bords de la plaie, afin de ne pas exposer le malade à un emphysème. Dans les premiers jours, le tissu cellulaire perméable peut facilement livrer passage à l'air. Mais, au bout de quelques jours, durci par l'inflammation et devenu compacte, cet accident n'est plus à craindre, et l'on peut hâter la guérison par le rapprochement des bords de la solution de continuité. Cette pratique nous paraît assez sage et assez rationnelle pour devoir être toujours suivie.

IIIe Observation. — *Haricot introduit dans les voies aériennes. Trachéotomie. Guérison.* Un jeune enfant de six ans, demeurant à Savigny près Paris, s'amusait le 18 mai 1822 à lancer en l'air des haricots qu'il recevait ensuite dans sa bouche. Un de ces grains franchit brusquement l'épiglotte et passa dans les voies aériennes; à l'instant il fut pris de toux, de suffocation, et resta dans cet état très pénible pendant une heure environ. Devenu calme, il prit des alimens; bientôt les accidens reparurent, la toux était suffocante, le vomissement fréquent, l'anxiété extrême. Un médecin fut appelé auprès de l'enfant; il crut, on ne sait trop d'après quel signe, que le corps étranger était arrêté dans l'œsophage, car il sonda ce canal à plusieurs reprises, administra des vomitifs; mais, comme il était facile de le prévoir, ces moyens n'eurent aucun succès. Le petit malade étouffait toujours, avait un râle assez fort, se plaignait d'une douleur très vive dans la trachée, ce qui porta probablement le médecin à faire appliquer des sangsues au-dessus du cou.

Le cinquième jour, les accidens avaient pris une telle gravité, que les parens de l'enfant effrayés de la marche croissante de la maladie, jugèrent indispensable de réclamer d'autres secours. Ce jeune enfant fut amené à l'Hôtel-Dieu de Paris, et couché salle Saint-Marthe n° 29. Le 23 mai, au moment de la visite, il présentait les symptômes suivans : accablement considérable produit en grande partie par sa maladie et un peu aussi par la fatigue du voyage, voix éteinte, visage boursouflé, yeux saillans, injectés, nez et lèvres bleuâtres, respiration très accélérée et accompagnée d'un râle trachéal fort bruyant , qui s'étendait non-seulement dans la trachée , mais encore dans une grande étendue des ramifications bronchiques. Dans les mouvemens inspiratoires, au bas du larynx, se faisait entendre un bruit de frottement ou de choc, semblable à celui d'une soupape qui frappe alternativement les bords de l'ouverture qu'elle est destinée à fermer ; cette espèce de son particulier ne pouvait provenir que du choc d'un corps étranger qui s'appliquait brusquement sur les bords de la glotte, ébranlé qu'il était par la colonne d'air. Pendant la respiration , une toux convulsive revenait à des intervalles plus ou moins rapprochés, mettait le petit malade hors d'haleine et le menaçait d'une prochaine suffocation. L'asphyxie était imminente , il fallait donc prendre un parti sur-le-champ. L'opération de la trachéotomie était pour le malade la seule chance possible de salut; quoique son état fût grave, M. Dupuytren n'hésita point à la pratiquer; il y procéda de la manière suivante : l'enfant couché sur le dos, la tête légèrement renverséeen arrière, l'opérateur avec la main droite fait une incision étendue de la partie inférieure du cartilage cricoïde à la partie supérieure du sternum, divise la peau et le tissu cellulaire sous-cutané; une ecchymose assez considérable, produite par la piqure de plusieurs sangsues, semble devoir rendre l'opération plus difficile; cependant une autre incision plus profonde met à découvert la trachée artère; comme il ne s'écoulait qu'une très petite quantité de sang veineux des bords de la plaie, M. Dupuytren se hâte de pénétrer dans la trachée; il fixe ce canal avec le pouce et le médius de la main gauche, introduit l'indicateur dans l'incision jusqu'à la trachée, guide sur l'angle de ce doigt le bistouri dont il s'est servi pour faire l'incision et pénètre par une ponction dans la trachée : l'ouverture est agrandie légèrement en haut et en bas, l'air s'échappe en projetant du sang et du mucus. On laisse un instant reposer le petit malade; puis l'ouverture faite à la trachée est agrandie à l'aide d'un bistouri boutonné; cette ouverture peut avoir un pouce à un pouce un quart; l'air sort en plus grande quantité avec du mucus mêlé de sang. On introduit entre les lèvres de la plaie les mors d'une pince à anneaux, afin de les écarter et de favoriser la sortie du corps étranger qui se présente à deux reprises différentes à l'ouverture ; on s'efforce de le saisir avec les pinces, une fois on y réussit mais il n'en reste qu'une petite partie ; le reste est presque aussitôt rejeté dans une forte inspiration. C'était un haricot, comme l'avait indiqué l'enfant ; il avait acquis un volume considérable. Le malade se trouva soulagé presque immédiatement. Il s'écoula une très grande quantité de mucosités épaisses, mêlées à du sang qui s'était épanché dans les voies aériennes pendant l'opération. Le malade est transporté dans son lit ; quoiqu'il ne s'écoule pas de sang par la plaie, on ne juge pas à propos d'en réunir immédiatement les bords, de crainte qu'il ne survienne un emphysème dans le tissu cellulaire. (Panser simplement la plaie avec un linge fenêtré enduit de cérat sur lequel sera appliqué de la charpie et une compresse. Pour boisson, tisane d'orge et de violette édulccorée, diète.)

24. A la teinte livide du nez, des lèvres et des joues a succédé une rougeur considérable. Il y a eu de la fièvre dans la journée. Beaucoup de mucositéss ont sorties par l'ouverture ; la toux a été fréquente, cependant la nuit

n'a pas été très mauvaise; le petit malade a eu du sommeil ; râle muqueux dans une grande étendue de la région antérieure et supérieure du poumon; le pouls faible et misérable avant l'opération avait pris de la force , même un peu de dureté et de fréquence , peau chaude, halitueuse; respiration accélérée. (Les sangsues au bas du cou ; même pansement que le jour précédent. On laisse encore les bords de la plaie séparés. Orge et violette édulcorée pour boisson, diète.)

25. La journée et la nuit précédente ont été assez bonnes ; les sangsues ont un peu calmé l'irritation des bronches et de la trachée ; la face est moins colorée, la respiration toujours fréquente paraît un peu moins gênée. Du pus mêlé à une grande quantité de mucosités sort par la plaie; râle muqueux ; ventre indolent, mais un peu dnr ; constipation depuis trois jours , la fièvre est assez forte.

On rapproche les bords de la solution de continuité à l'aide de bandelettes agglutinatives et de compresses gradués. Une cuillerée à bouche de miel mercuriel , orge et violette édulcorée , diète.

26. Il y a eu beaucoup de toux ; la fièvre a

redoublé dans la journée. Le petit malade a
été fort agité ; le bandage appliqué pour
maintenir les bords de la plaie a été dérangé
par de violentes et fréquentes quintes de toux;
cependant la nuit n'a pas été trop mauvaise ;
il y a eu un peu de sommeil. La respiration
est restée gênée et accélérée, le pouls fréquent,
la peau chaude et un peu moite. On craint
qu'il ne se déclare une inflammation de mauvaise nature dans les voies aériennes, ou bien
un plegmon dans le tissu cellulaire du col
aux environs de la plaie. (Quelques cuillerées
de sirop d'ipécacuanha. Lavement avec le
miel mercuriel. Application d'un bandage
contentif avec des bandelettes de diachylon et
des compresses graduées pour maintenir réunis
les bords de la plaie; six sangsues au-devant
de la trachée; même boisson.)

27, mieux sensible. Les sangsues font beaucoup de bien; le sirop n'a pas été administré.
Toux moins fréquente; respiration encore un
peu accélérée, mais moins gênée ; mouvement fébrile modéré ; une assez grande quantité de pus sort des bords de la plaie dont le
bandage n'a pas été dérangé ; le râle muqueux
a beaucoup diminué. L'enfant s'affaiblit, pâ

40.

lit , demande des alimens. (Même tisane
pour boisson. Réappliquer le bandage contentif. Quelques cuillerées de bouillon gras ; un
peu de bouillie.)

28, le mieux a continué; la toux a considérablement diminué de fréquence ; apyrexie
presque complète ; respiration à peine gênée ;
la voix est naturelle ; quoique les bords de la
plaie fournissent un assez grande quantité de
pus, ils sont presque réunis ; il n'y passe plus
de mucosité : bon appetit. (Lait coupé avec
de l'eau d'orge , bouillon.)

29, plus de fièvre. Les bords de la plaie sont
couverts de bourgeons charnus , mais laissent
encore échapper un peu d'air ; toux rare ; un
peu de râle muqueux : grand appetit. Jusqu'au
4 juin , il ne se passe rien de particulier. A
cette époque, l'enfant est en pleine convalescence ; la plaie, en grande partie cicatrisée,
fournit encore un peu de pus, mais il ne passe
plus ni air , ni mucosité. La toux est presque
nulle, la voix est à l'état normal ; les fonctions
digestives s'exercent librement. Les douleurs,
les pertes de sang , la diète prolongée ont
considérablement affaibli le petit malade qui
désire vivement retourner chez lui. L'air de

la campagne achevera rapidement sa guérison;
il va être rendu à ses parens.

Il arrive souvent, dit M. Dupuytren, que
le corps étranger, de quelque espèce qu'il
soit, ne sort pas au moment de l'opération,
bien que l'on provoque des efforts de toux,
des éternuemens, des nausées et autres phénomènes qui dépendent des puissances expira-
trices. Dans ce cas, on doit maintenir écartées
les lèvres de la plaie au moyen d'une canule
d'argent, ou simplement de fils d'argent ou
de plomb. L'application d'un linge enduit de
cérat est toujours indispensable; mais on doit
se garder de mettre dans l'appareil de la charpie ou tout autre corps léger et mobile. Il est
d'expérience que, dans ce cas, ces corps tendent à pénétrer dans la trachée, et y produisent des accidens redoutables.

J'ai pratiqué à l'Hôtel-Dieu, il y a environ
dix-huit ans, une opération pour un cas analogue à celui que nous avons rapporté. Le haricot ne put être extrait à l'instant de l'ouverture de la trachée artère; il ne parut pas le
lendemain; ce ne fut que le troisième jour
que l'interne de la salle le trouva sur l'appareil en faisant le pansement. La guérison fut
complète en peu de temps.

Un homme déjà vieux , fut reçu à l'Hôtel-
Dieu pour y être traité d'une maladie des voies
urinaires ; il éprouvait de temps en temps des
accès de suffocation que l'on attribuait à un
asthme suffocant, à un spasme de la glotte ;
L'intégrité des fonctions respiratoires dans l'intervalle des accès , éloignait toute idée d'une
altération de ces parties ; en conséquence , on
ne lui fit subir aucun traitement. Le malade
rut tout-à-coup au milieu d'une de ces crises.

A l'ouverture du cadavre , on trouva que la
glotte était fermée complétement par un prolongement, formé de tissu celluleux et vasculaire , et recouvert par la membrane muqueuse. C'était un véritable polype qui naissait
de l'un des ligamens qui s'étendent des parties
latérales de l'épiglotte aux cartilages arythé-
noïdes. Il avait plus de dix-huit lignes de longueur, et se bifurquait à son extrémité libre.
Ce polype était flottant dans l'extrémité inférieure de la cavité du pharynx , et ne causait
alors aucune espèce d'accidens. Aussitôt que ,
par un changement de position , il se plaçait
au-dessus de l'ouverture de la glotte, il produisait alors une occlusion plus ou moins complète,
et qui donnait lieu aux accidens relatés. C'est

par suite d'une de ces oblitérations subites,
mais plus complètes que les autres, qu'est survenue la mort.

Ce cas rare est d'un haut intérêt, et fournit
une nouvelle preuve de l'utilité des recherches
que l'on doit faire dans des faits analogues. Les
accidens de suffocation qui surviennent tout-
à-coup sans lésion appréciable du poumon,
demandent à être examinés au doigt et à l'œil.
Nul doute que l'on eût pu acquérir la certitude de l'existence de ce polype pendant la
vie, et qu'il eût été facile de l'enlever : c'est
un enseignement pour l'avenir ; aussi faisons-
nous connaître ce fait avec la confiance qu'il
ne sera pas perdu pour les praticiens.

L'opération de la trachéotomie n'est point
seulement employée pour favoriser la sortie
ou obtenir l'extraction de corps étrangers ;
elle est encore pratiquée avec succès dans les
cas d'occlusion de la glotte par la production
d'une fausse membrane ou le gonflement de
sa muqueuse. C'est ainsi, par exemple,
qu'on l'a vue réussir dans le croup, et que
tout récemment elle vient d'être couronnée
du plus brillant succès dans un cas d'angine
œdémateuse dont nous allons donner les détails.

OBSERVATION. — Le 24 octobre 1832, madame B..., âgée de trente-quatre ans, institutrice, fut conduite à l'Hôtel-Dieu dans un état de suffocation qui faisait craindre à chaque instant pour ses jours. Cinq mois auparavant, cette malade avait été atteinte d'un angine gutturale et d'une bronchite très intense. Pendant long-temps elle avait ressenti de la douleur et de la chaleur le long de la partie antérieure du col; la voix était devenue rauque; il y avait eu une aphonie de plusieurs jours. Le repos, une saignée, une application de sangsues, des tisanes émollientes et adoucissantes calmèrent la plus grande partie des accidens. A peine cette amélioration était-elle obtenue, que la malade reprit ses occupations habituelles; elle alla chanter dans les églises avec ses élèves et se fatigua beaucoup. Bientôt les accidens reparurent moins fatigans, mais plus tenaces.

La malade toussait souvent, éprouvait continuellement de la douleur et de la chaleur au larynx; la voix était altérée, la respiration difficile, quelquefois sifflante et comme convulsive pendant la nuit. Il y eut encore des alternatives de mieux; mais enfin la malade fut forcée de venir à l'Hôtel-Dieu ; voici dans quel état elle se trouvait : la paroi postérieure du pharynx était rouge, légèrement douloureuse, un peu tuméfiée ; le larynx et toutes les parties qui l'environnent étaient le siége d'un malaise particulier. La respiration était difficile ; l'inspiration était accompagnée de sifflement ; la voix rauque, faible ; la malade se plaignait d'une douleur très gênante derrière la partie inférieure du sternum. Pendant le sommeil, qui était de courte durée, la respiration devenait plus dificile et le sifflement laryngo-trachéal plus prononcé.

Les 25, 26 et 27, cette affection est traitée par des moyens simples, tels que tisane de chiendent, réglisse, bains de pieds, sinapismes, cataplasmes autour du col, gargarisme adoucissant: la maladie continue à faire des progrès, la gêne du larynx devient plus considérable ; madame B..., croit avoir dans la gorge un corps étranger qui l'empêche de respirer ; la toux se fait par des quintes assez longues ; le sifflement laryngé est plus intense, la voix est très rauque, très faible et entrecoupée; il y a de l'abattement, de la somnolence dans le jour ; insomnie et grande inquiétude la nuit; la figure exprime l'anxiété ; le pouls vif sans être fréquent, est irrégulier au moment des quintes. A cette époque, M. Husson touche l'ouverture supérieure du larynx et croit y reconnaître du gonflement ; il pense avec MM. Récamier et Broussais, que cette maladie est une angine œdémateuse.

Les 29, 30 et 31 octobre, vingt grains d'ipécacuanha sont administrés par jour, sept grains de trois heures en trois heures ; il y a plusieurs évacuations par haut et par bas ; les vomissemens sont accompagnés d'accidens assez graves, tels que convulsions, afflux de sang vers le cerveau, toux fréquente, convulsion et menace de suffocation. Le 30, on est obligé de suspendre l'administration de la dernière dose.

Ces moyens n'obtiennent pas plus de succès que ceux précédemment employés. La maladie continue à faire des progrès. On a recours à la tisane de mauve émulsionnée, au sirop d'érysimum, aux sinapismes appliqués sur les jambes, aux sangsues à la vulve (30), (Les règles coulent fort peu.)

Le 2 novembre l'étouffement a augmenté ; on pratique une forte saignée du bras; on met

des sinapismes aux cuisses ; un lavement purgatif est prescrit.

Le 3., même état : trente sangsues sont appliquées à la base et aux parties latérales du
col; le soir, la malade est un peu mieux. Le 4,
la nuit a été très orageuse; le matin la respiration est très irrégulière , haute, entrecoupée ,
à peine si l'on entend l'air entrer dans la poitrine ; l'inspiration est si difficile, qu'elle produit un bruit semblable au beuglement des
vaches : la malade est obligée de rester sur
son séant ; forte saignée du bras , sinapismes
aux cuisses.

Le 5, l'état est le même. M. Dupuytren est
consulté : il examine la malade , touche l'ouverture supérieure du larynx , reconnait un
engorgement considérable , déclare qu'il y a
une angine œdémateuse , nouvelle saignée,
sinapismes aux jambes et aux bras.

Le 6 et le 7 , les accès répétés de suffoca-
cation annoncent que la mort est imminente ,
si l'on ne se hâte de recourir à quelque moyen
énergique. Déjà l'hématose ne se fait plus
convenablement, le teint est plombé; il y a
orthopnée considérable. Pendant la toux , la
figure reste pâle ou devient rouge. La malade

est dans un état d'angoisse qu'on ne saurait décrire ; ses traits sont décomposés ; elle est ef-
frayée et prévoit sa fin prochaine. Une nouvelle saignée du bras est faite, sans qu'il en
résulte d'amélioration ; à trois heures la trachéotomie est jugée indispensable. M. Dupuytren la pratique de la manière suivante : la
malade couchée en supination, la tête courbée
en arrière, il fait sur la ligne médiane du col,
au-devant de la trachée, une incision longue
d'un pouce et demi, à partir du bord inférieur du cartilage cricoïde ; parvenu au canal
respiratoire, sans avoir divisé aucun vaisseau
qui nécessite une ligature, il l'incise de bas en
haut dans la longueur d'un pouce, avec un
bistouri boutonné, après avoir fait une ponction entre deux anneaux cartilagineux ; il
pratique deux autres petites incisions transversales sur la trachée qui donnent à la plaie une
forme cruciale, l'ouverture livre aussitôt passage à l'air, et à des mucosités provenant de la
trachée et des bronches, la malade est immédiatement soulagée.

La respiration et le pouls deviennent peu à
peu plus réguliers ; la pâleur de la face, la somnolence diminuent ; il y a plusieurs heures de

sommeil pendant la nuit. Le matin, à la visite, la malade répond qu'elle se trouve un peu mieux ; l'air qui sort par la plaie a un timbre métallique.

Le surlendemain 9 , on s'aperçoit que l'ouverture a de la tendance à se rétrécir, qu'elle est en partie oblitérée par le desséchement des mucosités et le pus qui se forme sur les bords. On introduit une canule de gomme élastique de sept lignes de diamètre ; elle est enlevée et nettoyée de temps en temps. Cette canule que déplace les moindres efforts de toux est remplacée par une autre en ivoire à pavillon, à laquelle on substitue un petit instrument assez semblable aux pinces à disséquer, et dont les deux branches, en s'écartant, tiennent les lèvres de la plaie éloignées.

Le 12 , on administre de légers purgatifs, un bouillon raffraîchissant avec du sulfate de soude. Le 14 M. Dupuytren fait passer un séton à la nuque. Le 16 , en oblitérant momentanément la plaie, on remarque que la parole est moins rauque , la respiration plus facile et le sifflement moins intense.

Le 20 novembre , M. Dupuytren agrandit l'ouverture, il divise un fibro-cartilage. Le calomel à la dose de huit, dix grains est continué jusqu'au moment de la sortie de la malade qui a lieu le 5 décembre. Madame B.... est dans un état très satisfaisant, quoiqu'elle ne soit pas tout-à-fait guérie. La plaie est sur le point de se cicatriser, l'affection du larynx est presque disparue.

Le 20 janvier, la malade écrit de Pont-Thierry à M. Dupuytren pour lui annoncer que l'ouverture est entièrement fermée, que la toux ne se montre plus que de loin en loin, et que l'enrouement a singulièrement diminué.

Le 31 mars, elle se présente à consultation publique de l'Hôtel-Dieu. Elle est radicalement guérie et offre la santé la plus florissante.

Nous ne ferons point de réflexions sur cette intéressante opération ; ceux qui ont vu madame B....., dans les salles de M. Husson, peuvent seuls apprécier l'immense service rendu à cette malade, que beaucoup de praticiens avaient condamnée.

TABLE DES MATIÈRES,

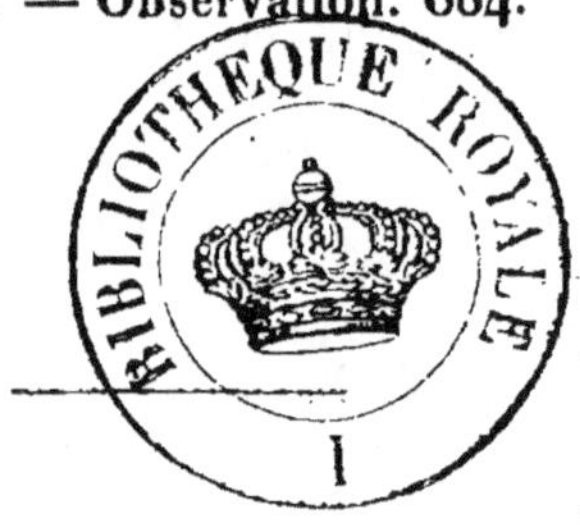